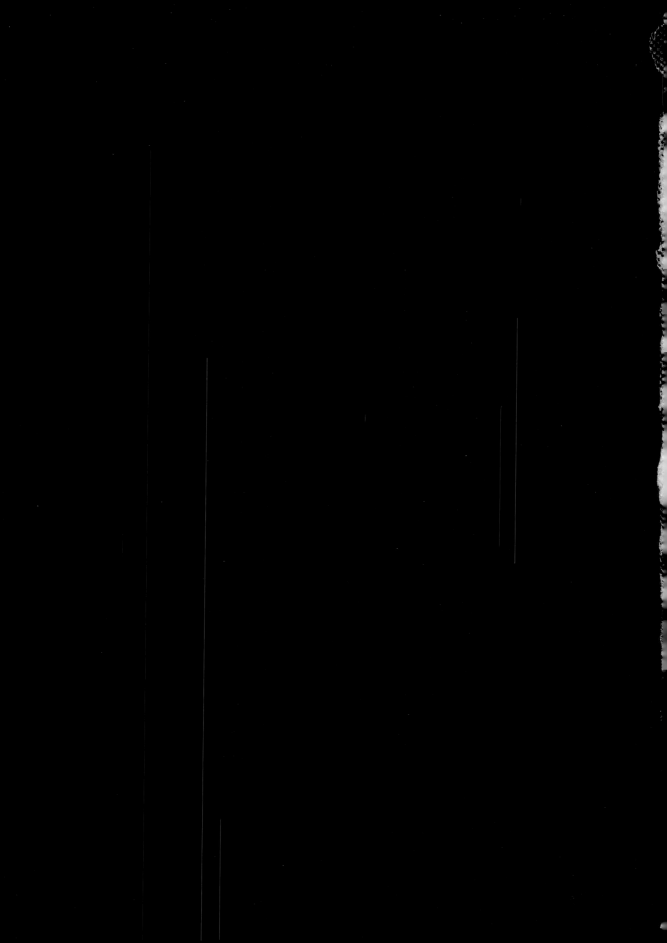

誰も教えてくれなかった
胸部画像の見かた・考えかた

小林弘明
福井県済生会病院呼吸器外科 顧問

医学書院

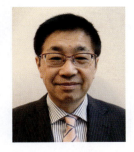

■小林弘明（こばやしひろあき）
石川県金沢市生まれ
1977 年　三重大学医学部卒業，金沢大学第一外科（現 先進総合外科）入局
1981 年　金沢大学大学院卒業 医学博士
1984 年　国立がんセンター（現 国立がん研究センター中央病院）で肺診断学を研修
1985 年　大阪府立成人病センター（現 大阪国際がんセンター）で呼吸器細胞診を研修
1992 年　福井県済生会病院呼吸器外科 部長
2017 年　福井県済生会病院呼吸器外科 顧問

肺癌の診断・手術を中心とした呼吸器外科診療の傍ら，肺癌死亡ゼロを目標に医学生・研修医などの教育，さらに禁煙支援や喫煙防止教育にも取り組んでいる．

誰も教えてくれなかった胸部画像の見かた・考えかた

発　行	2017 年 10 月 1 日　第 1 版第 1 刷ⓒ
	2019 年 9 月 15 日　第 1 版第 3 刷
著　者	小林弘明
発行者	株式会社　医学書院
	代表取締役　金原　俊
	〒113-8719　東京都文京区本郷 1-28-23
	電話　03-3817-5600（社内案内）
印刷・製本	三美印刷

本書の複製権・翻訳権・上映権・譲渡権・貸与権・公衆送信権（送信可能化権を含む）は株式会社医学書院が保有します．

ISBN978-4-260-03008-3

本書を無断で複製する行為（複写，スキャン，デジタルデータ化など）は，「私的使用のための複製」など著作権法上の限られた例外を除き禁じられています．大学，病院，診療所，企業などにおいて，業務上使用する目的（診療，研究活動を含む）で上記の行為を行うことは，その使用範囲が内部的であっても，私的使用には該当せず，違法です．また私的使用に該当する場合であっても，代行業者等の第三者に依頼して上記の行為を行うことは違法となります．

JCOPY 〈出版者著作権管理機構　委託出版物〉
本書の無断複製は著作権法上での例外を除き禁じられています．複製される場合は，そのつど事前に，出版者著作権管理機構（電話 03-5244-5088，FAX 03-5244-5089，info@jcopy.or.jp）の許諾を得てください．

序

　みなさんのなかに「胸部X線写真を一度も見たことがない」という人はいないでしょう．医学生にとっては放射線科の講義でおそらく最初に出会う画像であり，医師にとっても日常診療，救急医療，人間ドックなど，何をしていても出会う画像です．CT全盛期とはいえ，何でもいきなりCTというわけにはいきませんし，繰り返し撮影できるものでもありません．どんな施設においても撮影可能で，簡便で，安価で，被曝もわずかな胸部X線写真は，今なお多くの疾患の診断に役立っているのです．永久に色あせることのない大切な検査なのに，どうも苦手という人が多いことはとても残念です．でもそれは，わからないから苦手なのでしょう．

　さて，神の手を持たない外科医にとって，診断は放射線科医や内科医任せで，手術だけをし，後は病理医任せでは面白くありません．私は長く，胸部X線写真やCTを見て，気管支鏡をして，細胞診を見て，手術をして，切除肺の切り出しをし続けてきました．本書で用いた写真はごく一部を除き，組織像まで含めて私自身が撮影したものです．がん細胞は人の顔と同じように十人十色であり，自分で細胞診を見ていればその顔つきから悪性度が推測できます．陰性の場合にも，命中して陰性なのか，外れて陰性なのかわかります．画像診断との不一致が生じても動じることはありません．術前未確診例は原則として術中穿刺細胞診をその場で見て手術を進めてきました．そうして，各段階でのいろいろな情報をその都度画像へフィードバックしていくことにより画像診断に磨きをかけてきました．

　本書では，こうした経験をもとにまとめあげた「画像の見えかたのメカニズム」から考える読影法を紹介します．疾患ありきではなく，どうしてその陰影・線が見えるのか？　反対にどうして見えないのか？　といったところを紐解いて解説します．胸部X線写真の仕組み，陰影の写りかた，その見かたがわかれば，見るべきポイントがわかり，たった1枚の画像からより多くの情報を取り出すことができるようになります．つまり，胸部X線写真は見かた次第で見えるものが変わる宝の山なのです．そして，見えるようになれば読影は間違いなく楽しくなります．

　また，私は1998年の肺癌診断会での読影指導をきっかけに，院内での胸部X線写真読影会や，福井大学の学生実習の受け入れ，大学へ出向いての学生向け読影会などを通して，肺癌を的確に診断・治療してもらえる仲間(若手医師)作りに力を注いできました．本書では，その講演・講義の雰囲気に少しでも近づくように，本文は口語体とし，息抜きとして通常掲載しないような写真も散りばめました．読みやすいようにレイアウトにも配慮してあります．

　それでは，胸部X線写真読影の達人を目指して一緒に宝探しの旅に出かけましょう．

2017年9月

小林弘明

目 次

| Introduction | 読影の達人になるために押さえておきたい図 …………………………………… 1 |

Lecture 1 　胸部X線写真について知ろう

- 胸部X線写真の撮影原理 ……………………………………………………………… 2
- 推奨される撮影条件 …………………………………………………………………… 5
- 拡大とボケ ……………………………………………………………………………… 7
- 胸部X線写真のさまざまな撮影法 …………………………………………………… 9
- アナログシステムとデジタルシステム …………………………………………… 14
- **Column** 肺野の濃度って!?　4
  高圧撮影と低圧撮影　7
  モニターの性能　15

Lecture 2 　胸部CTについて知ろう

- CTの撮影原理 ………………………………………………………………………… 16
- CT画像のいろいろ …………………………………………………………………… 19
- partial volume effect ………………………………………………………………… 21
- **Column** ヨード造影剤の副作用　20
  気管支樹模型について(1)　23

Lecture 3 　外科医が教える胸部の解剖

- 胸郭・胸膜・肺葉 …………………………………………………………………… 24
- 気管気管支・肺動静脈 ……………………………………………………………… 28
- 肺葉・気管支・肺動静脈の命名について ………………………………………… 30
- 肺の内側面と肺靱帯 ………………………………………………………………… 33
- **Column** 胸壁と呼吸運動　25
  完全分葉と不全分葉　27
  気管・気管支と軟骨　29
  外科医から見た肺血管・区域　32
  大動脈弓と奇静脈弓の役割　33
  肺靱帯の役割　34
  外科医から見た肺靱帯　35
  気管支樹模型について(2)　35

Lecture 4 実際の胸部X線写真を見てみよう

- 読影を始める前に ………………………………………………………………… 36
- 辺縁が見える仕組み ……………………………………………………………… 40
- 正面像で見えるもの ……………………………………………………………… 42
- 正面像で見える縦隔線と肺葉の広がり ………………………………………… 46
- 側面像で見えるもの ……………………………………………………………… 52
- 胸部X線写真を使った病変部位の推定 ………………………………………… 55
- シルエットサイン ………………………………………………………………… 58

Column 「正常」と「異常」　36
　　　　肋骨の数えかた　39
　　　　合成陰影とは？　42
　　　　「いわゆる横隔膜」のライン　50
　　　　「肺葉」と「肺野」　52
　　　　側面像で左右の横隔膜はどのように区別するか？　54
　　　　リンゴの問題　60

Lecture 5 胸膜がつくる線状影を読む

- minor fissure がつくる線状影 ………………………………………………… 62
- major fissure がつくる線状影 ………………………………………………… 65
- 胸膜陥入 …………………………………………………………………………… 73
- 副葉間裂 …………………………………………………………………………… 75

Column どれだけ一致すると見える？　63
　　　　superomedial major fissure と superolateral major fissure　69
　　　　major fissure との位置関係から病変部位を推定してみよう！　71

Lecture 6 すりガラス陰影─それは半透明の葉っぱ

- 二次小葉と肺胞 …………………………………………………………………… 79
- すりガラス陰影 …………………………………………………………………… 83

Column Miller の二次小葉と Reid の二次小葉　80
　　　　肺腺癌の臨床に変革をもたらした「野口分類」　88
　　　　radiologic-pathologic correlation　89

Lecture 7　肺癌を知ろう，そして見つけよう

- 肺癌の組織分類 …………………………………………………………………………… 90
- 典型的な高分化腺癌の画像と病理 ……………………………………………………… 94
- 典型的な扁平上皮癌・低分化腺癌の画像と病理 ……………………………………… 104
- その他の肺癌 ……………………………………………………………………………… 108
- 肺癌に伴う所見・肺癌と鑑別を要する所見 …………………………………………… 113
- 肺癌 TNM 病期分類 ……………………………………………………………………… 117
  - Column 主な肺癌の病理像　92
  - 免疫組織化学（immunohistochemistry；IHC）　93
  - 訂正腫瘍径　98
  - 呼吸器外科医の楽しみ　104
  - 胸壁浸潤と外科手術　114
  - 比較読影と経過観察　119

Lecture 8　こんなところを見逃しやすい

- どこに隠れているか探してみよう ……………………………………………………… 120
- 「物陰」と「暗がり」…………………………………………………………………… 120
- その他の障害物 …………………………………………………………………………… 125
- 症例の解説 ………………………………………………………………………………… 126
  - Column どうしたら見える？　125
  - student tumor　125

Lecture 9　無気肺を見つける

- 無気肺の原因 ……………………………………………………………………………… 132
- 無気肺の胸部 X 線写真所見 …………………………………………………………… 133
  - Column 無気肺を見つける意義　132
  - 右上中葉無気肺は？　142
  - 肺葉性無気肺と肺葉切除術後の写真はうりふたつ　147

Lecture 10　気胸・ブラを極める

- 気胸の原因 ………………………………………………………………………………… 148
- 気胸の胸部 X 線写真所見 ……………………………………………………………… 148
- 気胸・ブラに関連した特殊な状態 ……………………………………………………… 158
  - Column 気胸と仰臥位撮影の落とし穴　157
  - 気道異物と側臥位撮影　158
  - 気管支断端瘻と胸壁開窓術　165

Lecture 11　胸水にもいろいろある
- 胸水の原因 ……………………………………………………………………… 166
- 胸水の胸部 X 線写真所見 ……………………………………………………… 167
- 特殊な状態の胸水 ……………………………………………………………… 171
  - Column　被包化胸水の治療　171
  　　　　　肺切除術後の胸腔について　176
  　　　　　胸水細胞診　177

Lecture 12　縦隔・心陰影に隠れて何が見える？
- 縦隔陰影と区分法 ……………………………………………………………… 178
- 主な縦隔腫瘤性病変 …………………………………………………………… 182
- 縦隔・肺門リンパ節腫大 ……………………………………………………… 189
- その他 …………………………………………………………………………… 192
  - Column　縦隔腫瘍生検　197

Lecture 13　こんなものも見える
- 肺結節と紛らわしい正常構造や精査不要な陰影 …………………………… 198
- 精査・治療を要する異常陰影 ………………………………………………… 205
- さまざまな石灰化陰影 ………………………………………………………… 210
- さらにこんなものまで見える ………………………………………………… 213
  - Column　手術直後の胸部 X 線写真のチェックポイント　220

Lecture 14　普段の胸部 X 線写真活用法
- 呼吸器感染症のスクリーニング ……………………………………………… 222
- びまん性肺疾患の経過観察 …………………………………………………… 229
- 心不全の経過観察 ……………………………………………………………… 237
- 診断に役立つ検査データ ……………………………………………………… 239
  - Column　肺胞性陰影と間質性陰影　225
  　　　　　気腫合併肺線維症　233

Lecture 15　達人への第一歩―1枚の写真をじっくり読影しよう
- 胸部 X 線写真の読影手順 ……………………………………………………… 240
- さいごに ………………………………………………………………………… 245

あとがき …………………………………………………………………………… 246
索引 ………………………………………………………………………………… 249

装丁デザイン：糟谷一穂　　本文デザイン：明昌堂　　イラストレーション：シママスミ

Introduction
読影の達人になるために押さえておきたい図

　みなさんに最低限覚えておいてほしい図を以下に示しました．これらは宝探しで言うところの地図やコンパスにあたるものです．日々の読影に際して，何度も立ち返り確認することで，おのずと読影力は上達していくことでしょう．

付録　読影時必携！
お役立ちシート

読影の際に，特に役立つ図を本文から抜粋して掲載しています．症例写真を見る際には，これらの図と見比べて，異常所見がないかよく確認しましょう．

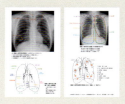

- 肺葉と肺区域〔図3-3（26頁）〕
- 気管・気管支〔図3-5（28頁）〕
- 肺動脈・肺静脈〔図3-6（30頁）〕
- よい胸部X線写真正面像（P→A）のチェックポイント〔図4-1（37頁）〕
- 肋骨の数えかた〔Column 肋骨の数えかた 図1（39頁）〕
- 辺縁が見える仕組み〔図4-4（41頁）〕
- 正面像で見える気管・気管支〔図4-6（43頁）〕
- 正面像で見える血管〔図4-7（44頁）〕
- 正面像で見える縦隔線（1）（2）（3）〔図4-10（46頁），図4-12（47頁），図4-14（49頁）〕
- 正面像での肺葉の広がり〔図4-16（51頁）〕
- 正面像（P→A）における肺野の区分〔Column 「肺葉」と「肺野」図1（52頁）〕
- 側面像で見えるもの〔図4-17（53頁）〕
- 側面像で黒く見える場所〔図4-18（54頁）〕
- シルエットサインと頸胸郭サインによる病変部位診断〔図4-25（59頁）〕
- 胸部X線写真読影の障害となる「物陰」と「暗がり」〔図8-1（123頁）〕

Lecture 1 胸部X線写真について知ろう

- 胸部X線写真の撮影原理
- 推奨される撮影条件
- 拡大とボケ
- 胸部X線写真のさまざまな撮影法
- アナログシステムとデジタルシステム

> **胸部X線写真**
> X線を照射しその吸収率の違いだけを利用して作られる画像を**単純X線写真**と呼ぶ．いわゆるレントゲン写真のことである．
> 本書で出てくる胸部X線写真は正式には**胸部単純X線写真**のことであるが，本書では便宜的に胸部X線写真と表記する．

みなさんは画像がどのように作られているか知っていますか？

このLectureの内容を知らなくても写真を「見る」ことは可能です．しかし，本当の意味で「読影」することはできません．詳細は成書に譲ることにして，ここでは読影にあたって知っておきたい，あるいは役に立つ基本的事項を押さえておきましょう．

胸部X線写真の撮影原理

単純X線写真の仕組み

単純X線写真には大きく以下の3つの要素が関与します（図1-1）．

ⒶX線発生装置から放射されたX線が，Ⓑ被写体を透過し，Ⓒフィルムに投影されます．被写体に入射したX線は体内でさまざまな構造物に衝突し吸収されます．この**吸収率**(これを**透過性**と呼ぶ)が物質ごとに異なっており，吸収されずに透過してきたX線の量がフィルムにグレースケールで投影されるという仕組みになっています．

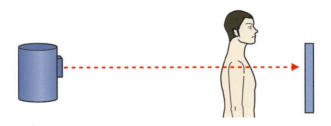

Ⓐ X線発生装置
(線源，管球)
その名のとおりX線を出すもの

Ⓑ 被写体
ここでは人

Ⓒ 撮影受像面
通過してきたX線を受けとる部分(フィルムまたは検出器)

図1-1 単純X線写真の撮影原理
Ⓒについては従来からのアナログ撮影では「フィルム」，最近のデジタル撮影では「検出器」となるが，本書では便宜的に「フィルム」と呼ぶことにする．

表1-1 単純X線写真における陰影の濃淡

写真の濃淡	X線吸収率	透過性	要素	例
白 ↕ 黒	高い ↕ 低い	低い ↕ 高い	カルシウム 水 脂肪 空気	骨，石灰化 一般臓器，筋肉，血液 皮下脂肪 肺，消化管ガス

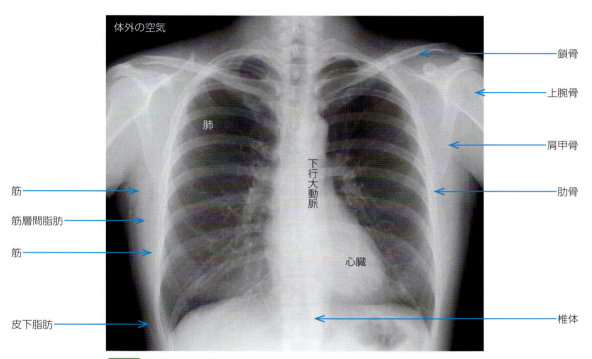

図1-2 胸部X線写真
肺は黒く，心臓や大動脈は白く見える．筋肉も白っぽい．脂肪は中間的な色．骨は際立って白く，体外の空気は際立って黒い．

●単純X線写真における陰影の濃淡について

できあがった写真は**透過してきたX線量が多ければ黒く，少なければ白く**表示されます．人間の体を構成する基本的な4つの要素は，**カルシウム，水や軟部組織，脂肪，空気**であり，この順にX線の吸収率が高く（透過性が低く），フィルムでは白く見えます（表1-1）．吸収率の違いとともに構造物の厚さにも左右され，厚いほど透過性は低下し，白く見えます．

では，実際のフィルムを見てみましょう（図1-2）．ぱっと見たときに，肺は黒く，心臓や大動脈（水濃度）は白く見えますね．筋肉は水に近いので白っぽく見えます．皮下脂肪はどっちつかずの中間的な色合いとなります．そうなると，骨，石灰化に加え，造影剤，金属片などは《際立つ白》と表現することができます．反対に，通常の肺の黒さを超えた《際立つ黒》もあります．気胸腔，巨大ブラ，体外の空気などがこれにあたります．気管や胃泡の空気も

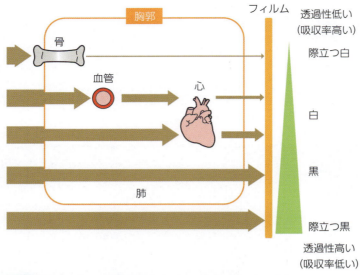

図1-3 体内におけるX線吸収と単純X線写真上の濃淡

　本来は同じものですが，前後に存在する構造物がX線を吸収して白くなるため《際立つ黒》には見えません．
　Lecture 4で説明するシルエットサインで重要となってくるこの4つの濃度《際立つ白》，《白》，《黒》，《際立つ黒》をぜひ覚えておきましょう！（図1-3）

> **Column**
>
> ### 肺野の濃度って!?
>
> 　さて，黒い肺野に白い肺炎らしき陰影があったとして，これをどう表現するだろうか？「肺野濃度が上昇している」と言ったら間違いなのである．
> 　というのも，胸部X線写真で「濃度が高い」と言ったら，それはフィルムの「光学的濃度が高い」，つまりフィルムが「黒い」ことを意味する．光学的濃度（optical density）とは，フィルムなどのある部分に対して光がどれだけ透過しないのかの度合いを対数表示したもので，最小値が0（100％透過）で，1（10％透過），2（1％透過），3（0.1％透過）と数値が大きいほど「濃い」ことを示すことになっている．よって，黒い肺野に真っ白な結節を見た場合は「低濃度結節」と呼ぶのが正しい．
> 　通常の感覚とは逆のイメージかもしれず，紛らわしいので，一般的には構造物（被写体）のX線透過の具合を指す「透過性」を用いるのがよさそうである．透過性が「高い/低い」とはX線が「通り抜けやすい/通り抜けにくい」ということで，透過性が亢進するとはより通り抜けて黒く見えること，透過性が低下するとは通り抜けにくくなり白く見えることを意味する（図1）．よって，肺炎らしき陰影を見たら「肺野の透過性が低下している」と表現すればよい．

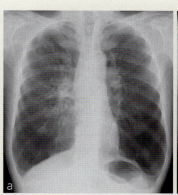 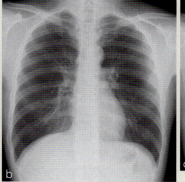 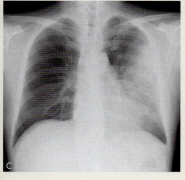

黒い
透過性が亢進

⟵⟶

白い
透過性が低下

| 図1 | 肺野の透過性
a：肺気腫，b：正常，c：肺炎

　なお，**すりガラス陰影**と**浸潤影**は陰影の濃淡を表現する用語で，すりガラス陰影は透過性が軽度低下した，陰影内部の肺血管が認識できる程度の淡い陰影，浸潤影は透過性が高度低下した，陰影内部の肺血管が認識できないような濃い陰影を指す（図2）．

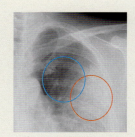

| 図2 | すりガラス陰影（◯）と浸潤影（◯）

推奨される撮影条件

　胸部X線写真と一口に言ってもさまざまな撮影法がありますが，多くの撮影体位のなかでもっとも日常的に用いられるのは**正面像**（**P→A**：背腹方向，立位，深吸気）です．

　P→Aとは posterior（背側）→ anterior（腹側）のことで，X線が患者（被写体）の背側から入り腹側へ出てフィルムに到達するという意味です．つまり，**管球が患者の後ろに，フィルムが患者の前にある**ことになります（図1-4）．胸部写真では肺野をなるべく広げた状態にしたいので，「立位（重力で腹部臓器が下がる）」「深吸気位（息を吸った状態）」で撮影します．

　それでは正面像（P→A，立位，深吸気）を例にとって撮影条件について少し詳しく説明していくことにします（表1-2）．

表 1-2 推奨される胸部 X 線写真の撮影条件

管電圧	120〜140 kV（高圧撮影）
管電流	100〜300 mA（施設・機器の設定により幅がある）
時間	0.02 秒 以下（フォトタイマー使用）
距離	X 線管球-フィルム間距離　1.8〜2.0 m（＝撮影距離） （X 線管球-被写体間距離　1.5 m 以上）
グリッド	散乱線除去用の格子比 12：1〜14：1 の高密度グリッド

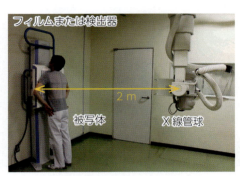

図 1-4 正面像（P→A，立位，深吸気）の撮影風景

　X 線管球はフィルムから 1.8〜2.0 m（被写体から 1.5 m 以上）離し，第 6 胸椎の高さで X 線がフィルムに垂直に入るようにします．こうすることで気管分岐部ならびに肺門付近が写真の中央にくるようになります．照射野については身体の正中線が中央にくるようにし，肺尖部から左右の肋骨横隔膜角までが十分入るようにし，胸壁を含めて左右に傾きなく写し込まれるようにします．

　管電圧については骨が強調されすぎるのを抑えるため，120〜140 kV の高圧で撮影を行います．

　撮影時間については，心臓の拍動によるブレを抑えるために 0.02 秒以下の短時間撮影とします．

　X 線が人体を通過する際に体内で方向が変わり散乱することで画像のコントラストは低下します．管電圧が高くなると人体内での散乱線の量が飛躍的に増加するため，高圧撮影では散乱線を除去する目的で，フィルムの前に格子比の高いグリッドを用います．

　吸気により肺野の透過性が亢進し，血管影などとのコントラストも上がるため，最大吸気位で呼吸停止して撮影します．

Column

高圧撮影と低圧撮影

管電圧は線質（X線の性質）を左右して画質に大きな影響を与える．高圧撮影では線質が硬くX線の透過力が強いので像を形成する臓器が適当な濃度差で投影されるが，低圧撮影ではX線の透過力が弱いため心臓や骨があると透過する線量が著しく減少してコントラストが低下し，特に縦隔は評価しづらくなる．反対に骨は強調されるため，肋骨骨折などの有無を見るための肋骨撮影では70〜80 kVの低圧で撮影する（図1，2）．

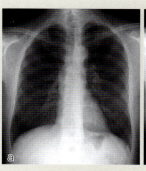 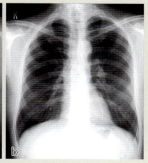 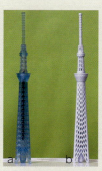

図1　高圧撮影と低圧撮影の画質の違い
高圧撮影（120 kv）（a）に比べて低圧撮影（80 kv）（b）では骨・軟部が目立ち，縦隔のコントラストは低下して，見づらい画像となっている．
（寿人会木村病院 水谷富士雄氏のご厚意による）

図2　高圧撮影と低圧撮影のイメージ
a：高圧撮影では透過性が強いのでタワーの骨組みを透かして内部が観察できる．
b：低圧撮影では透過性が低いのでタワーの骨組みばかりが目立つ．

拡大とボケ

ここでX線管球と被写体とフィルムの相互関係，特に「拡大」と「ボケ」についてお話しましょう．

図1-5のように，線源（X線管球）から出たX線は放射状に広がるため，被写体（体内の構造物）とフィルムとの距離に応じて拡大という現象が起こります．拡大されると辺縁はぼけます．胸郭には厚みがあるため，背側（P）と腹側（A）の構造物で拡大率およびボケに差が出ます．すなわち，フィルムから遠い物体（線源に近い物体）については拡大されるために像がぼけ，一方，フィルムに近い物体（線源から遠い物体）についてはあまり拡大されることなくシャープな像が得られることになります（図1-6）．

しかし，実際の撮影においては管球-フィルム間距離1.8〜2.0 mの遠距離撮影をすることで，X線束は放射状ではなく平行に近い形で照射され，拡大の影響は少なくなります．このため，P→A像（心臓がフィルムに近い）と比

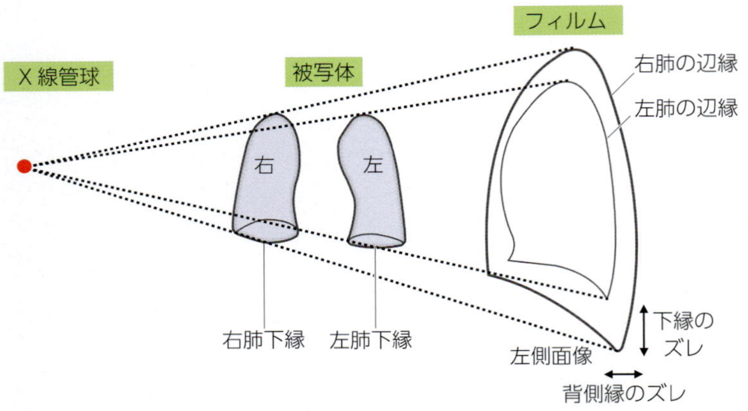

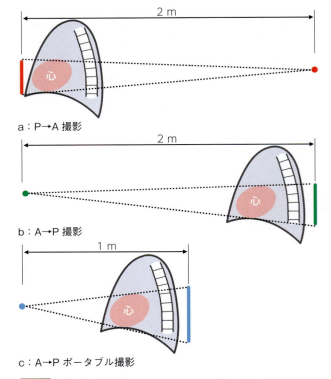

図 1-5 胸部 X 線写真側面像(R→L)で見られる拡大率の違い

フィルムから遠い右肺は大きく拡大される．一方，フィルムに近い左肺はあまり拡大されない．実際のフィルムでは上縁と腹側縁のズレはわかりにくく，下縁と背側縁のズレはわかりやすい．

a：P→A 撮影

b：A→P 撮影

c：A→P ポータブル撮影

図 1-7 管球-フィルム間距離による拡大率の違い

a：管球-フィルム間距離は 2 m.
b：管球-フィルム間距離が 2 m なら，それほど拡大されない．
c：管球-フィルム間距離が 1 m に短縮されると拡大率は大きくなる．

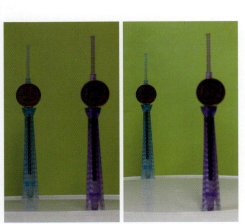

a：管球-フィルム間距離が大の場合 b：管球-フィルム間距離が小の場合

図 1-6 管球-フィルム間距離による拡大率の違い

a：拡大の影響は小さく，ボケも比較的軽い．
b：拡大の影響が大きく，ボケも顕著である．

べると，A→P 像(心臓がフィルムから遠い)では心臓が拡大されるはずですが，その差は意外に小さいのです(図 1-7a，b)．一方，ポータブル装置(移動可能な X 線装置)による撮影の場合には，管球-フィルム間距離が 1 m 程度しかとれないため X 線束は放射状に照射され，拡大の影響は大きくなります(図 1-7a，c)．

表1-3 胸部X線写真のさまざまな撮影法

① 正面像（P→A，立位，深吸気）
② 正面像（A→P，立位，深吸気）
③ 側面像（R→L あるいは L→R，立位，深吸気）
④ 呼気撮影
⑤ 肺尖撮影
⑥ 斜位撮影
⑦ 側臥位（デクビタス）撮影
⑧ ポータブル撮影（A→P，仰臥位あるいは座位）

胸部X線写真のさまざまな撮影法

胸部X線写真にはさまざまな撮影法があります（表1-3）．

●正面像（P→A，立位，深吸気）

P→A（背腹）像がルーチン検査である理由は，① 腹側に存在する心臓が拡大され肺野の観察を妨げるのを避ける，② 肩甲骨が肺野に重なると見づらくなるのでこれを外す，さらに ③ 加齢により脊椎が曲がると A→P 撮影では一定の体位で撮影することが困難となるので比較的一定の体位をとりやすい P→A で撮影する，という点です．

●正面像（A→P，立位，深吸気）

必要に応じて A→P 像を追加しますが，その意義はどこにあるのでしょうか．① P→A 像とは X 線の入射方向が異なるため，陰影と正常構造物との位置関係が変わります．たとえば P→A 像で肋骨等に重なって見づらい陰影でも A→P 像にすれば，それから外して観察することが可能となります．② もう1つの利点は両者を比較することで病変の前後関係がおおよそ把握可能となることです．これについては Lecture 4 でお話します（55頁参照）．

ときどき勘違いする人がいるのですが，身体に入ってから身体を出るまでの X 線吸収の総和がフィルムに反映されるため，P→A 像でも A→P 像でも透過度は変わりません．

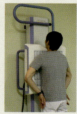

正面像（P→A，立位，深吸気）

胸部前面をフィルム（実際には写真にあるボックスのようなもの）にねじれなく密着させる．さらに肩の力を抜き両腕を広げ，両手背部を前方に向けて腸骨上部に当て，肘を前に押し出すようにする．こうすることで，肩甲骨陰影をなるべく肺野から外している．

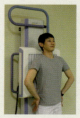

正面像（A→P，立位，深吸気）

背筋を伸ばして背中をフィルムに密着させる．

側面像（R→L あるいは L→R，立位，深吸気）

側面像を追加する意義は，① 正面像で判断しにくい異常所見の有無を確認する（たとえば，中葉の肺炎は側面像のほうが見やすい），② 正面像で見られた陰影の存在部位を決定する，③ 正面像では見つけにくい縦隔病変や肺底部背側に存在する病変を見つけるなどです．

側面像のルーチン検査は"左側面像（R→L），立位，深吸気"です．right→left の意味で，X 線が被写体の右側から入り左側から出てフィルムに達することになるので，左側胸壁をフィルムに密着させて撮影します．これは左寄りに存在する心臓が拡大され，肺野の観察を妨げるのを避けるためです．もちろん，病変が右側に存在する場合は病変があまり拡大されることなくシャープに写し出される右側面像（L→R）を選択すべきです．なお，側面像は正面像の約 3～4 倍の被曝量になります．

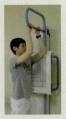

側面像（R→L，立位，深吸気）

胸部左側をフィルムに密着させる．両腕は頭側にある握りバーを持って高い位置に保ち，上腕が胸部になるべく重ならないようにする．肺野背側の肋骨横隔膜角が欠けないように，ほんのわずか前傾させる．

呼気撮影

吸気だけでなく，呼気撮影を行うことがあります．さて，横隔膜が上昇し下肺野が見にくくなる呼気撮影をあえて追加する目的は何でしょうか？① 正面像（A→P）と同様，正常構造物との位置関係が変わるため，病変が見やすくなる場合があります．② 気胸は呼気で診断しやすくなります（154 頁参照）．③ 胸壁に接する病変の場合，呼気撮影をして病変の位置が移動すれば単に接しているだけ，移動しなければ炎症性癒着や浸潤が疑われます〔図 4-3（39 頁）参照〕．④ air trapping の有無もわかります．異物あるいは腫瘍により気管支がほとんど閉塞しかかっている場合に吸気よりも呼気が著明に障害されるため，吸気時は正常に見えても呼気時に肺の容積が減少しなくなる，つまり病側の肺が縮まなくなります．こうした方法で，気道異物の存在部位がわかることがあります（158 頁 Column 参照）．

肺尖撮影

肺尖撮影については知らない読者も多いと思われます．肺尖撮影の利点は 2 つあります．① 肺尖部の第 1 肋骨や鎖骨に重なっている病変をこれらから外して観察しやすくすることができます（図 1-8）．② もう 1 つ，ほとんど知られていないと思いますが，実はこの撮影法では右中葉や左舌区（特に S^5 領域）の病変を見やすくすることが可能なのです（図 1-9）．ただし，肺尖撮影では被曝低減のために下肺野が照射野からしばしば外されてしまうので，「中葉を狙って肺尖撮影」というようにオーダーする必要があります．呼吸器専門医を目指す人は覚えておくとよいでしょう．

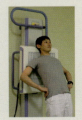

肺尖撮影（立位，深吸気）

A→P 方向の立位で上体をそらし，フィルムと背面が 30°程度の角度になるように後傾させてフィルムに密着させる．

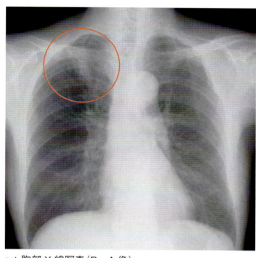
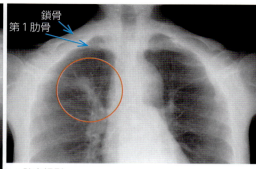
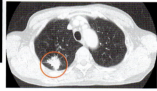

a：胸部X線写真（P→A像） b：肺尖撮影 c：胸部CT

図1-8 右肺尖部の肺癌（腺癌）
a：病変が骨（鎖骨，第1肋骨）に重なる（○）ため，認識が容易でない．
b：肺尖撮影をすると，病変（○）が鎖骨および第1肋骨から外れ，認識しやすくなる．なお，肺尖撮影では肋骨は水平となり，肋間が広く投影される．
c：右上葉 S^1a に 3.1×3.0 cm 大の腫瘤（○）を認める．

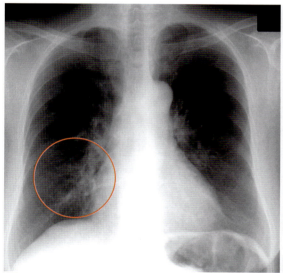
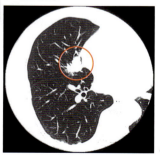

a：胸部X線写真（P→A像） b：肺尖撮影 c：胸部CT

図1-9 右中葉の肺癌（腺癌）
a：病変は右下肺野血管陰影および縦隔陰影に重なり（○），認識が容易でない．
b：肺尖撮影をすると，病変（○）がしっかり認識できるようになった．
c：右中葉 S^5b に 2.5×1.5 cm 大の結節（○）を認める．

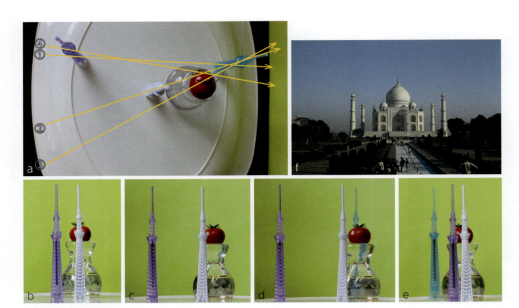

図1-10 斜位撮影のイメージ
a：「紫」を胸骨，「水色」を胸椎，「白」を肺門部の血管，「ミニトマト」を肺結節に見立てる．
b：① 正面から見ると「ミニトマト」は「白」に重なり見づらい．
c：② 軽く左前斜位にすると「ミニトマト」は「白」から外して観察することができる．これがbest positionである．
d：③ 深い左前斜位にすると「ミニトマト」は今度は「水色」に重なる．一見見やすそうに思えるが，X線写真では「水色」が「ミニトマト」の手前にある場合と全く同じであり，見づらくなる．
e：④ 間違って右前斜位にすると「ミニトマト」は「白」や「紫」に重なりとても見づらくなる．
f：見る方向は重要なポイント．タージ・マハル宮殿は，中央のドームを取り囲むように4本のミナレット（尖塔）が左右対称に配置されている．その姿は見る方向によって変わり，best positionは正面である．

● **斜位撮影**

肺門部の血管などの構造物に重なる病変（たとえばS^3bやS^6の結節）などは正面像ではわずかな透過性の変化しか呈さない場合が少なくありません．ここで上手に斜位をかければこれらの構造物から外すことが可能となります（図1-10）．肺野病変の観察には10°程度の軽い斜位を用います．存在部位によってどちらに回転させるかは考えてください（図1-11）．

● **側臥位（デクビタス）撮影**

少量の胸水貯留，立位になれない場合の気胸の診断に用いられます．胸水貯留の場合は病変側を下に，気胸の場合は病変側を上にして撮影します．

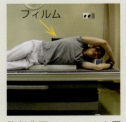

側臥位撮影（A→P，左側臥位（＝左デクビタス）深吸気）

胸部背面にフィルムを置き，前方から撮影する．

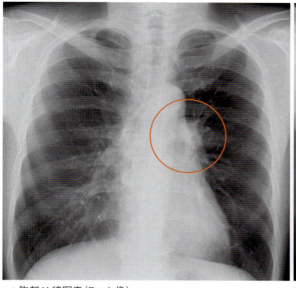
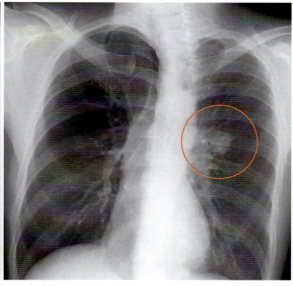

a：胸部X線写真（P→A像）　　　　　　　　b：左前斜位撮影

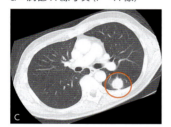

c：胸部CT

図1-11 左下葉S⁶の肺癌（腺癌）
a：病変が左肺門部の血管陰影に重なり濃く見える（〇）が，指摘は容易ではない．
b：軽い左前斜位で撮影すると，肺門部血管陰影から病変（〇）が外れ，容易に指摘できる．
c：左下葉S⁶aに2.6×2.5 cm大の結節（〇）を認める．

● ポータブル撮影（A→P，仰臥位あるいは座位）

　手術後や状態の悪い患者に用いられます．仰臥位では縦隔や心陰影が拡大され，深吸気も不十分となりがちで，条件の悪い像しか得られません．液体は背側に，空気は腹側に貯留するため，胸水や気胸については過小評価されます．

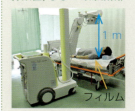

ポータブル撮影（A→P，仰臥位，なるべく深吸気）

胸部背面にフィルムを置き，前方から撮影する．管球-フィルム間距離は1 m程度と短い．

胸部X線写真について知ろう

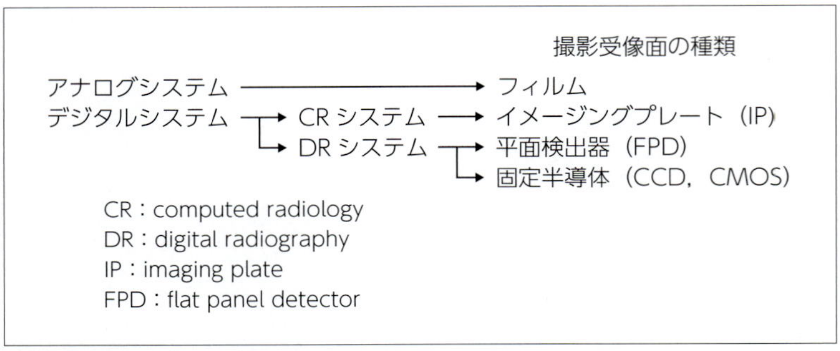

```
                                    撮影受像面の種類
アナログシステム ──────────→ フィルム
デジタルシステム ┬→ CR システム ─→ イメージングプレート（IP）
                └→ DR システム ─┬→ 平面検出器（FPD）
                                └→ 固定半導体（CCD, CMOS）

CR : computed radiology
DR : digital radiography
IP : imaging plate
FPD : flat panel detector
```

図 1-12 撮影受像面の種類

アナログシステムとデジタルシステム

テレビやカメラなどと同様に，画像診断も急速にデジタル化が進みました．これを読んでいるみなさんはデジタルの胸部 X 線写真しか出会ったことがないかもしれませんが，アナログ撮影とデジタル撮影の違いを少しくらい知っておきましょう．

アナログシステムとデジタルシステムの違いは「撮影受像面」の種類（仕組み）の違いです（図 1-12）．

アナログシステムでは，透過してきた X 線によってフィルムを直接感光させて写真を作ります．透過してきた X 線量が多ければフィルムが黒く焼ける，というイメージです．

デジタルシステムでは，フィルムの代わりに検出器を使います．この検出器の違いにより CR システムと DR システムの 2 種類に分類され，さらに DR システムには平面検出器方式と固定半導体方式という 2 種類があります．

アナログ撮影では照射線量の違いがそのままフィルムの黒化度を左右し，画質に大きく影響するため，必要十分な線量を照射する必要がありました．一方，デジタル撮影ではある程度の照射線量があれば画像処理の段階でパラメーターを操作することでこの問題は解決できるため，低線量化が可能になりました．ただし，線量が不足するとノイズの多いざらついた画像となるため注意を要します．

● デジタルの利点と欠点

デジタル撮影の利点は，① 画像の保存や転送が容易，② 撮影後に画質調整が可能，③ ダイナミックレンジが広く，低コントラスト分解能（濃度分解能）が高い，④ X 線の検出効率が高く低線量化が可能，⑤ 結節検出や経時的差分などのコンピュータ支援診断（computer aided diagnosis；CAD）が可能，⑥ 現像機などの管理が不要，などが挙げられます．

空間分解能と低コントラスト分解能

空間分解能とは，X 線吸収係数の差の大きい組織間でどれだけ小さいものまで区別して見えるかを評価する指標．高コントラスト分解能とも呼ばれる．

低コントラスト分解能とは，X 線吸収係数の差の低い組織間でどれだけ小さいコントラスト差（CT 値の差）を識別できるかを評価する指標．濃度分解能，密度分解能とも呼ばれる．

ダイナミックレンジ

一般的には一度に識別可能な信号の最小値と最大値の比率のことで，範囲を超えた信号は識別できないことになる．機器がどれだけ細かい信号の差まで表現できるかを表す指標で，実質的に利用できる低コントラスト分解能の高さを意味する．

欠点は，空間分解能が低いこと，つまり銀塩フィルムカメラとデジタルカメラの関係と同じで，デジタル画像では拡大しすぎるとモザイク模様が見えてきてしまいます．

● 表示方法

デジタル信号の場合は画像の表示方法が2種類あります．ドライフィルムに出力（要するに印刷）し，シャウカステンにかけて読影する場合と，液晶モニター（ディスプレイ）に表示させて読影する場合があります．モニターでは濃度やコントラストを変化させたり，拡大したりすることで見やすくすることが可能です．

最近ではモニター読影する施設が増えていますが，液晶モニターに合わせて階調処理（濃度とコントラストの調整）を行う必要があります．また，モニター自体の性能が重要です．長期間使用している場合には輝度の劣化にも注意が必要です．

Column

モニターの性能

胸部X線写真（半切）は約3.8Mピクセルの情報量をもっている．医療用3Mモニターならほぼフル表示できるが，2Mまして電子カルテ端末に付属したPC用汎用モニターでは情報を間引いて表示することになる．このため，気胸時の肺辺縁の線などは電子カルテの汎用モニターでは見えないこともある．「怪しい！」と思ったら拡大して見る癖をつけておこう．そしてコントラストはカラーモニターよりも白黒モニターのほうが優れているので，胸部X線写真の読影には白黒モニターが望まれる（図1）．

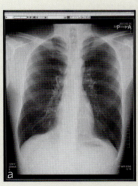 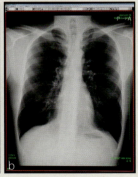

| 図1 | 画像診断用モニター
a：白黒モニター
b：カラーモニター

Lecture 2 胸部CTについて知ろう

- CTの撮影原理
- CT画像のいろいろ
- partial volume effect

胸部画像診断に欠かせないCTについて，このLectureでは最低限知っておいてほしい基本的事項を押さえておきたいと思います．

CTの撮影原理

CTの仕組み

CTとは単純X線写真と同様にX線を用いた検査法の1つで**コンピュータ断層撮影法(computed tomography)** の略です．図2-1のガントリーと呼ばれるドーナツ状部分の内部にX線を放出する管球(線源)と，管球から出て被写体を透過したX線量を測定する検出器が対向する形で配置されており，一体となって被写体の周囲を回転しながら360°すべての方向からX線を照射してデータ収集を行います．これをコンピュータ解析し，輪切り状の画像(これが断層画像)を作り出す(これを「再構成する」という)装置です．対象物を何かでなぞってその内部の情報を取得することを「走査(scan)」といい，そのためCTスキャンとも呼ばれます．

CT値

コンピュータは，膨大なデータをもとに一定の単位体積(ボクセル)あたりのCT値を算出し，これを2次元レベルの画素(ピクセル)に変換して画像表示します．CT値とは，体内の各組織のX線吸収係数に対応した値で，**ハンスフィールド値(Hounsfield unit；HU)** で表わされます．**水が0，空気が−1,000** となるように設定されています．X線吸収率の高い(＝CT値が高い)部分を白く，X線吸収率の低い(＝CT値が低い)部分を黒く表示します．

window widthとwindow level

得られたCT画像は，見たい部分が観察しやすいように，あるCT値(window level；WL)を中心に，一定の範囲(window width；WW)を白黒濃淡で表示します(図2-2)．WWを超えて高いCT値はすべて白，低いCT値はすべて黒で表示します．たとえば，WW＝350 HU，WL＝50 HUの場合は，＋225 HU以上はすべて白，−125 HU以下はすべて黒に表示されることになります．

したがって，この条件を変更すると，全く違った画像が得られることにな

ピクセルとボクセル

ピクセル(pixel：画素)とは，コンピュータ(2次元)で画像データを表示する際の色情報(色調や階調)の最小単位のこと．微小な正方形で，1画素に1つの色を表示することができる．picture(写真)＋element(要素)あるいはpicture(写真)＋cell(細胞・記憶素子)からの造語．

ボクセル(voxel)とは，3次元空間でのデジタルデータの立体表現における最小の正規格子単位のこと．立方体をしている．volume(体積)＋pixel(画素)からの造語．

代表的なCT値

金属：数千HU
骨　：＞200 HU
肝臓：60 HU
筋肉：40 HU
水　：0
脂肪：−100 HU
肺　：−850 HU
空気：−1,000 HU

WW，WLの目安

『肺癌取扱い規約第8版』では，肺野条件はWW 1,500 HU，WL −500〜−650 HU，縦隔条件はWW 350 HU，WL 0〜50 HUを目安とする，としている．

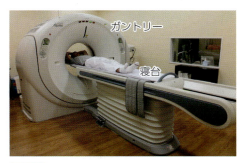

図 2-1 CT撮影装置
ガントリー内部にX線管球と検出器が対向する形で配置されている．

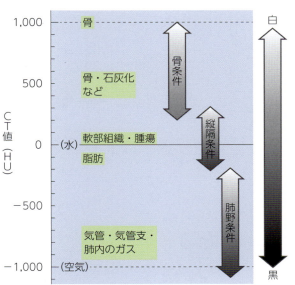

図 2-2 CT値とWW，WL
WWとWL，さらに処理関数を変更することで肺を見やすくしたり，縦隔を見やすくしたり，骨を見やすくしたりしている．

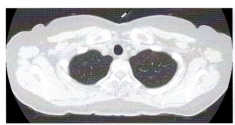

a：肺野条件（WW 1600 HU，WL −700 HU）
　（スライス厚5 mm）

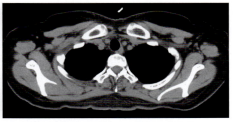

b：縦隔条件（WW 330 HU，WL 25 HU）
　（スライス厚5 mm）

図 2-3 肺野条件，縦隔条件，骨条件
WW，WLの違いによる画像の違いを示す．それぞれ見たい臓器のCT値付近にWLをあわせ，見やすいようにWWを調整して表示してある．

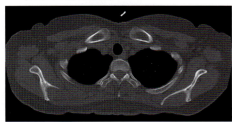

c：骨条件（WW 2000 HU，WL 400 HU）
　（スライス厚5 mm）

> **空間分解能，低コントラスト分解能と処理関数**
> 肺野条件画像は空間分解能を重視し高周波強調関数を選択する．そのため低コントラスト分解能は低下する．
> 縦隔条件画像は低コントラスト分解能を重視した再構成関数を選択する．そのため空間分解能は低下する．

ります（図2-3）．肺を観察するのに適した**肺野条件**（または肺条件）と縦隔や胸壁などの軟部組織を観察するのに適した**縦隔条件**の2種類の表示は必須です．さらに，骨折や骨転移を評価する際には**骨条件**を追加します．また，肺野条件と縦隔条件とでは，画像再構成時の演算に使われる処理関数が異なるため，たとえWWとWLを揃えても同じ画像にはなりません．

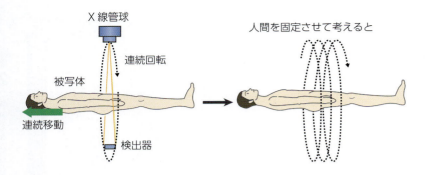

図 2-4 ヘリカルCT
寝台を一定速度で移動させながら，回転するX線管球からX線を連続的に照射するCT装置．人間を固定させて考えるとらせん状にX線が照射されることになる．1度の息止めで広範囲のデータを短時間に取得できる．

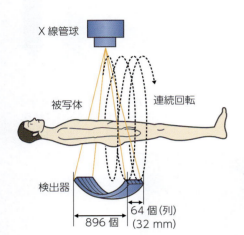

図 2-5 MDCT（マルチスライスCT）
検出器を多数列配置したCT装置．多断面の情報を同時に収集できるため，高速スキャンが可能となった．当院で使用している「Aquilion™ 64列システム」（東芝メディカルシステムズ製）の場合には0.5 mm幅の検出器64列を備え，0.5秒で1回転して32 mmの範囲を撮像できる．

● ヘリカルCT・MDCT

　現在のCTを支える大きな技術革新が2つあります．ヘリカルCTとMDCTです．

　初期のCTは寝台を固定し呼吸を停止して1断面をスキャンし，次いで寝台を少し移動させ，また呼吸停止してスキャンする，という操作を繰り返して多断層面の画像を得ていました．それを，寝台を一定速度で移動させながらX線を照射し続けることにより，体軸方向にらせん状にデータを収集することを可能にしたのが<mark>ヘリカルCT</mark>です（図2-4）．それまでのCTでは水平断像しか作成することができませんでしたが，ヘリカルCTになると体軸方向の情報が加わり，任意の厚み（スライス厚），任意の間隔（スライス間隔）で画像再構成ができるようになり，3D画像も作成可能となりました．

　初期のCT（シングルスライスCT）は検出器が1台（1列）で，1回転する間には1断面分のデータしか得られませんでした．この1列しかなかった検出器を体軸方向に多数列配置し，1回転で同時に多数の断面のデータ収集を可能としたのが<mark>マルチスライスCT</mark>（multi-slice CT あるいは multi-detector row CT：MDCT）です（図2-5）．2列に始まり，4，8，16，64，320列（あ

るいは 128，256 列）と目覚ましく進歩しました．

　この 2 つの技術の併用と回転速度の高速化により，撮像時間はぐっと短縮され，1 度の息止めで広範囲のデータ収集が可能となりました．

　また，検出器の小型化により 1 mm 以下の薄いスライス厚で再構成することが可能となり，partial volume effect（21 頁参照）が減少し，より精細な CT 画像が得られるようになりました．

CT 画像のいろいろ

基本的な CT の再構成法などについて紹介しておきます．

ルーチン検査用 CT と精密検査用の高分解能 CT

　機器の進歩とともにいろいろな呼びかたがあり統一されたものはありませんが，いわゆるスクリーニングに用いるスライス厚が**ルーチン検査用 CT** で，より詳細な評価をするための薄いスライス厚のものが精査用の**高分解能 CT（high resolution CT；HRCT）**/薄層 CT（thin section CT）と思ってください．肺病変の詳細な評価にはこの HRCT を用います．

　現時点で推奨されるルーチン検査用 CT 画像は再構成間隔 5 mm 以下，スライス厚 5 mm 以下です．これは得られたボクセルデータを体軸方向にいくつか重ねて作成し，その厚み分の重ねられたボクセルの CT 値の平均が表示されることになります．この再構成スライス厚を薄くしたものが HRCT で，空間分解能は向上し，より正確な情報を表示することができます．ただし，ノイズも増加します．構造上，検出器の幅よりも薄くすることはできません．現時点で推奨される HRCT 画像は再構成間隔 2 mm 以下，スライス厚 2 mm 以下です．

造影 CT

　造影剤を使用して CT を撮影することです．通常は自動注入器で静脈内投与します．CT で使用する造影剤には X 線吸収率の高いヨード（I）が含まれており，血流量に応じて白さが増し，臓器や病変のコントラストが向上します．単純 CT と比較すると，病変の存在やその形態・性状などがより詳細に観察できます．特にリンパ節腫大の評価，肺動脈血栓や大動脈解離など血管性病変の診断に有用です．

ルーチン検査用 CT

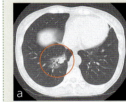
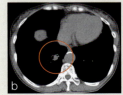

a：肺野条件．b：縦隔条件．（スライス厚 5 mm）

HRCT

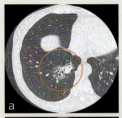
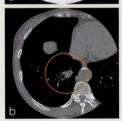

a：肺野条件．b：縦隔条件．（スライス厚 1 mm）

造影 CT

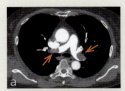
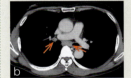

a：肺動脈血栓．b：リンパ節転移．

> **Column**
>
> ## ヨード造影剤の副作用
>
> 造影CTを施行する際にはヨード造影剤の副作用などを説明する必要がある．軽い副作用としては，吐き気，熱感，蕁麻疹，かゆみなどで数％の患者にみられる．時に，喉頭浮腫や呼吸困難，血圧低下（アナフィラキシーショック），急性腎不全などの重篤な副作用が出現し，死亡に至る例もゼロではない．
>
> また，ヨードアレルギーの既往のある患者，気管支喘息の患者（副作用の頻度が高め），腎機能障害のある患者（造影剤は腎から排泄されるため）などでは，造影剤の使用は避ける．どうしても造影が必要な場合は，アレルギーを抑える薬を前投与したり，造影前に補液（hydration）をして腎排泄を促したりして使用する場合もある．健康な人でも造影剤使用後は水分を多めにとるように指示しよう．

●多断面再構成法

多断面再構成法（**multiplanar reconstruction；MPR**）とは，収集された3次元のボクセルデータから任意の断面の断層画像を再構成して表示することで，「任意断層表示」と言ったほうがわかりやすいかもしれません．得られる画像は通常のCT画像と同様に2次元の白黒画像です．収集したデータは立方体のボクセルとして存在しており，このボクセルの並べる方向を変えることで任意の断面での画像を得ることが可能となるのです．これにより正常構造物の走行や病変の形状，広がりといったものが観察，理解しやすくなります．

●3次元CT

3次元CT（**3D-CT**）とは，ある範囲のCT値を示すボクセルのみを抽出してコンピュータで遠近感をつけて表示することです．よりリアリティがでるように通常カラー表示されます．物体の前後関係や形状を視覚的に立体感をもって観察できるようになります．

表面だけを抽出して表示するsurface rendering法と表面だけでなく内部の情報も加味して表示するvolume rendering法があり，後者では対象物の一部を半透明にして内部の様子を透かして見ることも可能です．また，気管内や腸管内に視点を置いたvirtual endoscopy（仮想内視鏡）もあります．

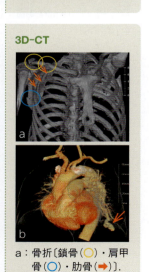

MPR
a：冠状断像．b：矢状断像．

3D-CT
a：骨折〔鎖骨（◯）・肩甲骨（◯）・肋骨（➡）〕．
b：肺動静脈瘻．

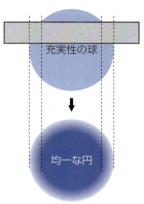
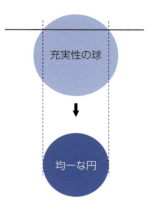

a：スライス厚が厚い場合　　b：スライス厚が薄い場合

図2-6 partial volume effect
a：再構成スライス厚が厚い場合は，中心部は均一な吸収値を示すが，辺縁部では物体の厚みの減少に従い淡くなる．これを partial volume effect という．
b：スライス厚を薄くすると partial volume effect が軽減されてほぼ全体が均一な吸収値を示すことになる．

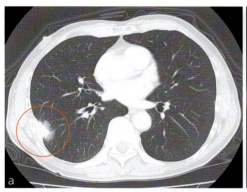
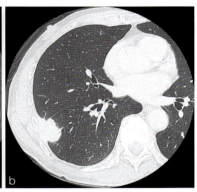

a：ルーチン用CT（スライス厚5 mm）　　b：HRCT（スライス厚1 mm）

図2-7 partial volume effect の例（1）
肺癌（腺癌）．
a：すりガラス陰影を伴う境界不鮮明な腫瘤（◯）に見える．
b：境界鮮明な充実性腫瘤であることがわかる．

partial volume effect

　CT画像は，ある厚み分のデータを平均化して表示しています．よって，その厚みのなかにCT値（吸収値）の異なるものが存在する場合，その平均値が2次元のCT画像として表示されることになり，実際の構造を正しく表現できていない場合があります．

　たとえば，CT装置の中にゲートボールのような均一な充実性の球を置いてみましょう（図2-6）．CTのスライス厚以上の厚みのある部分については均一な吸収値を呈しますが，スライス厚未満の部分については充実性の物体の厚みが減るに従って外側に向かうほど淡くなる（CT値の平均値が下がる）のです．つまり，境界鮮明な物体でありながらCTでは境界不鮮明な物体に見える，という現象が起こってしまいます（図2-7）．

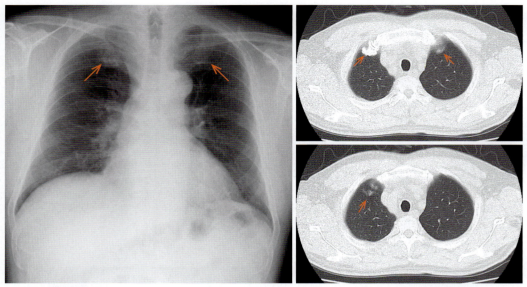

a：胸部 X 線写真　　　　　　　　　　　　　　　b, c：ルーチン用 CT（スライス厚 5 mm）

図 2-8 partial volume effect の例（2）
a：両側の第 1 肋軟骨部が結節様に見える．
b，c：あたかも肺内に結節が存在するように見えるが，実際は胸腔内へ突出した第 1 肋軟骨の化骨（過形成）の一部を見ているにすぎない．

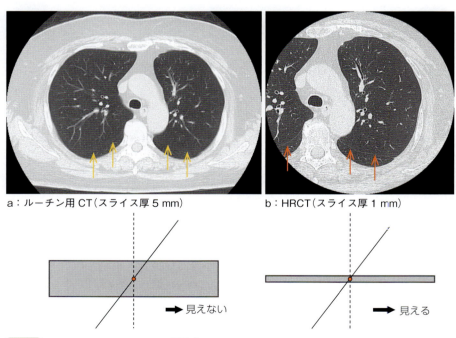

a：ルーチン用 CT（スライス厚 5 mm）　　　　　b：HRCT（スライス厚 1 mm）

図 2-9 partial volume effect の例（3）
a：major fissure は薄いうえに斜めに走行しているため，帯状の無血管野（avascular area）にしか見えない（➡）．
b：major fissure が線状影として認識できる（➡）．

また，ボクセル内にごくわずかしか含まれていないのに，そのCT値が非常に高い場合は，2次元のCT画像ではその部分全体が高吸収に表示されてしまい，あたかもその厚みの物体が存在するかのように見えてしまう場合があります（図2-8）．反対に，非常に小さい・薄いために実際には存在するのに，あたかも存在しないように見える場合もあります（図2-9）．
　これらを partial volume effect（部分容積効果）と呼びます．薄いスライス厚を用いることによりこの partial volume effect の影響を軽減することができます．

> **Column**
>
> **気管支樹模型について（1）**
>
> 　1984年秋 国立がんセンター（現 国立がん研究センター中央病院）へ3か月間の研修に出かけた．熱気にあふれた国立がんセンターの肺診断部門には，気管支ファイバースコープの生みの親である池田茂人先生がおられた．
>
> 　池田先生のレクチャーは毎週月曜日の朝に1時間あり，宿題が出された．1か月目はモールで気管支と肺動静脈を作るという課題であった．浅草の問屋街へ出かけ，赤・青・白の3色のモール（1本1円）を大量に買ってきた．山下英秋先生の本『Roentgenologic Anatomy of the Lung』を見ながら，右上葉に始まり，毎週1肺葉ずつ作っていった．モールでの予行演習を終えると，2か月目の課題は本番の針金気管支樹模型の製作であった．針金は硬く，操作性が悪い上に，間違えたときにモールのような修正が利かないので慎重に作業を進める必要があった．基本となる気管支の骨組みを最初に作り，長さと枝振りを整え，続いて肺動脈，肺静脈の順に付け加え，針金の周りに色テープを丁寧に巻きつけていった．当時1万円以上したキットに入っていたのはこれだけだったが，私は静脈系（左右の腕頭静脈，奇静脈弓〜上大静脈〜右心房〜下大静脈），大動脈弓とその分枝を追加し，さらにリンパ節も付けてみた．そうして完成したのがこの模型である．総製作時間は20時間をゆうに超えていた．
>
>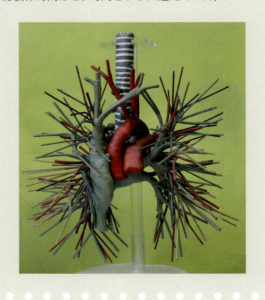

Lecture 3 外科医が教える胸部の解剖

- 胸郭・胸膜・肺葉
- 気管気管支・肺動静脈
- 肺葉・気管支・肺動静脈の命名について
- 肺の内側面と肺靱帯

　このLectureでは，胸部X線写真の読影につながる解剖学的事項について外科的視点を交えて説明します．

胸郭・胸膜・肺葉

胸郭

　胸郭とは，肺を包み込む空間を形成している構造のことで，骨性胸郭と軟部胸壁から成ります．

　骨性胸郭は12個の胸椎，これと関節で連結している12対の肋骨，および胸骨から成ります（図3-1）．軟部胸壁は皮膚，皮下組織，乳房，筋肉などから成り，骨性胸郭を覆います．

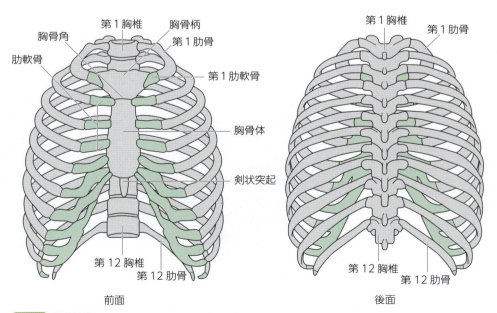

図3-1 骨性胸郭
第1～7肋骨は「真肋（true ribs）」で，肋軟骨（緑）を介して胸骨に連結している．第8～10肋骨は「仮肋（false ribs）」で，融合して肋骨弓を形成し，第7肋軟骨に接着している．第11～12肋骨は「浮遊肋（floating ribs）」で，胸骨には連結していない．胸骨は胸骨柄，胸骨体，剣状突起の三部分からなり，胸骨柄に鎖骨と第1肋骨が接合し，胸骨角に第2肋骨が接合する．

Column

胸壁と呼吸運動

安静時呼吸では吸気は横隔膜（70%）と外肋間筋（30%）の収縮によってなされ，呼気は肺の収縮力の結果として受動的に行われる．これが運動時，努力性吸気時には大胸筋・小胸筋・前鋸筋・胸鎖乳突筋・斜角筋等が呼吸補助筋として協働し，呼気も腹筋群（腹直筋・外腹斜筋・内腹斜筋・腹横筋）と内肋間筋により能動的になされる．手術に用いられる開胸法の多くはこれらの筋をできるだけ損傷しないよう配慮されている．

また，肋骨には曲がりとねじれが存在する（図1）．肋間筋の収縮に伴って肋骨は肋骨頸を軸に回転運動を行うが，ねじれのためにその動きは増幅される．上位肋骨の挙上により胸郭の前後径が増大し，下位肋骨の挙上により胸郭の横径が増大する．

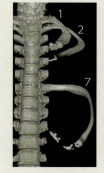

図1 肋骨の曲がりとねじれ

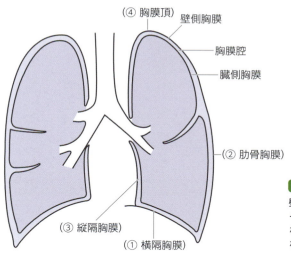

図3-2 胸膜
壁側胸膜と臓側胸膜は連続する1枚の膜であり，壁側胸膜はその部位によって4つに区分される．両者に囲まれたわずかな空間を胸膜腔と呼ぶ．一方，胸腔は壁側胸膜に囲まれた大きな空間で，肺を容れている．

胸膜

肺は胸壁に守られて胸郭の中（＝胸腔）に収納されています．表面を厚さ0.1〜0.2 mmの薄くて透明な**臓側胸膜**が覆い，この臓側胸膜が厚さ0.1 mmの**壁側胸膜**に連続して，両者の間に**胸膜腔**と呼ばれる空間が形成されます（図3-2）．空間と言っても，通常の肺が膨らんだ状態では2枚の胸膜は密に接し，潤滑剤としての微量の胸水が入っているだけのわずかな隙間です．なお，壁側胸膜には知覚神経が分布していますが，臓側胸膜には分布していません．

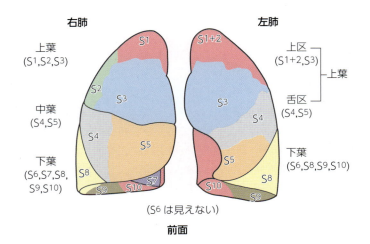

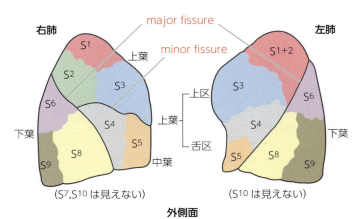

図 3-3 肺葉と肺区域

●肺葉

　右肺は，**上葉・中葉・下葉の3肺葉**から成り，**10区域**に分けられます．左肺は，**上葉・下葉の2肺葉**から成り，**8区域**に分けられます（図3-3）．右上葉と中葉との隙間が **minor fissure**（小葉間裂，水平裂），右上・中葉と右下葉，左上葉と左下葉との隙間が **major fissure**（大葉間裂，斜裂）です．各肺葉は臓側胸膜にすっぽりと覆われ完全に分かれていると思うかもしれませんが，そうとは限りません．肺葉と肺葉とが完全に分かれている状態を**完全分葉**，そうでない状態を**不全分葉**と呼びます（図3-4）．

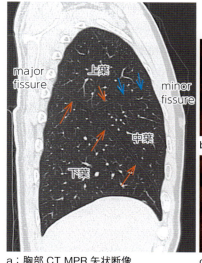
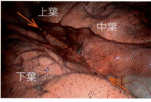
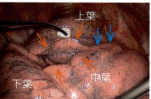

a：胸部 CT MPR 矢状断像
b：胸腔鏡（完全分葉）
c：胸腔鏡（不全分葉）

図 3-4 完全分葉と不全分葉
a：➡ は完全分葉，➡ は不全分葉を示す．
b：major fissure は完全に分葉している．
c：minor fissure は一部分葉していない．

Column

完全分葉と不全分葉

　実際には完全分葉例は少なく，不全分葉例がはるかに多い．一部が分かれていない例から全く分かれていない例まで，その程度はまちまちである．

　もし不全分葉部の近傍に癌が発生した場合には，癌は容易に葉間を越えて隣接する肺葉へ広がる（「葉間浸潤」という）．また，外科医にとって高度不全分葉の手術では葉間部肺動脈へのアプローチが困難で，人為的に葉間を作成（「葉間形成」という）する必要もあり，完全分葉例の何倍も苦労することになる．

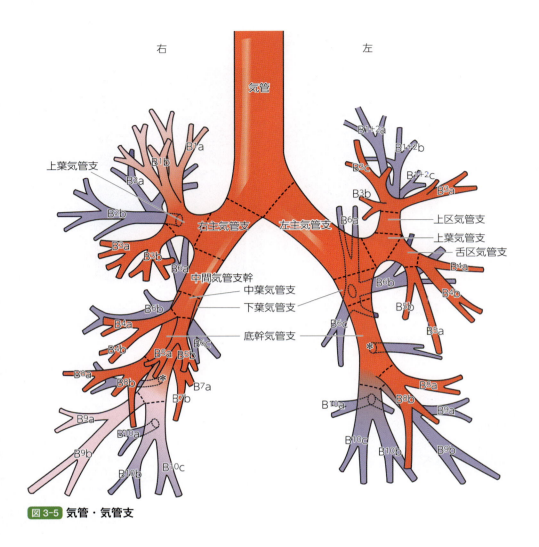

図 3-5 気管・気管支

気管気管支・肺動静脈

気管・気管支(図 3-5)

　気管は縦隔内を 10 cm ほど下行し，左右の主気管支に分岐したのち胸腔内に現れます．右主気管支は上葉気管支を分岐した後，中間気管支幹を経て中葉気管支と下葉気管支(さらに B^6 と底幹気管支)に分岐します．左主気管支は上葉気管支(さらに上区気管支と舌区気管支)と下葉気管支(さらに B^6 と底幹気管支)に分岐します．分岐を 17〜23 回繰り返し，最終的に肺胞にまで達します．

Column

気管・気管支と軟骨

気管支の内径はその支配する肺の大きさに関係し，主気管支は右が太く，上葉気管支は左が太い．

気管壁には全周の3/5〜4/5を占める馬蹄形の軟骨輪が16〜20個存在し，内腔の保持に寄与している．後方の膜様部は平滑筋でできており，咳嗽時に収縮して気道内圧を上げ，去痰を促している（図1）．

肺外気管支（左右の主気管支，右中間気管支幹，左右の上葉・下葉気管支の入口部まで）にも馬蹄形の軟骨輪が存在して，内腔を保持している．

肺内気管支（左右の上葉気管支，下葉気管支およびそれより末梢の気管支）になると軟骨は形を変えて飛び石状に配列するようになり（図2），徐々に大きさと数を減らしながら細気管支に至って完全に消失する．肺末梢においては気管支内腔の保持よりも肺の膨張を阻害しないことが重要となるためである．呼吸細気管支の内腔は肺胞に支えられ保持されている．

右中葉気管支は部位的には肺外気管支であるが，例外的に肺内気管支と同じ構造をもつ．右中葉は手術後に捻転を起こしやすいが，構造が肺内気管支であることもその一因である．

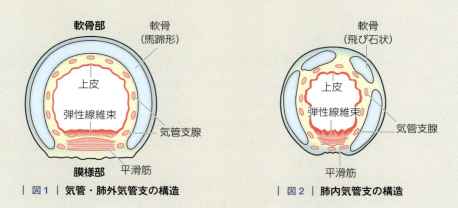

| 図1 | 気管・肺外気管支の構造

| 図2 | 肺内気管支の構造

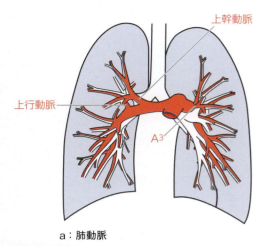
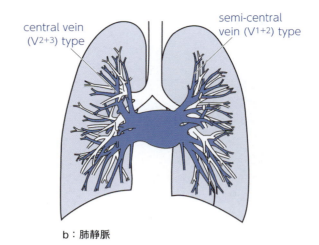

a：肺動脈　　　　　　　　　　　　　　b：肺静脈

図 3-6 肺動脈・肺静脈
a：右上葉には上幹動脈と上行動脈が分布している．図の例では A^1+A^2a，A^3 が上幹動脈，A^2b が上行動脈となっている．
b：肺静脈は肺動脈以上に分岐が多彩である．右上肺静脈は central vein（V^{2+3}）type，左上肺静脈は semi-central vein（V^{1+2}）type の例が多い．

● 肺動脈・肺静脈（図 3-6）

　右肺動脈は縦隔内（大部分が心囊の外）を水平に走り，胸腔に出るあたりで上幹動脈（truncus superior）を分岐した後，中間肺動脈幹となります．ここから上葉へ向かう上行動脈（ascending artery）が分岐するので，右上葉切除では上幹動脈と上行動脈の両方を処理します．その後，腹側の A^4，A^5 と背側の A^6 がほぼ同じレベルで分岐し，以降は底区の各気管支に伴走する形で分岐していきます．

　左肺動脈は心囊から胸腔に出るとすぐに A^3 を分岐し，$A^{1+2}ab$，$A^{1+2}c$，（葉間型）A^{4+5} の順に1本ずつ枝を出しながら葉間部を回り込むように走行するので，左上葉切除では4～5本の動脈を処理します．A^4，A^5 は2割ほどが縦隔型で，A^3 と一緒に縦隔側から分岐します．その後は右と同様です．

　肺静脈には左右ともに上肺静脈・下肺静脈があり，上肺静脈は気管支・肺動脈の腹側に位置し，下肺静脈は背側・尾側に位置します．ほとんどの例で右中葉と左舌区の肺静脈は上肺静脈に流入しますが，下肺静脈へ流入する場合もあります．

肺葉・気管支・肺動静脈の命名について

　肺葉（lobe）は区域（segment）に分かれ，さらに亜区域（sub-segment）に分かれます．区域の中央部には区域気管支と区域動脈が相接して走行し，肺静脈は区域と区域の間を走行します．

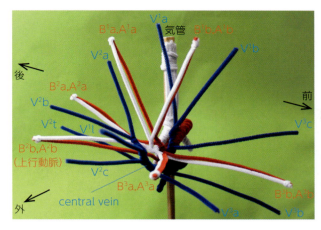

図 3-7 モールで作った右上葉の気管支・肺動脈・肺静脈の模型

肺内において肺動脈（赤色）は気管支（白色）と伴走し，肺静脈（青色）はこれらの隙間を埋めるように単独で走行する．実際には肺動脈が常に気管と伴走するわけではないので，CT で追跡して確かめる必要がある．この右上葉の模型では上行動脈が A^2b で，静脈が central vein type の例を示す．

● 肺・気管支・肺動脈の場合

気管支分岐は 図 3-5 のように命名されています．命名の原則（優先度）は，

① 上＞下
② 後＞前
③ 外＞内

の順です．ただし，左上区などは例外的なのでそのまま覚えるしかありません．

右上葉について考えると（図 3-7），

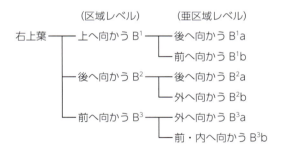

という具合です．気管支が決定したら，それに伴走している動脈とそれらが支配する肺の領域が決まります．たとえば，B^1a に伴走する肺動脈が A^1a で，B^1a，A^1a が支配する領域が S^1a というように命名されることになります．

記載方法については，最初に S（Segment，区域），B（Bronchus，気管支），A（Pulmonary artery，肺動脈），V（Pulmonary vein，肺静脈）を大文字で，次に区域名を上付き数字で，さらに亜区域名を a, b, c で，亜々区域名を i, ii で，亜々々区域名を α, β で記載します（記載例：$B^3ai\alpha$）．

これらの名称を使って表現すると病変の位置に関して情報を共有しやすくなります．初学者は葉レベルまでで十分ですが，少し慣れたら区域レベル，上級者になれば亜区域レベルの気管支まで確認するように心がけてほしいものです．

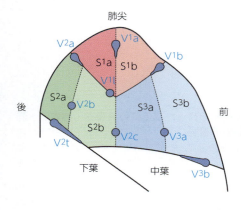

図 3-8 右上葉の肺静脈と肺区域

肺静脈はそれぞれの亜区域境界面に存在するとともに，葉間面や縦隔面の表面近くにも存在する．右上葉の場合，S^1a と S^1b の間を分ける V^1a，S^1b と S^3b の間を分ける V^1b，上下葉間（S^2b と S^6a の間）に接して走る V^2t（t は terminal）などがある．亜区域レベルの静脈のうち，V^3c は縦隔側に存在するため，この図では見えていない．

肺静脈の場合

肺静脈の場合にはいささか事情が異なります．隣接する2つの領域の境界面（区域間，亜区域間，……小葉間など）に存在する静脈に加え，葉間面や縦隔面の表面近くを走行する静脈もあるため，かなり複雑です．たとえば右上葉の場合，亜区域レベルの動脈・気管支は6本ですが，静脈は10本もあります（図 3-8）．しかも，バリエーションが多いのです．

Column

外科医から見た肺血管・区域

開胸での肺葉切除の場合には全体を見ながら操作を進められるので，その血管が何であろうと切除する肺葉につながっていることを確認して切断すれば問題なかった．

胸腔鏡手術では拡大視により細部までしっかり見える．一方で，視野が狭い，あるいは観察する方向が限られている関係で，思わぬ誤認が起こりうる．肺動静脈の分岐にはバリエーションが多いので，安全な手技のためには術前に血管の分岐形式を正確に把握しておく必要がある．

最近では3D-CTで肺動・静脈の分岐を表示することもできるが，私は水平断像・冠状断像・矢状断像を駆使して認識している．手術は側臥位で行うことが多いので，とりわけMPR矢状断像が有用である．頭のなかでこれら2D画像から3D像をイメージすることは手術の理解を高める効果があるので，外科志望の読者は一度試してみてほしい．また，小型肺癌が多く発見されるようになり区域切除をする機会が増えているが，解剖学的区域切除では境界面に存在する静脈分枝を指標としそれを残すように区域間を切離していくため，静脈分岐の理解は不可欠となる．

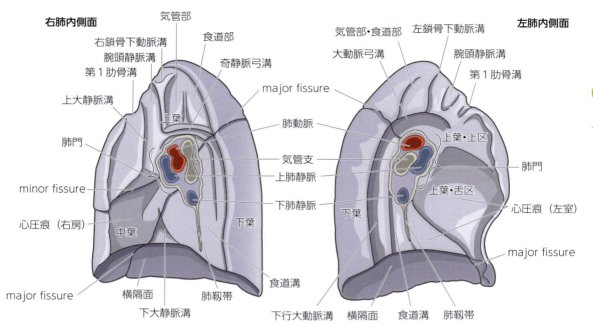

図 3-9 肺の内側面
右肺には右房による心圧痕があり，頭側から上大静脈溝，尾側やや背側から下大静脈溝が入る．肺門の直上に上大静脈に合流する奇静脈弓溝がある．さらに頭側に気管と食道による圧痕がある．
左肺には左室による心圧痕があり，大動脈弓溝から下行大動脈溝へと続く．大動脈弓溝の頭側に左鎖骨下動脈溝があり，その背側に気管と食道が位置する．
両側ともに気管支，肺動脈，上肺静脈から肺門が構成される．下肺静脈の尾側に肺靱帯が存在する．頭側前方に第1肋骨溝がある．

肺の内側面と肺靱帯

肺の内側面

　肺は丸い風船と思っているかもしれませんが，肺門を形成する肺動脈，肺静脈，気管支に加え，その内側面にはいろいろな構造物による圧迫でできた多くの凹凸が見られます．しかも，胸腔から取り出した後でもしっかりと原形を留めています．図 3-9 でこれらの凹凸を確認してみましょう．

> **Column**
>
> **大動脈弓と奇静脈弓の役割**
>
> 　大動脈弓と奇静脈弓は左右それぞれの肺門の頭側をアーチを描くように走行している．この高さというのが，いずれも下葉 S^6 の頂点のやや尾側にあたり，major fissure の背側・頂上部付近を横切る格好になっている．この位置関係は頭側・背側へ向かう肺の基部を押さえるのに好都合で，大動脈弓と奇静脈弓は肺が縦隔方向へ張り出すのを阻止している．

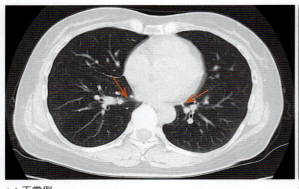
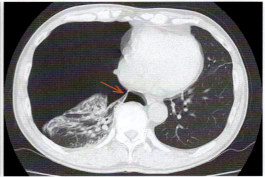

a：正常例　　　　　　　　　　　　　　　b：気胸例

図 3-10 肺靱帯
a：正常例の CT では下肺静脈を見つけ，その尾側に存在する縦隔につながる線状影を探す．
b：気胸例の CT では索状影として明瞭に描出されることがある．

肺靱帯

　肺は肺動脈，肺静脈，気管支によって縦隔に固定されていますが，下葉についてはさらに肺靱帯によっても固定されています．肺靱帯は臓側胸膜から壁側胸膜（縦隔胸膜）への移行部にあたり，2枚の胸膜から成る構造物で，下肺静脈の尾側に位置します（図 3-10）．ちなみに，肺靱帯が横隔膜にまで続いている例は少なく，基本的に横隔膜と肺は接しているだけです．

Column

肺靱帯の役割

　下葉を縦隔に固定しているが，張力の方向は縦隔側ではなく尾側である．成人で果たす役割は乏しいが，乳幼児〜小児期には重要な役割を担っている．乳幼児では腹圧も高く，肺が未成熟であるため，肺底部の肺は極めて虚脱しやすい状況にあると考えられ，これは肺が成長するうえで危機的なことといえる．肺靱帯の役割はヨットのマストに例えることができよう．肺靱帯によって常に尾側に突っ張った状態にしておくことで，深吸気時あるいは啼泣後の息継ぎのときに，虚脱しがちな肺底部の肺に一気に空気を入れて効率的に再膨張させることができる．乳幼児が泣き叫ぶことはまんざら無駄ではない．そうして考えると解剖は機能と直結していると思えてくる．

Column

外科医から見た肺靱帯

肺靱帯は手術時には肺底部背側寄りにあって，肺と縦隔とをつなぐ1枚のカーテン（実際には2枚重ね）のように見える（図1）．下葉を切除する際には切離するが，上葉切除や中葉切除では意図的に切離しないようにしている．肺靱帯を切離すると，とりわけ左上葉切除後には残った下葉が大きく頭側に移動することに伴って左主気管支が挙上されて変形し，下葉支入口部に狭窄を生じやすいためである．

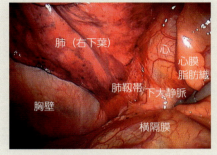

| 図1 | 肺靱帯（胸腔鏡）

Column

気管支樹模型について（2）

年1回程度，福井大学の学生を募って，モールで右上葉を作る実習をすることがある．気管支と肺動静脈の関係を説明し，作りかたのコツも伝えたうえで製作開始となるが，初めて作ると2時間ほどかかる．上等な手芸用モールは軟らかく，簡単に曲がってしまって初心者には扱いが難しいため，少し安価な硬めのモールも含め何色か準備している．数色のなかから3色を選ぶので，極彩色のものから地味なものまで色とりどりになる．伸び伸びとした大きなものがあるかと思うと，その1/3ほどのミニチュアもある．美しく仕上がったものもあれば，曲がりに曲がってちょっと気の毒なものもある．実に，学生1人ひとりの個性が表れた作品が勢揃いし，皆，自分の作品に満足げに見える．難点は，出来上がった模型は天井から吊すか，剣山にでも刺さないと飾っておけないことと，慎重に持ち歩かないとすぐに変形してしまうことである．

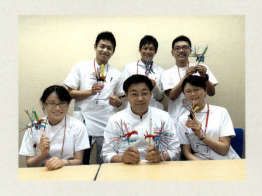
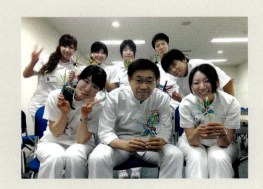

Lecture 4 実際の胸部 X 線写真を見てみよう

- 読影を始める前に
- 辺縁が見える仕組み
- 正面像で見えるもの
- 正面像で見える縦隔線と肺葉の広がり
- 側面像で見えるもの
- 胸部 X 線写真を使った病変部位の推定
- シルエットサイン

異常所見を見つけるためには正常を知り，それを身体に染み込ませておく必要があります．この Lecture では胸部 X 線写真で正常構造と言われるものを確認していきます．

読影を始める前に

どんなに優れた目をもっていたとしても，写真自体が悪くては正しく読影できません．<mark>読影に適した写真</mark>であることが重要です．最初によい胸部 X 線写真正面像（P→A，立位，深吸気）のチェックポイントを示します（表4-1，図4-1）．よい写真がコンスタントに撮られていることは以前の写真との比較読影をする際の大前提にもなります．

Column

「正常」と「異常」

「正常」という言葉についてちょっと考えてみよう．人の顔が千差万別であるように，胸部の解剖も 1 人ひとりに微妙な差がみられる．教科書どおりの「正常な人」など世の中に 1 人もいない．

一方，「異常」はどうだろうか．これには症状が出たり命にかかわったりする病的な異常以外に，全く支障のない正常変異（破格）と呼ばれるものも数多く存在する．したがって，正常例という言葉は最大公約数的な，あるいは理想的なモデルに近いことを意味している．本書で用いた画像に関しても，実は異常例の選択以上に，さまざまな所見が揃った正常例の選択に苦労した．

表4-1 よい胸部X線写真正面像(P→A)のチェックポイント

正面性	左右の鎖骨内側端と胸椎棘突起との間隔が等しい(図4-1 ①)
管球の高さ	鎖骨内側端が第4後肋骨に重なる(図4-1 ②)
呼吸相	右横隔膜ライン上に第10後肋間が確認できる(図4-1 ③)
撮影範囲	肺尖や肋骨横隔膜角が欠けていない
画質	気管・主気管支が透見できる
	椎体棘突起が明瞭に見える
	心陰影や横隔膜に重なった肺血管影が観察できる
	すべての肺野血管が末梢まで追跡できる

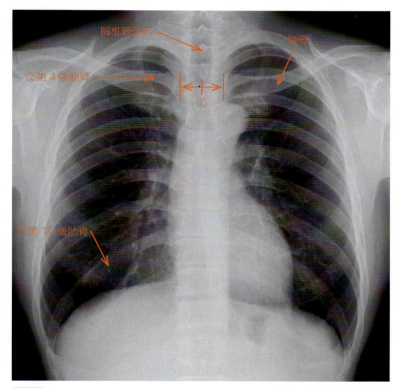

図4-1 よい胸部X線写真正面像(P→A)のチェックポイント

正面性

ポジショニング(体位)は非常に重要です．ねじれなく正しく正面で撮られていることは，左右の鎖骨内側端と胸椎棘突起との間隔が等しいかどうかで判断します(図4-2)．

もし胸椎棘突起が右鎖骨に近く見えていたら，やや右前斜位で撮影されたことになります．右前斜位なら，気管が多少左方へ偏位して見えたとしても異常とは限りません．また，斜位がかかると縦隔や肺門の構造物が誇張されて異常陰影に見えたり，逆に病変が縦隔陰影に隠されてしまう場合がありま

表示の原則 ①

正面像は，P→A像もA→P像も向かって左側に右肺がくるように表示させることになっている．ちなみにCTも画面左側に体の右側がくるように表示させる．

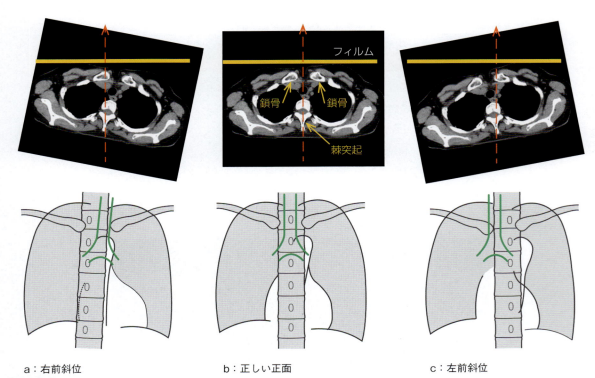

a：右前斜位　　　　　　　　b：正しい正面　　　　　　　　c：左前斜位

図 4-2 正面性（向き）の判定
a：棘突起が右鎖骨に近く見え，気管は左へ偏位する．
b：棘突起は左右の鎖骨内側端のちょうど真ん中に見える．
c：棘突起が左鎖骨に近く見え，気管は右へ偏位する．

体位と肺野の透過性

a：正面

b：左前斜位
斜位が強くなるとX線が透過する構造物の厚みが左右非対称となり，肺野の透過性に左右差が出る．

す．さらに斜位が強くなると正中線がずれ，乳房などの胸壁軟部組織が不均一に圧迫されたり，X線が透過する構造物の厚みが左右非対称となり，肺野の透過性に左右差が出てしまいます．

● 管球の高さ

X線管球の高さは鎖骨の位置で判断します．**両鎖骨内側端が第4後肋骨に重なっていれば良好**です．この状態では，気管分岐部とX線管球がほぼ同じ高さにあることになります．

● 呼吸相

右横隔膜ライン上に第10後肋間が確認できればおおよそ深吸気で撮影できていると考えます．もし十分な深吸気で撮影されていない場合には，下肺野の血管影の増強，透過性の低下，心胸郭比の増大が起こり，肺炎や心不全があるかのように見えてしまいます．また，肺底部の病変を見逃す危険性もあります（図 4-3）．

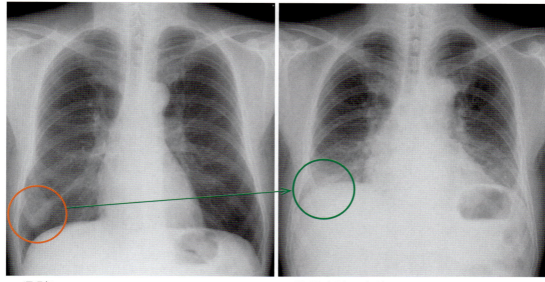

a：深吸気　　　　　　　　　　　　　　　　b：深呼気（吸気不十分）

図 4-3 呼吸相の違い

60歳代男性．肺癌（扁平上皮癌）．
a：右肺底部外側に腫瘤影を認める．
b：下肺野の透過性が低下し，心臓が拡大して見えるばかりか，腫瘤影の指摘も困難となる．
胸壁への癒着や浸潤の有無を確認する目的で撮影したもので，呼吸性移動（➡）を認めることから単に接しているだけであることがわかる．

Column

肋骨の数えかた

　ここで肋骨の数えかたについて確認しておこう（**図1**）．ベテラン医師は後肋骨を上から「1，2，3，4，5……」と苦もなく数えていく．しかし，肺尖部は後肋骨が互いに重なって見えるため，初学者にはこの方法は簡単ではない．そこで，重なりが少なく数えやすい前肋骨を1，2，3と数えて第3肋骨を同定し，間違わないように後ろへたどって第3後肋骨に達し，後肋骨をそこから「3，4，5，6，7……」と数えることをお勧めする．

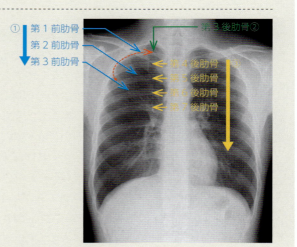

| 図1 | 肋骨の数えかた

辺縁が見える仕組み

接線という考えかた

Lecture 1 に出てきた単純 X 線写真の読影に出てくる 4 つの濃度《際立つ白》，《白》，《黒》，《際立つ黒》を覚えていますか．ほとんどの臓器や病変はこのなかの《白》に含まれます．そのなかで陰影を見分けられるかどうかは，濃度勾配の大きさと，そこに接線が引けるかどうかに懸かっています．人間の目は X 線透過量が連続的に変化することで起こるなだらかな濃度変化は大の苦手で，濃度勾配が相当に大きくなければ気づきません．一方，X 線透過量が階段状に変化することで起こる濃度のステップアップは，たとえわずかな濃度差であっても認識できます．そればかりか，過度に認識する傾向すらみられます．

X 線透過量が階段状に急激に変化するということは，そこに接線が引けることを意味します．そして，X 線の入射方向に一致した接線こそが，胸部 X 線写真における辺縁・境界線なのです．わかりやすい例で言えば，心臓の辺縁が見えるのもこの仕組みです．

肺内病変について考える

腫瘍でも炎症でも，肺内つまり空気に囲まれた状況で濃く（透過性低下が高度な＝白い），境界鮮明な充実性結節が存在すれば，X 線入射方向に一致する接線が引けるので辺縁は明瞭に見えます．一方，肺内にあっても急性炎症やすりガラス陰影を伴う高分化腺癌のように辺縁部が淡く（透過性低下が軽度な＝あまり白くない），正常肺との境界が不鮮明な陰影であれば，どう逆立ちしても接線は引けないので辺縁は見えません．

胸壁に接する病変について考える

充実性結節であっても胸壁に接して存在する場合にはちょっと複雑です．胸壁と鋭角をなして立ち上がる肺病変の場合には，X 線入射方向に一致する接線が引けるので辺縁は明瞭に見えます（図 4-4 の ①）．一方，前胸壁または後胸壁に存在し，立ち上がりがなだらかな胸壁・胸膜病変は真正面から見ると接線が引けないので辺縁は見えません（図 4-4 の ④）．しかし，少し横にずれて存在すれば部分的に接線が引けるようになるので，辺縁の一部が見えてきます（図 4-4 の ③）．さらにぴったり側胸壁にあると，なだらかな立ち上がりのラインが X 線入射方向にすべて一致し，辺縁全体が明瞭に見えます（図 4-4 の ②，図 4-5）．

これは体表のものにも当てはまります．女性の乳房のラインは X 線入射方向に一致した接線が引ける部分を見ています（図 4-4 の ⑤）．乳頭も同様で全周性に見える場合もあれば，圧迫されて内側上方が一部不鮮明となる場合（図 4-4 の ⑥）もあります．

extrapleural sign も incomplete border sign もこの現象を表しています．

---

extrapleural sign（胸膜外サイン）

胸膜外（壁側胸膜下の胸壁組織）あるいは壁側胸膜から発生した腫瘍では立ち上がりがなだらかになるというサイン．図 4-4 の ② に相当する．「胸膜外サイン」というが，実は「肺外サイン」である．

incomplete border sign（不完全辺縁サイン）

肺外（胸壁や体表）から発生した腫瘍などでは，病変の辺縁の一部が不鮮明になるというサイン．図 4-4 の ③，⑤，⑥ に相当する．

extrapleural sign と incomplete border sign のイメージ

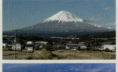
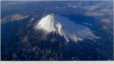

山は見る方向により形を変える．富士山といえども美しい稜線が全体にわたって見えるとは限らない．地上から眺めた場合には全体がほぼ接線方向になるので頂上から裾野まではっきり見えるが，上空から眺めた場合には接線が引ける部分が限られ，頂上付近しか稜線は見えない．

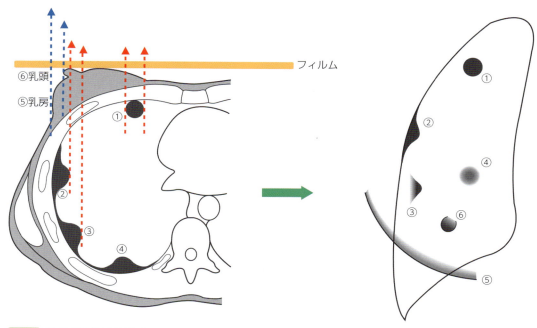

図4-4 辺縁が見える仕組み
胸壁に接する，あるいは体表に存在するものがどのように見えるかに関しては，存在部位が非常に重要となる．X線の入射方向に一致した接線が引ける部分では辺縁が見え，引けない部分では辺縁は見えない．

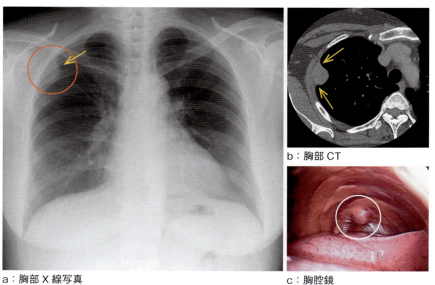

a：胸部X線写真　　b：胸部CT　　c：胸腔鏡

図4-5 extrapleural sign
50歳代女性．肋間神経由来の神経鞘腫．
a：幅広い基部をもち，なだらかに胸壁へ移行する（➡）境界鮮明な腫瘤影（〇）で，辺縁はほぼ全体にわたって確認できる．これを extrapleural sign と呼ぶ．
b：側胸壁に存在する立ちあがり（➡）のなだらかな胸壁腫瘤を認める．
c：胸壁から膨隆する腫瘤が確認できる．

Column

合成陰影とは？

　人間の目は境界線を伴う濃度変化を過度に認識する傾向がある．たとえば次のような場合である．下肺野では乳房辺縁の上下にしばしば明らかな透過性の差が見られる．では，試しに辺縁のラインを鉛筆などで隠してみよう(**図1**)．するとあったはずの透過性の差があまり感じられなくなったのではないだろうか．

　私たちの目は骨や血管，皮膚などのラインを適当に組み合わせて陰影を創造してしまう．これが**合成陰影**である．もし何か陰影があるように見えたとき，このライン1〜2本を鉛筆で隠してみよう．隠しても残ったら本物の異常陰影，気にならなくなったらそれは合成陰影で異常陰影ではないということである．

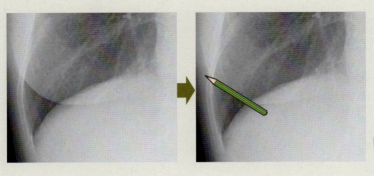

| 図1 | 陰影の一部を隠して観察する方法

正面像で見えるもの

● 気管・気管支（図4-6）

　気管は声門下（第6頸椎レベル）から始まり，後方へ傾斜しながらほぼ正中を下行します．高齢者ではしばしば大動脈弓に圧排されて右側に傾斜します．**気管分岐部は第6胸椎（小児では第5胸椎）レベルで，分岐角は右が平均25°，左が35°．主気管支の長さは右が1.5 cm，左が4 cm**ほどです．

　右主気管支からは**右上葉気管支が気管分岐部とほぼ同じ高さで真横（水平）に分岐**します．この少し外側にはしばしばドーナツ状の気管支透亮像が確認できます．ドーナツ状を呈するのはフィルムに対して垂直方向に走行している，つまり腹側または背側に向かっているためで「正接する」と表現します．これが B^3b（腹側に向かう気管支）でその内側には A^3b を伴っています．上葉気管支を分岐した後，2 cmほどの中間気管支幹を経て中葉気管支と下

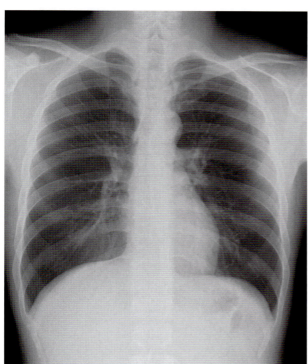
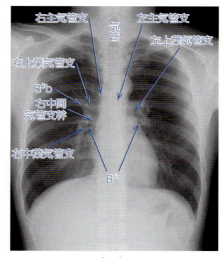
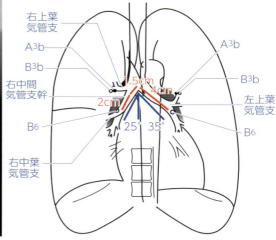

図 4-6　正面像で見える気管・気管支

葉気管支に分岐します．中葉気管支は外側に向かって分岐し，中間肺動脈幹を最初に横切る気管支透亮像として認識されます．下葉気管支のうち，B^6 は中葉気管支とほぼ同じ高さで背側へ分岐し，しばしば正接する気管支透亮像として見られます．

　左上葉気管支は右よりも 1 肋間尾側で同様に真横（水平）に分岐し，上区気管支と舌区気管支に分岐します．このうち舌区気管支は水平あるいは尾側へ向かいます．一方，上区気管支は頭側へ向かい，そこから分岐する左 B^3b，A^3b は右と同じような高さに見られます．

　区域気管支以降については気管支を追跡することが困難となるため，伴走する肺動脈を追跡することで肺の広がりを確認します．

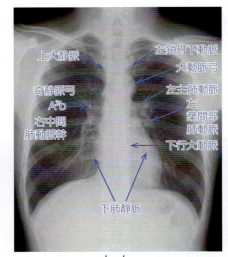

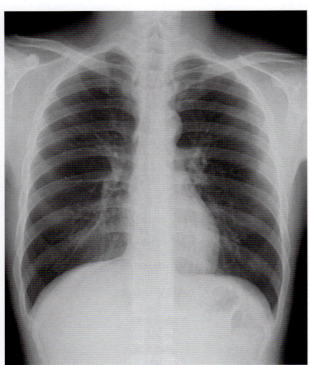

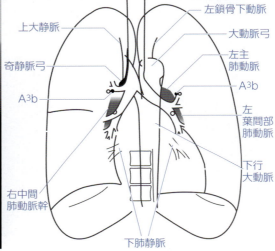

図 4-7 正面像で見える血管

●血管（図 4-7）

　大動脈弓部〜下行大動脈の外側縁は大部分の例で全長にわたって見えますが，内側縁が見えることは稀です．

　肺門（肺動脈の肩の部分）の高さは，左肺動脈が左主気管支を腹側から乗り越えて気管支背側に回り込むため，左が1肋間高くなります．右中間肺動脈幹レベルでの太さは10〜15 mmで，近傍の後肋骨の太さとほぼ同じです．通常，肺門血管影の透過性に左右差はありません．肺動脈は末梢まで追跡可能（ただし胸壁までは達しない）で，心臓に重なる部分や横隔膜ラインの尾側にも確認できます．

　肺静脈は肺動脈と交差するように走行しています．中枢寄りで急に太くな

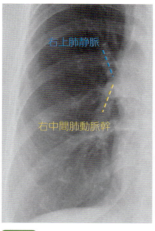
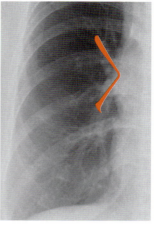

図 4-8 右肺門部に見られる「逆くの字」
上半分は右上肺静脈、下半分は右中間肺動脈幹である．

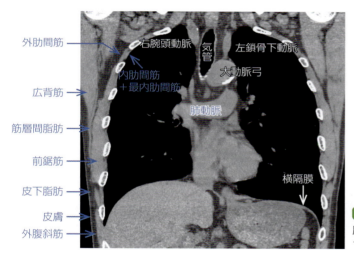

図 4-9 正面像に投影される骨・軟部組織
胸部X線写真では個々の皮膚、脂肪、筋肉を区別することは困難である．

るため、末梢までは追跡できません．下肺静脈は肺門陰影の形成には関与せず、肺底部を比較的水平に走行して左房へ流入します．右上肺静脈は中間肺動脈幹とともに**逆くの字**陰影を形づくります（図 4-8）．一方、左上肺静脈はほとんど見えません．

骨軟部（図 4-9）

軟部影について、皮膚、脂肪、個々の筋肉を明確に区別することは困難ですが、側胸部では広背筋と前鋸筋の間や、皮下に脂肪が確認できます．鎖骨・肋骨・椎体・肩甲骨などの異常（骨折や骨融解像・硬化像など）の有無も確認します．

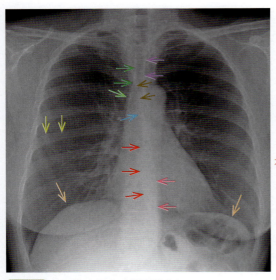
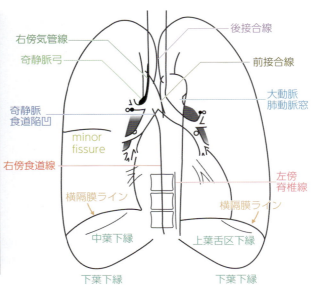

図 4-10 正面像で見える縦隔線(1)

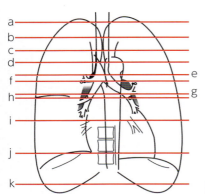

図 4-11 a〜k は図 4-13 の CT のスライス断面を示す(47, 48 頁)

正面像で見える縦隔線と肺葉の広がり

縦隔線

　正常の胸部 X 線写真正面像ではいろいろな「線」が確認できます．これらの多くは前述した「接線」という考えかたから見えてくる線です．これらすべてが揃うことはありませんが，知っておく必要はあります．CT 像と対比するとわかりやすいので，各線状影の意味するところを考えながら見ていきましょう(図 4-10〜14)．

　後接合線(posterior junction line)(図 4-12, 13b, c)は大動脈弓の頭側において椎体前面で左右の上葉が近接するところです．左右の臓側と壁側の 4 枚の胸膜から成ります．

　前接合線(anterior junction line)(図 4-12, 13d〜h)は大動脈弓より尾側において胸骨裏側で左右の上葉，右中葉・左舌区が接するところです．後接

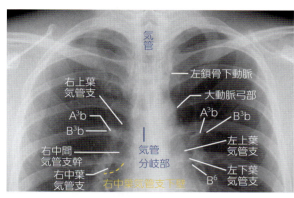
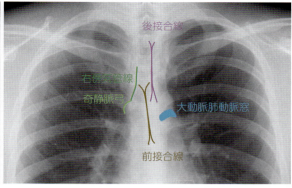

図 4-12 正面像で見える縦隔線（2）

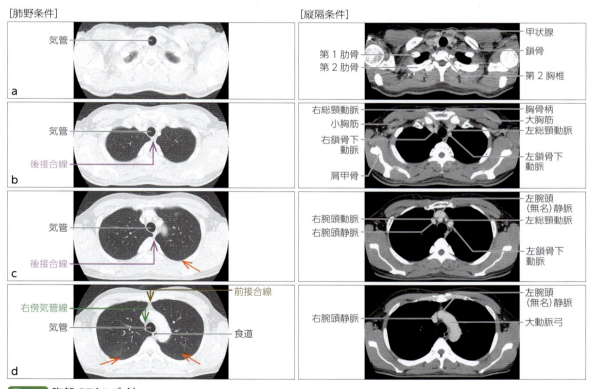

図 4-13 胸部CT（つづく）

➡ は major fissure を示す．

合線と同様に4枚の胸膜から成りますが，見えにくい線です．

右傍気管線（paratracheal stripe）（図 4-12，13d）は，気管右側壁-周囲結合織（血管・リンパ管など）-壁側胸膜-臓側胸膜で構成されます．気管左側では大動脈弓〜左鎖骨下動脈や軟部組織が存在するため，左傍気管線は見えません．正常では1〜2 mmほどで，5 mmを超えると異常です．いずれの構成成分が増大しても異常を呈しますが，最も頻度が高いのは縦隔リンパ節（#2R）腫大です．

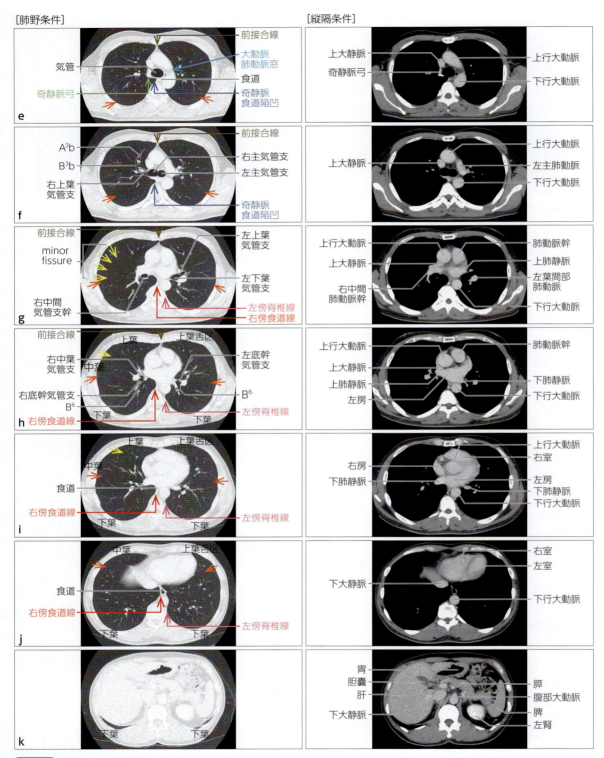

図 4-13 胸部CT（つづき）
➡は major fissure, ➡は minor fissure を示す.

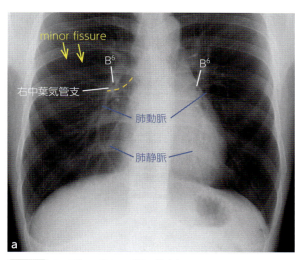 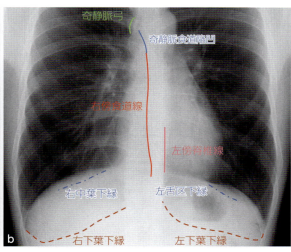

図 4-14 正面像で見える縦隔線（3）
腹側の肺下縁は，内側 2/3 を中葉あるいは舌区，外側 1/3 を下葉が作る．背側の肺下縁は，下葉が作る．

　これを尾側にたどると気管分岐部付近で右上葉気管支の肩口に乗っかっている（お椀を伏せた）ように見える構造物が**奇静脈弓（azygos arch）**（図4-12，13e，14）です．正常の厚みは 7 mm 以下であり，10 mm を超えるとやはり縦隔リンパ節（#4R）腫大などを疑います．なお，奇静脈弓は仰臥位になると静脈還流が増加して太くなるため，CT で観察すると必ず 10 mm はあります．

　この奇静脈弓を尾側へたどると**奇静脈食道陥凹（azygoesophageal recess）**（図 4-13e，f，14）となり，さらに尾側で**右傍食道線（paraesophageal line）**（図 4-13g～j，14）に繋がります．気管分岐部下リンパ節（#7）の腫大や食道腫瘍などで不明瞭化したり右側へ突出したりします．傍食道線は食道右側壁を示していますが，肺にとっては右肺下葉の一番内側を意味します．これに対応する左側の線が椎体の 1～2 mm 外側を椎体と平行に走る左**傍脊椎線（paraspinal line）**（図 4-13g～j，14）で，下行大動脈と椎体が近接する部分での壁側胸膜の折り返し点で，左肺下葉の最も内側を意味します．

　大動脈弓下縁と左肺動脈上縁の間には凹んだ透亮部分があり，**大動脈肺動脈窓（aortic-pulmonary window；AP window）**（図 4-12，13e）と呼ばれます．リンパ節（#5）腫大があると消失したり外側に凸になったりします．

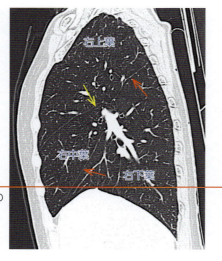

「いわゆる横隔膜」の高さ

図 4-15　横隔膜ラインの高さ
胸部 CT（MPR 矢状断像）．横隔膜ラインは頂点を結んだ線であり，その尾側にも中葉（舌区）や下葉が存在する．➡ は major fissure，➡ は minor fissure を示す．胸部 X 線写真（P→A 像）は前傾姿勢で撮影されているので，少し傾けてある．

葉間線と横隔膜ライン

　胸部 X 線写真正面像では minor fissure はたいてい確認できますが，major fissure が認められることは稀です〔詳しくは Lecture 5（62 頁）参照〕．

　いわゆる横隔膜のラインは，左右ともに下葉下縁が作っています．左に心臓が存在するため，左横隔膜のほうが 1～2 cm 低い位置になります．しかし，この横隔膜のラインより尾側にも肺野は存在します．側面像がわかりやすいと思いますが，横隔膜ドーム頂点レベルでは腹側に右中葉・左上葉舌区の一部があり，背側に至っては下葉が 10 cm ほど尾側まで存在しているのです（図 4-13k，15）．

Column

「いわゆる横隔膜」のライン

　胸部 X 線写真正面像で横隔膜というと，一般に図 1 の矢印で示したラインを指すが，横隔膜は線ではなく 3 次元構造を有する面であり，正面像の「いわゆる横隔膜」は，横隔膜が X 線入射方向と平行に走る部分，つまり前後方向の頂点を結んだ線を見ているにすぎない．これは側面像にも当てはまる．側面像の「いわゆる横隔膜」は左右方向の頂点を結んだ線であり，左右の横隔膜はそれほど離れていないのである．本書ではこれらの線を「横隔膜ライン」と呼ぶこととする．

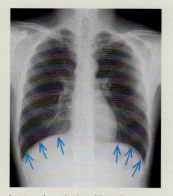

図 1　いわゆる横隔膜

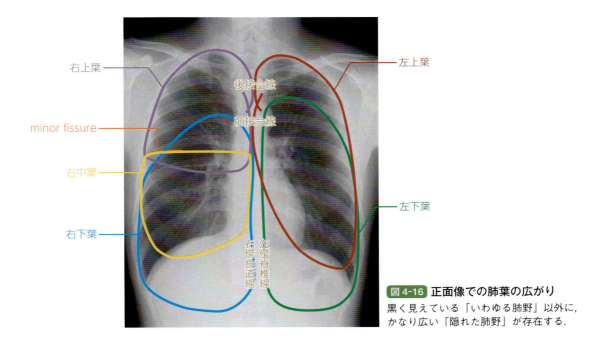

図 4-16 正面像での肺葉の広がり
黒く見えている「いわゆる肺野」以外に，かなり広い「隠れた肺野」が存在する．

● 肺葉の広がり

以上をまとめて胸部 X 線写真正面像に投影すると各肺葉の存在領域はおおよそ図 4-16 のようになります．

右上葉の内側は後接合線・前接合線までです．腹側の S^3b 末梢領域が高い確率で垂れ下がるため，下縁は見えている minor fissure より少し尾側になります．

右中葉は通常は minor fissure より頭側には存在せず，肺門を基部とした扇形を呈し，下縁は横隔膜ラインより少し尾側になります．

右下葉の上縁は奇静脈弓より 1 cm ほど頭側，内側縁は右傍食道線，中葉と入れ替わるように肺の外側縁を形成し，下縁背側は横隔膜ラインよりはるかに尾側（第 1～2 腰椎レベル）になります．

左上葉の内側は上方では後接合線・前接合線までで，下方では心臓に押しやられながらも見えている左心縁より内側まで存在しています．下縁は横隔膜ラインより少し尾側になります．

左下葉の上縁は大動脈弓より 1 cm ほど頭側，内側縁は左傍脊椎線，上葉と入れ替わるように肺の外側縁を形成し，下縁背側はやはり横隔膜ラインよりはるかに尾側（第 1～2 腰椎レベル）になります．

したがって，胸部 X 線写真の正面像では各肺葉は複雑に重なり合っているとともに，黒く見えているいわゆる肺野以外に，かなり広い隠れた肺野が存在しているということをよく認識しておきましょう．さらに肋骨などに重なって見えにくい部分まで含めるとこの隠れた肺野は全体の 4 割にも達します．

Column

「肺葉」と「肺野」

肺葉と肺野とは全く異なる概念である．肺葉とは3次元的な解剖学的用語であり，肺野とは画像を読影する際に使用される2次元的な用語である．肺野は便宜的に上肺野，中肺野，下肺野の3領域に分けられるが，必ずしも3等分ではない（図1）．第2前肋骨下縁を上肺野と中肺野の境界，第4前肋骨下縁を中肺野と下肺野の境界と規定しているので，しばしば上肺野・中肺野に比べ，下肺野が広くなる．さらに鎖骨下縁より頭側を肺尖部として区別する場合もある．

また，肺門は主に肺動脈，上肺静脈，気管支で構成されているが，肺門部という概念は，肺動脈影を中心とした漠然とした縦隔寄りの領域を指す．心陰影に重なる部分は心陰影部と呼ぶ．これらの用語はおおよその場所を共通認識するためのものである．あまり厳密に区分する必要はない．

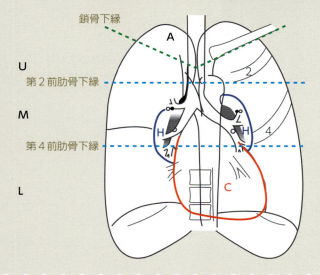

| 図1 | 正面像（P→A）における肺野の区分
A：Apex（肺尖部）
U：Upper lung field（上肺野）
M：Middle lung field（中肺野）
L：Lower lung field（下肺野）
H：Hilar region（肺門部）
C：Cardiac shadow（心陰影部）

側面像で見えるもの

正面像に比べ圧倒的に見る機会が少ないうえに左右の肺が重なるため，側面像では正面像以上に読影に注意を要します．逆に観察できるポイントは限られているともいえます（図4-17）．

気管・気管支

気管は上肺野中央付近を少し後方に傾斜しながら下行します．尾側に追うと2つの正接像（ドーナツ状の気管支透亮像）が上下に並んで見えます．頭側が細めの右上葉気管支口で，尾側が太めの左上葉気管支口です．さらに尾側にたどると，太めの気管支透亮像が2本見えます．腹側が右中間気管支幹〜右下葉気管支，背側が左下葉気管支です．左では心臓が存在するため，これに圧排されて左下葉気管支は背側に位置しているのです．

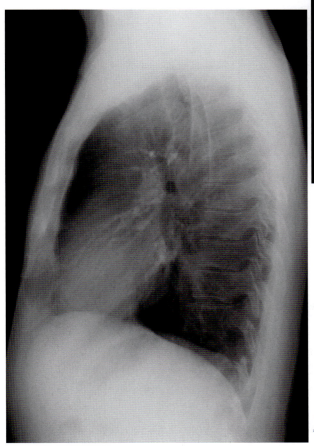
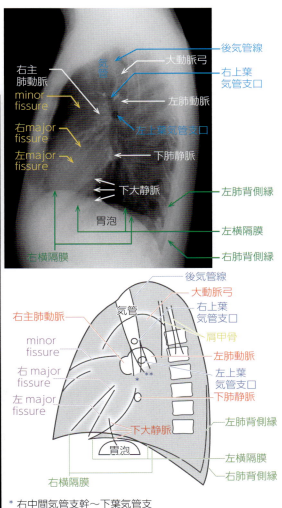

図 4-17 側面像で見えるもの

* 右中間気管支幹〜下葉気管支
** 左下葉気管支

● 血管

　大動脈は通常は下行大動脈の近位部までしか見えませんが，動脈硬化や加齢により蛇行すると横隔膜付近まで見えることがあります．

　左上葉気管支口腹側の楕円形の透過性低下域が右主肺動脈です．上肺静脈がその腹側に重なりますが，認識は困難です．左主肺動脈は左上葉気管支口の上を乗り越え背側へ回り込みます．下肺静脈はその根部のみが心臓の背側寄りに見られます．下大静脈は横隔膜ライン部分に見られる弧状の構造物で，横隔膜を上下に貫いています．

● 骨軟部・その他

　胸椎や胸骨の変形・骨折は側面像のほうが確認しやすいです〔サイドメモ

| 表示の原則 ②
R→L（左側面像）は脊椎が向かって右側にくるように，L→R（右側面像）は脊椎が左側にくるように表示する．

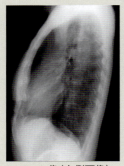

a：R→L 像（左側面像）

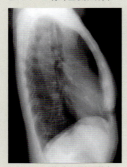

b：L→R 像（右側面像）

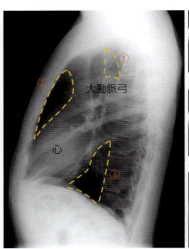

a：左側面像

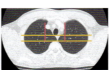

b：①気管後腔

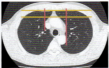

c：②胸骨後腔

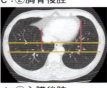

d：③心臓後腔

図 4-18 側面像で黒く見える場所
∥ 正面像で見えづらい
＝ 側面像で見えやすい

「胸骨撮影（側面像）」（161 頁）参照］．

側面像でも minor fissure は比較的容易に確認できます．major fissure も見られますが，肋骨の辺縁との区別が難しいかもしれません．

● 側面像で見るべき部位

側面像で黒く見える場所は**気管後腔**（retrotracheal space），**胸骨後腔**（retrosternal space），**心臓後腔**（retrocardiac space）の 3 か所です（図 4-18）．胸骨後腔は**前縦隔腫瘍や S^3b の病変**，気管後腔は**第 1 肋骨や鎖骨に重なる病変**，心臓後腔は**心陰影に重なる病変**が観察しやすい場所で，いずれも正面像では指摘しづらい病変ですので見逃さないようにしましょう．

また，心陰影部はほぼ均等に白いため，中葉・舌区（特に S^5）の肺炎や無気肺，結節影などが「白いキャンバス」に絵を描いたかのように見えてきます．

Column

側面像で左右の横隔膜はどのように区別するか？

正面像では横隔膜ラインは右側が高く見えるが，左側面像では拡大の影響を強く受けて右横隔膜はより尾側に投影されるため，高いほうが右とは限らない（図 4-17）．ではどうすればよいか？ 左右の本質的な違いを考えてみよう．
① 左横隔膜下には胃泡が存在するため，自然な形で胃泡と密に接するほうが左横隔膜である．
② 心臓が腹側左寄りに存在するため，腹側で境界不鮮明となりやすいのが左横隔膜である．
③ 拡大の影響は前後左右あらゆる方向について生じるため，肺の背側縁に注目すると左右の肺でズレが見られることが少なくない．右肺がより拡大されているはずなので，より背側まであるのが右肺であり，それに連なるのが右横隔膜である．

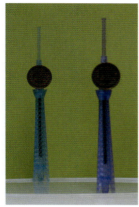

図4-19 被写体-フィルム間距離の違いによる結節影の大きさの違いのイメージ

フィルムに近い「青」および「10円玉」に比べて，フィルムから遠い「紫」および「10円玉」は拡大されて大きく見える．なお，拡大されると境界は不鮮明となる．

胸部X線写真を使った病変部位の推定

Lecture 1でP→A像とA→P像を比較することで病変の部位（前後関係）がおおよそわかるということを書きました（9頁参照）．それについて詳しく説明します．

● 大きさの違いを見る方法（図4-19）

まずは，結節影の大きさの違いを見る方法．フィルムから遠いほうが拡大されて大きく写るはずなので，P→A像よりもA→P像で大きく見えれば病変は腹側（前寄り）にあると考えられます．しかし，この方法は境界鮮明で濃い陰影にしか使えないため，実際にはあまり役立ちません．

● 前後の肋骨との位置関係を見る方法

それでは，もう1つの方法をお教えしましょう．前後の肋骨と病変との位置関係のズレを見る方法です．

図4-20を見てください．P→A像とA→P像で病変と後肋骨との位置関係はほとんど変わっていませんが，病変と前肋骨との位置関係は大きくずれています．病変の位置は背側でしょうか？　腹側でしょうか？

「背側から見たら…」「腹側から見たら…」と考えると難しいかもしれませんが，単純に異なる方向から撮影した2枚の写真というように発想を変えてみましょう（図4-21）．3つの物体が並んでいるとき，近接するもの同士は観察する方向を変えてもあまりずれませんが，離れているもの同士は観察する方向を少し変えただけで大きくずれるという理屈です．この例では病変はズレの小さな後肋骨に近接する，つまり背側寄りに存在することになります．

ただし，1つ注意してほしいことがあります．同じ深吸気で撮ったつもりであっても，高齢者などではときどき呼吸相が違っています．最初に呼吸相がほぼ同じであることを確認してください．

P→A像とA→P像の見分けかた

ぱっと見ての両者の違いは肋骨と鎖骨の角度である．肋骨も鎖骨も水平に近い角度で見えるのがA→P像．また，A→P像では肩甲骨を肺野から外して撮影することが困難なので，肩甲骨が肺野にかぶっているほうがA→P像である．

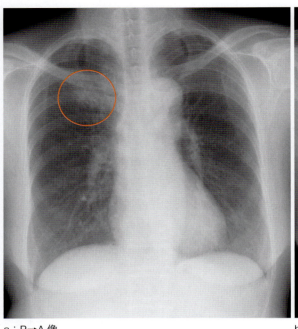
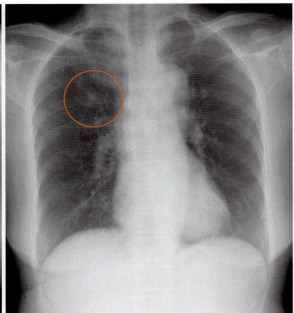

a：P→A 像　　　　　　　　　　　　　　　　b：A→P 像

図 4-20　胸部 X 線写真 P→A 像と A→P 像を使った病変の前後関係の把握
右上葉の肺癌（腺癌）．70 歳代女性．
a：病変は第 6 後肋骨，第 1 前肋骨の下縁に重なる．
b：病変は第 6 後肋骨，第 2 前肋骨に重なる．

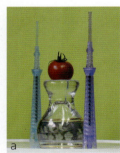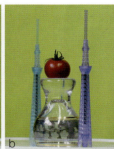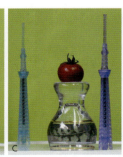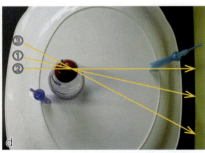

図 4-21　X 線の入射方向を変えた撮影のイメージ
「水色」を前方肋骨，「紫」を後方肋骨，「ミニトマト」を肺結節に見立てる．
a：①「ミニトマト」はどちらからとも均等な距離にあるように見える．
b：②方向を変えると「ミニトマト」と「紫」との距離は変わらないが，「水色」との距離が縮まった．
c：③さらに方向を変えると「ミニトマト」と「紫」との距離は変わらないが，「水色」との距離が広がった．
d：「ミニトマト」と「紫」は近接しているため，①，②，③の方向の違いによる影響を受けにくい．

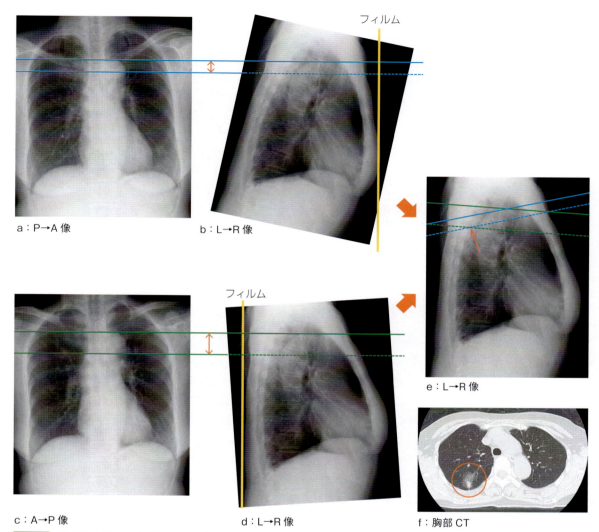

図 4-22 正面像を利用した側面像での部位決定

a, b：P→A 像で大動脈弓の頂点から陰影の中心までの高さの差を測り，側面像へ移植する．その際，P→A 像は前かがみで撮られているので，側面像を前胸壁がフィルムに密着する程度に傾けた状態で高さ情報を移植する．この直線(破線)上に陰影は存在するはずである．なお，本例では病変が右側にあるため，L→R 撮影をした．
c, d：A→P 像で大動脈弓の頂点から陰影の中心までの高さの差を測り，側面像へ移植する．その際，側面像を後胸壁がフィルムに密着する程度に傾けた状態で高さ情報を移植する．この直線(破線)上に陰影は存在するはずである．
e：P→A 像から移植した直線(青色の破線)と，A→P 像から移植した直線(緑色の破線)との交点に陰影は存在するはずである．
f：右上葉の背側 S^2a 末梢に 3 cm 大の淡い結節を認める．淡い結節であるため，側面像での指摘は困難である．

正面像を利用して側面像で病変部位を推定する方法

　正面像で見える病変が側面像で容易に確認できるとは限りません．そこで P→A 像と A→P 像を利用した側面像での位置の推定方法について紹介します．この方法は P→A 像のみから側面像での位置を推定する際にもそのまま使えます．図 4-22 を見ながら一度試してみてください．

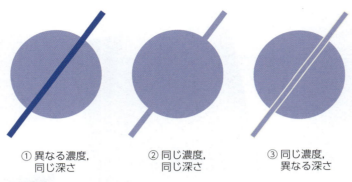

① 異なる濃度，同じ深さ　　② 同じ濃度，同じ深さ　　③ 同じ濃度，異なる深さ

図 4-23 シルエットサイン
2 つの構造物の関係が ①，③ の場合にはシルエットが保たれる．② の場合にはシルエットが消失する．

シルエットサイン

シルエットサイン

白黒の 2 次元画像である胸部 X 線写真の読影においては前後方向のズレ，つまり 3 次元的位置関係の理解が容易ではありません．問題となる病変が既存の正常構造物と同じ深さに隣接して存在しているのか，異なる深さに存在しているのか，それを推測するのに役立つのが<u>シルエットサイン</u>（silhouette sign）で，胸部 X 線写真読影における非常に重要な所見です．

シルエットサインで問題とするのは「シルエット」，つまり「<u>境界線・辺縁</u>」です．これが鮮明に見えるか，見えなくなるかのどちらかです．3 通り考えられます（図 4-23）．

① 異なる濃度が同じ深さに隣接して存在する場合，境界線は見える（シルエットは保たれている）．
② 同じ濃度が同じ深さで隣接すると，一体化してしまって境界線は見えない（シルエットは消失している）．
③ 同じ濃度でも隣接しなければ，境界線は見える（シルエットは保たれている）．ただし，深さが異なることがわかるだけで，どちらが前方か後方かについては区別できない．

これらのパターンは正常例でも確認できます．たとえば，肺と心臓の関係が ①，心臓と横隔膜の関係が ②，心臓と下行大動脈の関係が ③，です（図 4-24）．

ちなみに《際立つ白》である骨の作る線はどのような位置関係にあっても見えるため，シルエットサインからは原則として除外します．つまり，《際立つ白》である骨の作るラインが骨転移などで消失しても，それはシルエットが消失したとは言いません．また《際立つ黒》，たとえば気胸の際に見えてくる正常肺と気胸腔との境界（肺の辺縁）のこともシルエットとは言いません．

> **ここで言う「深さ」とは**
> 体内における前後方向の位置のことで，たとえば前胸壁からの距離と思ってもらえればよい．

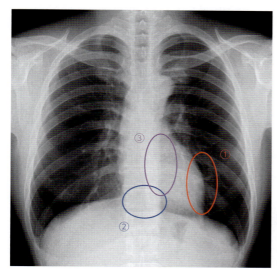

図 4-24 シルエットサイン
① 異なる濃度が同じ深さに存在.
② 同じ濃度が同じ深さに存在.
③ 同じ濃度が異なる深さに存在.

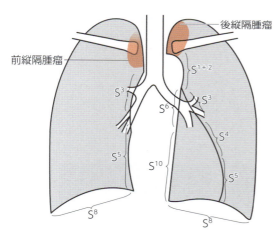

図 4-25 シルエットサインと頸胸郭サインによる病変部位診断

シルエットサイン
- 左心陰影の辺縁　　　　　S^4, S^5
- 左心陰影上部の辺縁　　　S^3
- 右心陰影の辺縁　　　　　S^5
- 上行大動脈の辺縁　　　　S^3
- 大動脈弓部の辺縁　　　　S^{1+2}
- 下行大動脈上部の辺縁　　S^6
- 下行大動脈下部の辺縁　　S^{10}
- 横隔膜縁　　　　　　　　S^8

頸胸郭サイン
- 鎖骨より頭側で見えない　　前縦隔腫瘍, 鎖骨下動脈
- 鎖骨より頭側まで見える　　後縦隔腫瘍

　なお，シルエットサインについてはしばしば「陽性」あるいは「陰性」との表現がなされますが，初学者にはどちらがどちらか混乱しやすいと思いますので，本書では，「消失している」あるいは「保たれている」と表現します．

　病的肺ではどうなるでしょうか．肺炎でも腫瘍でもその部分の含気が消失して《黒》から《白》に変わるので，白い正常構造物との関係（シルエットサイン）から陰影の存在部位を推測していきます．たとえば，左心陰影の辺縁が不鮮明になって（シルエットが消失して）いたら病変は左S^4, S^5，右心陰影の辺縁なら右S^5，下行大動脈下部の辺縁なら左S^{10}といった具合です（図4-25）．

> シルエットサイン「陽性」と「陰性」
> シルエットサイン陽性＝シルエットが消失している，ということ．
> シルエットサイン陰性＝シルエットが保たれている，ということ．

頸胸郭サイン

頸胸郭サイン (cervicothoracic sign) はシルエットサインから派生するもので，上縦隔の陰影が前方にあるのか，後方にあるのかを判断するためのサインです．前縦隔腫瘍や鎖骨下動脈（あるいは蛇行した右腕頭動脈）の場合，鎖骨より頭側では肺と接しなくなるので，その辺縁は縦隔または胸壁内に埋もれて見えなくなります．一方，後縦隔腫瘍では，鎖骨より頭側においてもまだ肺と接しているので，その辺縁は保たれることになります．

まとめると，鎖骨より頭側までシルエットが追えれば後縦隔のもの，鎖骨から頭側でシルエットが追えなくなるなら前縦隔のものということになります（図 4-25）．

Column

リンゴの問題

シルエットサインを応用した問題を解いてみよう．3つのリンゴの軟 X 線写真を示す．ヒントを参考にそれぞれどんな状態のリンゴなのか，考えてみよう．

ヒント
① 辺縁はどうか？
② 濃さ（透過性低下の度合い）はどうか？
③ 柄の部分はどうなっているか？
④ 芯の部分はどうなっているか？
⑤ 図1，2になくて図3にある境界線を探してみよう！

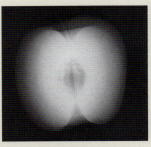
| 図1 |

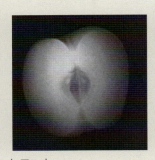
| 図2 |

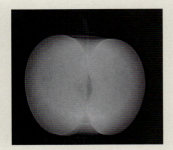
| 図3 |

所見を丹念にとってみよう
① 図1と図3では上方と下方のくぼんだ部分の辺縁が二重だが，図2では一重（図1′，2′，3′）．
② 図1は図2よりも濃い（透過性低下が高度）が，いずれも中心から外側に向かってなだらかな濃度勾配が見られる．
③ 柄の部分は3つともほぼ同じ．
④ 図1と図3では芯の部分はぼんやりと見えるが，図2ではくっきりとした線が見られる．

⑤ 図3では比較的境界鮮明な線(輪状影)で囲まれた透過性亢進域を認める．この透過性亢進域は上方・下方のくぼみを越えて認められるが，くぼみの陰影には影響を与えていない．

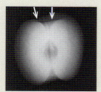
| 図1' |

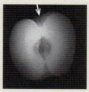
| 図2' |

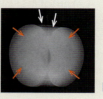
| 図3' |

②より，図2は図1より厚みが薄いことがわかる．②と⑤より，図3には輪状影があり，内部の透過性は一定なので，その部分の厚みは一定であることがわかる．③より，3つとも柄の部分には操作は加わっていないが，④より，図2では芯の部分に操作が加わっていることが推測される．

では，それぞれのリンゴは図4〜6の3D-CTのどれに相当するだろうか．

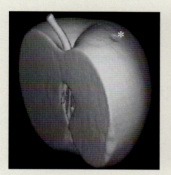
| 図4 |

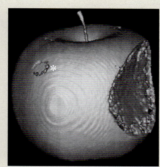
| 図5 |

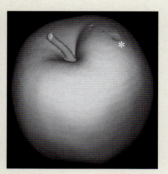
| 図6 |

図1は丸ごと1個のリンゴ(図6)，図2はナイフを使って正しく半分に切られたリンゴ(図4)，図3はある側面からスプーンを使って反対側の丸みを意識しながら掘ったリンゴ(図5)ということになる．

ちなみに，図4〜6には虫食いのように見える隠れキャラ(＊)がいる．これは何であろうか？　わからない人は実際にりんごを買いに行って確認してみよう．

ところで「リンゴの問題」というタイトルの意味がおわかりになっただろうか．図7から某有名コンピューター会社のロゴマークが思い浮かぶだろう．

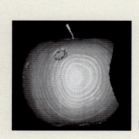
| 図7 |

(香川県立医療短期大学　佐藤　功　先生のご厚意による)

Lecture 5 胸膜がつくる線状影を読む

- minor fissure がつくる線状影
- major fissure がつくる線状影
- 胸膜陥入
- 副葉間裂

　Lecture 3(25頁「胸膜」参照)の復習です．各肺葉は臓側胸膜で覆われ，臓側胸膜は連続する壁側胸膜とともに胸膜腔を内張りしています．肺葉と肺葉との境界部は2枚の臓側胸膜から成っており，右上葉と中葉との隙間を minor fissure(小葉間裂，水平裂)，右上・中葉と右下葉，左上葉と左下葉との隙間を major fissure(大葉間裂，斜裂)と呼びます．この Lecture では，これら fissure が胸部X線写真でどのように見えてくるのかお教えします．

minor fissure がつくる線状影

　minor fissure は正面像でも側面像でも多くの例で確認することが可能です．なぜ見えるか考えてみましょう．

● minor fissure が見える仕組み

　minor fissure は水平裂と呼ばれるように水平に近い走行を示すことが多いため，正面像(特に P→A 像)においてはX線の入射方向と一致しやすくなります．一致して走行することによりX線の減弱が起こり，その結果白く写ることになります．なお，minor fissure の縦隔側端は必ず上葉気管支根部より尾側かつ中葉気管支根部より頭側に位置しています．

● minor fissure が2本見える仕組み

　この minor fissure は，時に1本でなく2本見えることがあります(図5-1)．

　上葉の臓側胸膜と中葉の臓側胸膜が別個に見えるわけではありません．正常では2枚の臓側胸膜の間に明らかな空間はなく，両者が離開した状態になるのは気胸や胸水が貯留した場合だけです．また，minor fissure が斜めに走行し，その上端と下端が見えるわけでもありません．

　実は minor fissure は平坦な面とは限らず，しばしば波打っているのです．したがって，X線の入射方向と一致する部位が2か所あれば2本見えることになります(図5-2)．稀ですが，3本見えることもあります．

　また，P→A 像と A→P 像で minor fissure の見えかたが異なる場合があります(図5-3)．体位の違いによりX線の入射方向が変わるためです．こ

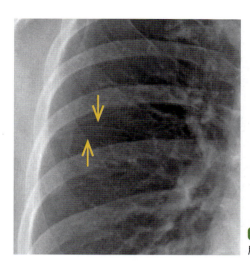

図 5-1 2本見える minor fissure
胸部X線写真正面像（右中肺野拡大）．

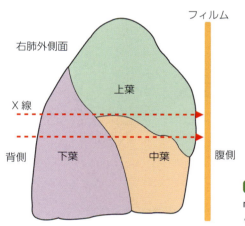

図 5-2 minor fissure が2本見える仕組み
minor fissure は波打っている．X 線の入射方向と一致する部位が2か所あれば2本見える．

うしたことは呼吸相の違い，あるいは X 線管球の高さの違いによっても起こる場合があります．

> **Column**
>
> **どれだけ一致すると見える？**
>
> 　胸部 X 線写真で線として見えるためにはどのくらいの距離を X 線の入射方向と一致して走行する必要があるのだろうか？　minor fissure の前後方向の長さは 10〜15 cm ほどであるから 10 cm というようなことは考えられない．3本見えることもあることから 5 cm でもない．実は，ほんの 1 cm ほど一致するだけで認識可能となる．

5 胸膜がつくる線状影を読む

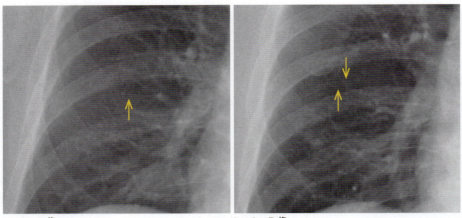

a：P→A 像　　　　　　　　　　　b：A→P 像

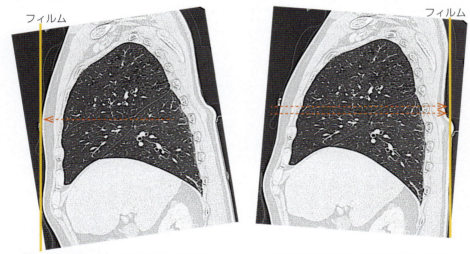

c：MPR 矢状断像（P→A 撮影に近い体位）　　d：MPR 矢状断像（A→P 撮影に近い体位）

図 5-3 体位による minor fissure の見えかたの違い

a：1 本の minor fissure を認める．
b：2 本の minor fissure を認める．
c：この場合，X 線の入射方向と一致する部位は 1 か所である．
d：c とは X 線の入射方向が変わるため，X 線の入射方向と一致する部位が 2 か所となり minor fissure の見えかたが変わる．

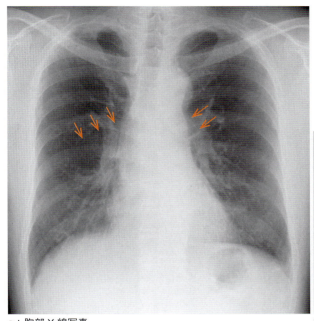
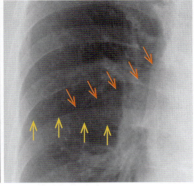

a：胸部X線写真　　　　　　　　　　　　　　　　b：拡大像（右中肺野）

図 5-4 superomedial major fissure
a：左右の肺門から外下方に向かう直線を認める（➡）．
b：minor fissure（➡）とは走行が異なる線である．

major fissure がつくる線状影

major fissure は側面像では確認できますが，正面像では通常見えません．見えない理由の第1は斜裂と呼ばれるように走行が斜め方向であるからで，これではなかなかX線の入射方向とは一致しません．第2の理由は正常では臓側胸膜が2枚重なっても 0.2～0.4 mm と極めて薄いからです．では，どんな場合にどのように見えてくるのでしょうか．

● major fissure が見える仕組み(1)　「走行を考える」

見えない理由の第1である走行について考えてみましょう．下葉の容積が減少（含気低下）することによって背側寄りの major fissure が下降し，水平に近くなる場合があります．水平に近づけば当然X線の入射方向と一致しやすくなり，1 cm 一致すれば見えます．図 5-4 では肺門から外下方に向かう直線を認めます．これは superomedial major fissure と呼ばれる線です．

正面から見て右下葉の上縁は図 5-5a の位置にあり，肺門下部から尾側は肺靱帯によって縦隔に固定されています．このため，下葉の容積減少が起こると，下葉は内側下方へ向かって縮小せざるを得ません．

MPR 冠状断像で背側寄りの部分を見ると，major fissure は外側に向かって斜めに下降する直線です（図 5-6）．容積減少により背側部分が平低化する

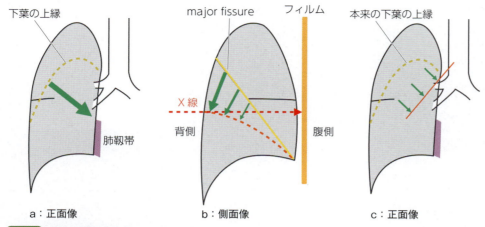

図 5-5 superomedial major fissure
a：下葉の容積が減少すると肺靭帯に向かって縮小する．
b：下葉の容積が減少すると，major fissure の背側が平低化する．
c：X 線の入射方向と一致した部分が，正面像では縦隔から外側へ斜めに下降する直線として描出される．

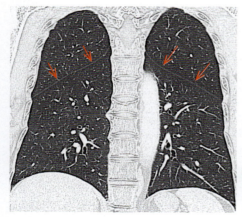

図 5-6 MPR 冠状断像で見られる major fissure
CT（MPR 冠状断像）．一般的に major fissure は肺門から外側へ斜めに下降する線に見える．

と，このラインに近づくと思ってください（図 5-5b，c）．

　容積減少の原因はたいてい下葉自体にあります．腫瘍によって下葉気管支根部が狭窄した場合や，下葉（S^6）の一部が陥凹した場合，また慢性炎症で下葉全体の容積が減少した場合などです．もともと下葉の容積が小さかったり，major fissure の背側が水平に走行している（minor fissure がそのまま背側の major fissure につながるように見える）場合もあります．通常，上葉が過膨張し下葉を圧迫してこのようになることはありませんが，巨大ブラが存在する場合や，上葉（右 S^2 あるいは左 S^{1+2}）が腫瘍によって突出した場合は，major fissure が見えてくることはあります．なお，腹側が上昇して水平になることはありません．

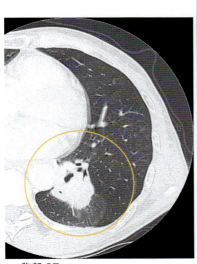
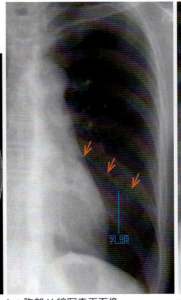
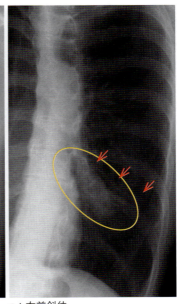

a：胸部 CT　　　　b：胸部 X 線写真正面像　　　　c：左前斜位

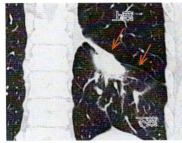

d：CT MPR 冠状断像　　　e：CT MPR 矢状断像

図 5-7 superomedial major fissure を認める肺癌（腺癌）

50 歳代女性．
a：左下葉 S^{6}c 縦隔寄りに 6 cm 大の腫瘤を認める．
b：心陰影に重なり腫瘤の指摘は困難である．しかし，斜走する major fissure を認める（➡）．なお，左下肺野に乳頭陰影を認める．
c：わずかに左前の斜位撮影をしてみると腫瘤影が明らかとなる（◯）．
d：左下葉縦隔寄りに腫瘤があり，これに接する形で斜走する major fissure を認める．
e：左下葉は著明に容積が減少し，major fissure は平低化して水平に走行している．

この線が見られた場合，特にその位置が通常よりも低い位置に見られた場合には肺癌が隠れている可能性があるので，下葉根部に腫瘤影がないか，以前の写真と変わっていないかを確認する必要があります．

図 5-7 は左下葉肺癌（腺癌）の例です．CT では左下葉に大きな腫瘤を認めますが，胸部 X 線写真正面像では腫瘤の指摘は困難です．しかし，左下肺野には肋骨とは微妙に走行が異なる斜走する線を認めます．通常見える superomedial major fissure よりかなり低い位置に存在していますが，実はこれが major fissure なのです．CT の MPR 矢状断像では容積減少に伴い平低

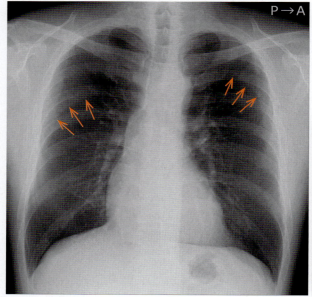
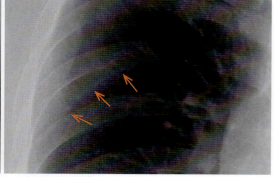

a：胸部X線写真　　　　　　　　　　　　　　　　b：拡大像(右中肺野)

図 5-8　superolateral major fissure
a：左右の上肺野外側に胸壁に向かい外側に凸の曲線を認める．
b：帯状の曲線の尾側境界は鮮明であるが，頭側は徐々に不鮮明となり周囲に溶け込むように消えていく．なお，一種の合成陰影なので，鉛筆などで境界線を隠すと陰影は気にならなくなる．

化し水平に走行する major fissure が確認できます．胸部X線写真正面像では，major fissure が非常に低位に見えてきているということ以外に病変の存在に気づけないかもしれない，という注意すべき症例です．

● major fissure が見える仕組み(2)　「厚みを考える」

　第2の理由である major fissure は薄いから見えないということについて考えてみましょう．厚みが増せば透過性が低下し，見える可能性が高まります．

　図 5-8 では上肺野から中肺野外側の胸壁に向かう上に凸の帯状の曲線が認められます．superolateral major fissure と呼ばれる線です．炎症などで major fissure 上縁付近の葉間胸膜(臓側胸膜)が肥厚するか，あるいは近傍の壁側胸膜が隆起した場合に出現しますが，後者がほとんどです．尾側の境界は鮮明，かつ頭側に向かって徐々に不鮮明となり周囲に溶け込むように消えていく陰影です．模式図を見ればイメージはつかめるでしょう(図 5-9)．

　壁側胸膜が隆起する機序は次のとおりです．胸腔内には肺が充満し壁側胸膜は常に肺に圧迫されていますが，肺葉の境目にあたる葉間付近では胸壁に対して圧がかかりにくいエアポケットのような状態が生じ，壁側胸膜下の脂肪織が発達しやすいと考えられます．肺の先端が尖っているほど圧がかかり

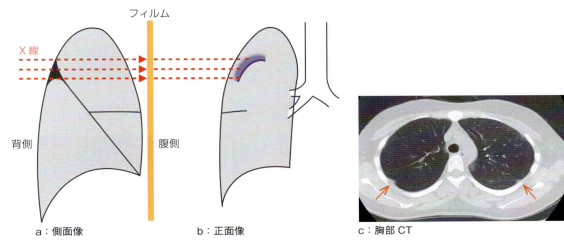

図 5-9 superolateral major fissure
a，b：major fissure 上縁付近の葉間胸膜が肥厚したり，壁側胸膜下脂肪織が隆起することにより，上肺野〜中肺野外側に胸壁に向かう上に凸の曲線が出現する．
c：CT で見ると ➡ の部分に相当する．

にくいので，この曲線は下葉の上縁が通常存在する位置〔右は奇静脈弓のやや頭側，左は大動脈弓のやや頭側（51 頁参照）〕より高い位置に出現します．なお，胸壁側に生じるものなので，たとえ気胸が起こってもそのままの位置に見られます．

　時に，この帯状の曲線上に結節様の陰影を認めることがありますが，その下縁がこの曲線の鮮明な下縁によって切り取られている場合には合成陰影（42 頁参照）ですので精査は不要です．無用な CT 検査を避けるために知っておきたい所見の 1 つです．

> **Column**
>
> **superomedial major fissure と superolateral major fissure**
>
> 　筆者の施設の人間ドックでは胸部 X 線写真についてトリプルチェック体制（放射線科医，診察医，筆者）をとっている．筆者は 1 日に 50〜60 例，1 週間で 300 例，年間で 15,000 例ほどのいわゆる健常人の胸部 X 線写真をずっと見続けてきた勘定になる．試しに 1,000 例の正面像を見てみたところ，微妙なものまで含めると superolateral major fissure は 18.6％，superomedial major fissure は 7.8％であった．ただし，superomedial major fissure が明瞭に確認できる例は 1〜2％程度と思われる．なお，minor fissure は 76.6％ に見られた．

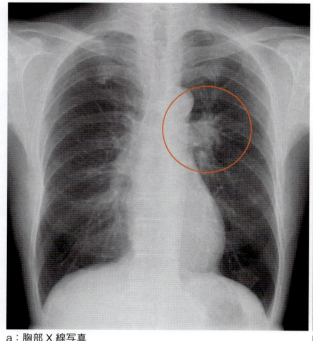
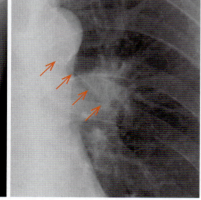

a：胸部X線写真　　　　　　　　　　　　　　b：拡大像

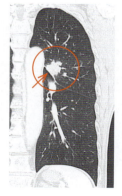
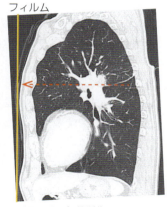

c：CT MPR 冠状断像　　d：CT MPR 矢状断像

図 5-10 superomedial major fissure を認める肺癌（扁平上皮癌）

60歳代男性．
a：左肺門部に辺縁不整な腫瘤影を認める．
b：よく見ると，肺門から外側下方に向かって斜走する major fissure が見える．軽度肥厚し，これを境に上下で透過性が異なる．
c：腫瘍が major fissure で境され，発育が停止していることが確認できる．
d：major fissure の背側の一部は水平に走行しており，これが胸部X線写真で見えている．

● **左肺の major fissure から読み解く病変部位推定**

　実際の症例（図 5-10）を参照しながら解説します．
　左肺癌（扁平上皮癌）の例で，左肺門部に辺縁不整な腫瘤影を認めます（図 5-10a）．一般的には上葉の可能性も下葉 S^6 の可能性も考えられる位置です

が，鑑別できるでしょうか．

　よく見ると，陰影に重なって斜走する major fissure が確認できます(図5-10b)．下葉はこの major fissure より尾側にしか存在しないはずなので，この陰影は上葉に存在することがわかります．さらに詳しく見ると，major fissure で陰影が境界されていること，そしてこの major fissure がやや肥厚し，これを境に上下で透過性が異なっていることに気づきます．胸膜はかなり丈夫な構造物であり，そこで病変の発育が停止し鮮明な境界が形成されることはしばしばあります．正面像で major fissure が見える深さにあり，しかもそこに接しているということなので，左上葉の背側 S^{1+2} の葉間面に接する病変であることがわかります．

> **Column**
>
> **major fissure との位置関係から病変部位を推定してみよう！**
>
> 　図1の①〜⑤について，陰影と major fissure との位置関係だけから上葉か下葉か，さらに可能であれば前後(腹側か背側か)を考えてみてほしい．
>
>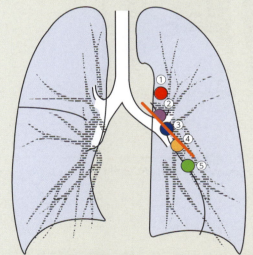
>
> | 図1 | 演習問題
>
> 〈解答〉
> ①：major fissure より頭側に存在するので上葉．前後についてはわからない．
> ②：図5-10と同じなので上葉の背側．
> ③：major fissure を跨いで存在し，かつ major fissure の走行に影響を与えていないので，見えている部分の major fissure とは離れていることになり上葉の腹側．
> ④：major fissure の尾側に存在し，そこで境界されているので，②の逆ということになり下葉の背側．
> ⑤：major fissure の尾側なのでついうっかり下葉と思いがちだが，実はここには上葉舌区も存在する．したがって，上葉か下葉かはわからない．そして前後についてもわからない．

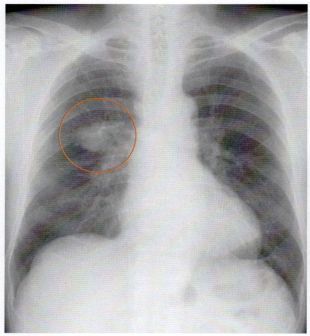
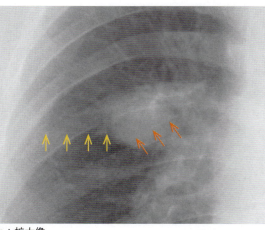
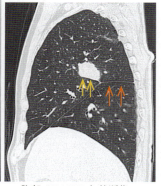

a：胸部 X 線写真
b：拡大像
c：胸部 CT MPR 矢状断像

図 5-11 fissure から推定する肺癌（扁平上皮癌）の存在部位
70 歳代男性．
a：右中肺野に 3.5 cm 大の腫瘤影を認める．
b：右中肺野の腫瘤影と重なる形で水平に走行する minor fissure（➡）と，斜走する major fissure（➡）を認める．
c：腫瘤は minor fissure（➡）に接して右上葉の S^3a に存在し，major fissure（➡）は水平に近い走行を示している．なお，本症例は上・中葉間は不全分葉である．

●右肺の major fissure/minor fissure から読み解く病変部位推定

　今度は右肺癌（扁平上皮癌）の例で部位推定に挑戦してみましょう（図5-11）．右肺には上・中・下の 3 肺葉があるので若干複雑です．

　陰影は minor fissure を跨いで上下に存在します．中葉は原則として minor fissure より頭側には存在しないので，まず中葉が除外されます．上葉の S^3 領域はほとんどの例で腹側に垂れ下がっていますので，上葉はあり得ます．また，右下葉の上縁の標準的な高さは奇静脈弓のやや頭側ですから，下葉に存在する可能性も当然あります．そこで major fissure に注目すると，陰影は major fissure にまたがって存在しますから，演習問題の ③ に相当することになり，答えは上葉となります．

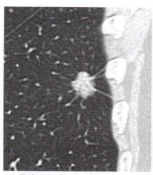 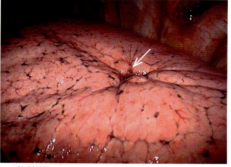

a：胸部 CT（矢状断像）　　b：胸腔鏡

図 5-12　胸膜陥入

60 歳代女性．肺癌（腺癌）．
胸膜陥入は肺に含気が十分残っている状態のほうが観察しやすい．

胸膜陥入

　胸膜陥入（pleural indentation）とは肺の内部に生じた収縮性変化の影響が近傍の臓側胸膜にまで及ぶことによってできる肺の表面のくぼみのことです（図 5-12）．CT では，病変から胸膜面まで途切れることなく連続する線状影，索状影を呈します．

　この胸膜陥入と minor fissure/major fissure の間には重要な共通点があります．それはいずれも見ているものは 2 枚の臓側胸膜の重なりであるということです．極めて薄い minor fissure/major fissure が胸部 X 線写真に写るのですから，胸膜陥入についても走行が X 線の入射方向と一致すれば見える可能性があるということになります．

　高分化腺癌には収縮しながら増大するという特徴があり，特に鋭いくぼみを生じます．このことを知っていれば，胸部 X 線写真で結節影を発見した際にこのような線状影を伴っていたら高分化腺癌を強く疑うことができる，というわけです．

　実際の症例を見てみましょう．右下葉の高分化腺癌です（図 5-13）．CT では腫瘍から葉間面に向かって前後方向に近い形で胸膜陥入像を認めます．実際に胸膜陥入の深さを計ってみると 10 mm 以上のところが頭尾方向に 12 mm，7 mm 以上なら 22 mm 連続しています．さて，胸部 X 線写真ではどうでしょうか．目を凝らすと結節影の頭側に長さ 22 mm の縦走する線状影が見えます．つまり本例においては 1 cm どころか，7 mm の一致で見えていることになります．

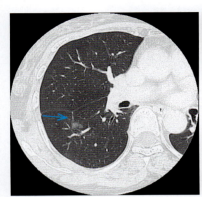
a：胸部 CT

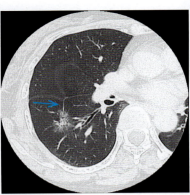
b：胸部 CT

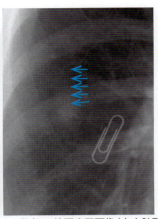
c：胸部 X 線写真正面像（右中肺野拡大）

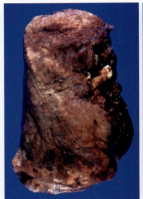
d：切除肺（右下葉）

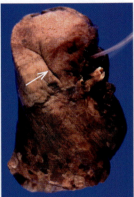
e：切除肺（右下葉）

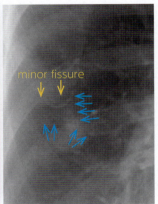
f：胸部 X 線写真正面像

図 5-13 胸膜陥入を認める肺癌（高分化腺癌）

50 歳代女性．
a, b：右下葉 S^{6}b にすりガラス陰影を伴う 3 cm 大の結節を認める．頭側に長く伸び，ほぼ前後方向に走行する著明な胸膜陥入像を葉間部に認める．
c：淡い結節影から頭側にまっすぐ伸びる長さ 22 mm の線状影を認める．なお，クリップは背部の皮膚結節をマーキングしたものである．
d：空気注入前．肺が虚脱した状態では胸膜陥入は全く見えない．
e：空気注入後．気管支から空気を注入して切除肺を膨らませると Y 字型の胸膜陥入が出現する．胸膜陥入のごく初期の像といえる．
f：振り返って別の日に撮影された胸部 X 線写真を見ると同様な Y 字型の線状影が確認できた．

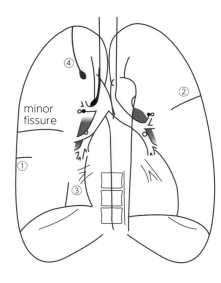

図 5-14 よく見られる副葉間裂（過分葉線）
① 上副葉間裂（S^6-底区の過分葉）
② 左小葉間裂（上区-舌区の過分葉）
③ 下副葉間裂（S^7-$S^{8,9,10}$ の過分葉）
④ 奇静脈葉

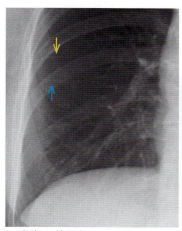
a：胸部 X 線写真

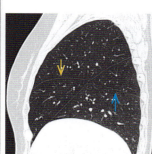
b：胸部 CT MPR 矢状断像

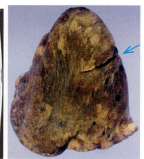
c：右下葉切除肺（別症例）

図 5-15 上副葉間裂
a：ほぼ水平に走行する 2 本の線状影を認める．頭側（➡）が minor fissure であり，尾側（➡）は上副葉間裂である．
b：腹側の線状影（➡）が minor fissure．背側の線状影（➡）が上副葉間裂．
c：➡ が上副葉間裂．

副葉間裂

これまで minor fissure と major fissure について解説してきましたが，胸部 X 線写真には他にも認められやすい副葉間裂（accessory fissure）（過分葉線ともいう）がいくつかあります（図 5-14）．

● 上副葉間裂

図 5-15 は S^6-底区の過分葉で上副葉間裂と呼ばれるもっとも頻度の高い

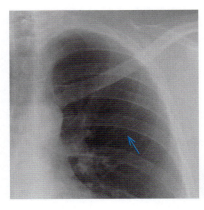

図 5-16 左小葉間裂
胸部 X 線写真．左上肺野に弧状の線状影を認める．

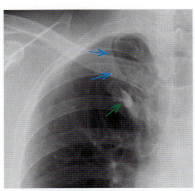
a：胸部 X 線写真

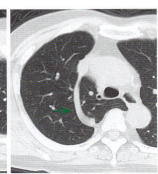
b：胸部 CT（別症例）　　　　c：胸部 CT（別症例）

図 5-17 奇静脈葉
a：肺尖部から右肺門部に向かって弧状の線状影（➡）があり，下端に涙滴状の陰影（➡）を認める．
b, c：CT では肺尖部から続く弧状の線状影を呈する胸膜（➡）と，通常より頭側を迂回して走行する奇静脈（➡）を認める．

副葉間裂です．不思議なことにほとんど右側にしか見られません．上副葉間裂も多くは水平に近い走行を示しますが，中葉気管支の根部より尾側に認められる場合が多く，minor fissure との鑑別は可能です．

その他の副葉間裂

図 5-16 は左上葉の上区-舌区の過分葉である左小葉間裂です．他にも下葉内側肺底区と S^7 とその他を分ける下副葉間裂，右中葉内側区 S^4 と中葉外側区 S^5 を分ける副葉間裂，左上舌区 S^4 と下舌区 S^5 を分ける副葉間裂などがあります．

奇静脈葉

奇静脈葉（azygos lobe）と呼ばれる正常変異があります（図 5-17）．奇静脈弓は通常，右上葉気管支の肩に騎乗するような形で存在しますが，ここから

奇静脈葉

奇静脈弓は胎生 6 週ごろに形成され縦隔内側部に移動した後に肺が胸腔内で発育する．この奇静脈弓の移動が遅れると発育してきた肺に邪魔されて内側に移動できなくなり，通常より外側をそのまま下降し，結果として右上葉を分断するようにめり込んだ状態になる．

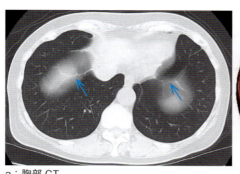
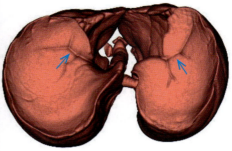

a：胸部 CT　　　　　　　　　　　b：3D-CT（別症例）

図 5-18 横隔膜面の副葉間裂
a：横隔膜面に分岐構造を有する線状影（➡）を認める．
b：横隔膜面に分岐構造を有する線状の溝（➡）を認める．

離れて上葉の外側を取り巻くように走行する場合があります．壁側胸膜に覆われた奇静脈がめり込んで上葉にくびれを生じるため，肺尖部から右肺門部に向かって2枚の臓側胸膜と2枚の壁側胸膜が折り重なったものが線状影として見えてきます．下端に涙滴状（tear drop）の陰影（奇静脈の断面に相当）を伴います．CTでは肺尖部から続く弓状の線状影と，通常より頭側を走行する奇静脈が描出されます．なお，手術の際には注意が必要ですが，それ以外で奇静脈葉が問題となることはありません．

横隔膜面の溝

　横隔膜面にはしばしば浅い溝が刻まれており，CTで線状影として容易に確認することが可能です（図 5-18）．この溝も2枚の臓側胸膜が肺実質を分けているので，一種の副葉間裂と言えます．この溝は縦隔側から外側やや背側に分岐しながら伸び，横隔面中央にかけて次第に浅く細く不明瞭となる場合が多いです．上葉無気肺の際にしばしば出現するjuxtaphrenic peak（137頁参照）の形成にも関与しています．

Lecture 6 すりガラス陰影
―それは半透明の葉っぱ

- 二次小葉と肺胞
- すりガラス陰影

GGO
「opacity」とは「不透明」という意味．
再構成スライス厚が厚い場合にはpartial volume effectの影響を受けて，まったくの充実性病変にもかかわらずすりガラス成分を有する病変のように見えてしまうことがある．このためすりガラス成分の有無についてはHRCTで評価しなければならない(21頁参照)．

　すりガラス陰影(ground glass opacity；GGO)とは，血管が明瞭に透見できる程度の，ちょうどすりガラスのような白さを指します(－800～－300 HU程度)(図6-1)．結節状を呈するすりガラス陰影を**すりガラス結節(ground glass nodule；GGN)**と呼びます．

　さて，料亭で天ぷらなどに添えられている半透明の葉っぱ「葉脈標本」をご存じですか(図6-2)．私はこれを目の当たりにしたとき，「これぞ，すりガラス陰影！」とその美しさに感動しました．葉っぱをGGNにたとえるなら，頼りなく透けて見えるにもかかわらず境界鮮明で辺縁は丸みを帯び，浮き出て見える葉脈は病変内を走行する血管にそっくりではありませんか．スケールを変えて葉っぱを肺葉あるいは区域に置き換えると，亜区域～小葉～肺胞領域を表しているようにも見え，葉脈はその都度小葉間隔壁だったり肺胞中隔だったりと姿を変えます．私は今もこのときの葉っぱを大切にしています．

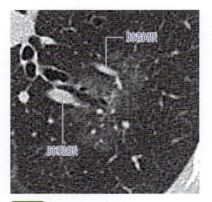

図6-1 すりガラス陰影
周囲の肺野よりわずかに吸収値が高く，かつ血管が明瞭に透見できる陰影をすりガラス陰影と呼ぶ．

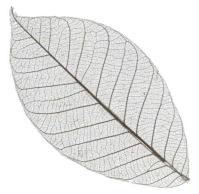

図6-2 すりガラス陰影のイメージ『葉脈標本』
植物の葉を重曹(炭酸水素ナトリウム)などのアルカリ溶液に浸けると蛋白質が変性して葉肉部分が取り去られ，葉脈だけが残る．

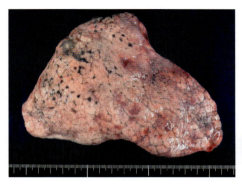

図 6-3 肺表面の亀甲紋様（右上葉）
胸膜下の亀甲紋様は外側面や横隔膜面で発達しやすく，葉間面には認めにくい．表面の黒い斑点は炭粉沈着である．

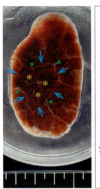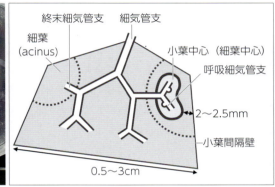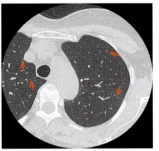

a：左肺尖部の水平断割面　　b：模式図　　　　　　　　　　　　c：胸部CT

図 6-4 Miller の二次小葉
a：小葉間隔壁（➡）で全周性に境界された径2cmほどの二次小葉を認める．小葉中心部には気管支・肺動脈のセット（＊）が3か所見られ，小葉辺縁部には肺静脈（▲）が見られる．
b：二次小葉とは，小葉間隔壁あるいは臓側胸膜により全周性に境界された領域を指す．小葉中心（細葉中心）は1か所ではない．また，小葉の大きさは一定ではない．
c：CTでは，小葉間隔壁は胸膜面に連続する線状影として認識される．

二次小葉と肺胞

すりガラス陰影を理解するためには，まずミクロの解剖を理解する必要があります．

二次小葉と小葉間隔壁

肺の表面にはしばしば1～2cm程度の大きさの亀甲紋様が認められます（図6-3）．肺の割面においても同様の構造が確認され，この亀甲紋様に囲まれた領域を二次小葉と呼びます（図6-4）．二次小葉は肺の機能的な最小構築単位であり，肺は二次小葉の集合体と位置づけることができます．二次小葉にはMillerによるものとReidによるものの2種類があります．通常は区別する必要はありませんが，厳密には少し異なる概念です．

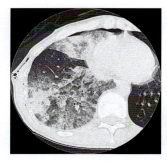

図6-5 二次小葉と再膨張性肺水腫
20歳代男性．気胸の胸腔ドレナージ後に発生した再膨張性肺水腫．
陰影の吸収値は小葉ごとに異なり，均一ではない．

　この二次小葉中心部には肺動脈と気管支が伴走し，二次小葉辺縁部には肺静脈，小葉間隔壁や臓側胸膜が存在します（図6-4a）．この二次小葉内には終末細気管支に支配される細葉（一次小葉）がいくつか存在するため，このなかのいわゆる<mark>小葉中心</mark>（細葉中心）は1か所ではありません（図6-4b）．小葉中心から小葉辺縁までの距離は2～2.5 mmとほぼ一定しています．終末細気管支は弾性線維を豊富にもち，さらに，このレベルの肺動脈にはいまだ平滑筋が存在するため，小葉ごとに換気量・血流量が制御されており，呼吸・循環動態が異なります．すなわちCTでは小葉ごとに状態の異なる像が描出されうるということです（図6-5）．

> **Column**
>
> ### Millerの二次小葉とReidの二次小葉
>
> 　Millerの二次小葉は臓側胸膜と小葉間隔壁，または小葉間隔壁同士で囲まれた不等辺多面体の領域である．小葉間隔壁の発達は個人差が大きく，部位によっても差があり，二次小葉の大きさは0.5～3 cmと幅がある．小葉間隔壁がよく発達している場合には小葉を「発掘する」ことも可能である（図1）．Miller
>
>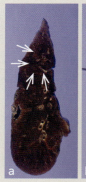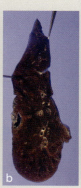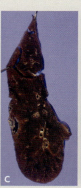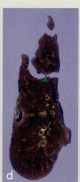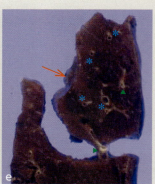
>
> | 図1 | 隔壁が発達した二次小葉
>
> a～d：右上葉の水平断割面．小葉間隔壁が発達している例では鑷子で引っ張ったり（b, c），剥離したりするだけで小葉を発掘することができ，最終的に境界部に存在する肺静脈（▲）のみで隣接する小葉と繋がることになる（d）．
> e：dの拡大．発掘されたMillerの二次小葉内に気管支・肺動脈のセット（＊）が4か所見られる．上方の肺静脈（▲）がMillerの二次小葉内部に見られることから，これがReidの二次小葉の境界と考えられる．なお，小葉間隔壁はCTでは線状に見えても，実際には面である（➡）．

の二次小葉は小葉辺縁構造を意識する場合に便利で，腫瘍を考える際には以下の理由で好都合である．
- 基本的に腫瘍は気管支血管束に沿って広がるわけではなく，ある1点を中心に周囲に広がる．
- 小葉間隔壁は胸膜ほどではないにしろ，かなりしっかりした構造物であるため，浸潤傾向の弱い腫瘍の場合にはここで発育が停止することもある（図2）．

一方，Reidの二次小葉は3〜5個の終末細気管支に支配された領域で，大きさは約1cmで一定．肺静脈で境界され，必ずしも小葉間隔壁は存在しない．こちらは小葉内分岐構造を意識する場合，すなわちびまん性肺疾患などを考える際に便利である．

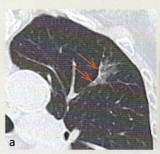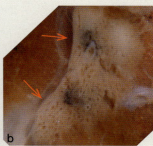

| 図2 | 小葉間隔壁に発育を阻止された高分化腺癌

70歳代女性．
a：胸部CT（MPR冠状断像）．左上葉S^{1+2}a末梢にpart-solid GGNを認める．
b：実体顕微鏡（冠状断割面）．左上葉切除術を施行．腫瘍は小葉間隔壁によって発育が阻止され，ほぼ直線的に境界されている．

表6-1 気管支の分岐と肺胞

気道		気道分岐次数	内径(mm)	平滑筋	弾性線維	気管支腺	杯細胞	上皮		
細気管支	小気管支	5	2〜0.5					単層円柱線毛上皮		
	細気管支（非呼吸）									
	終末細気管支	16	0.5	+	++					
	呼吸細気管支	17	0.3〜0.2			−	−	単層立方上皮	二次小葉	細葉
		18								
		19								
肺胞管		20	0.1							
		21								
		22								
肺胞囊		23								

肺胞

第5次分岐以降の気道は細気管支と呼ばれ，その最終段階である終末細気管支を経て呼吸細気管支となり，徐々に開口する肺胞の数を増やしながら，最終的に多数の肺胞が開口する肺胞管に至ります（表6-1）．

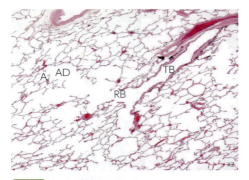

図 6-6 末梢気道と肺胞
TB：終末細気管支，RB：呼吸細気管支，AD：肺胞管，A：肺胞．

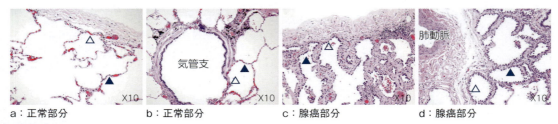

a：正常部分　　b：正常部分　　c：腺癌部分　　d：腺癌部分

図 6-7 肺胞壁の構造
50歳代女性，腺癌．
大部分は隣接する肺胞と壁を共有する（▲）が，臓側胸膜や血管，気管支に接し壁を共有しない肺胞も存在する（△）．上皮を置換するように腺癌細胞が増殖すると，肺胞同士の関係はより明瞭になる．

　肺胞は径 0.2〜0.4 mm の多面体であり，肺胞同士は歯車のようにかみ合いながら積み重なっています（図 6-6）．細気管支と肺胞の関係をブドウの房のように描いたイラストをしばしば目にしますが，ブドウの場合には1粒1粒が皮で覆われているため，隣接していても実際には2枚の壁で隔てられ，そこに連続性はありません．肺胞の場合にはこれとは異なり，隔てる壁は二重ではなく一重で，<mark>隣接する肺胞同士は壁を共有している</mark>のです．大部分はこのように全面が隣り合う肺胞と壁を共有している肺胞ですが，ある面が肺内層や胸膜直下で気管支肺動脈束，小葉間隔壁，胸膜などに直接接している肺胞もあります（図 6-7）．
　肺胞壁には壁内に存在する毛細血管との間のガス交換にかかわるⅠ型肺胞上皮細胞がびっしりと配列し，肺胞表面活性物質を分泌するⅡ型肺胞上皮細胞が散在しています．

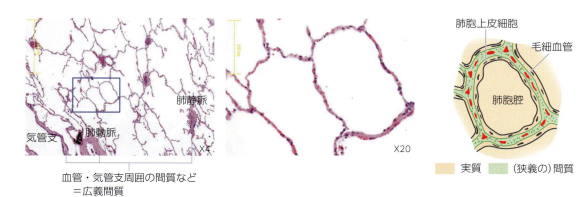

図 6-8 肺の実質と間質

●肺の実質と間質

肺の「実質」とは，肺本来の役割（機能）を担っている，つまり実際にガス交換にかかわっている肺胞腔と肺胞上皮細胞のことを指します．空気以外何もない空間が「実質」だなんて少し奇妙な感じを受ける方もいるかもしれません．一方，これら以外の支持構造である肺の間質には2種類あります．「狭義の間質」は肺胞腔を支える肺胞壁の間質で，隣接する肺胞腔を隔て，双方の肺胞上皮細胞の基底膜に挟まれた領域を指します．ここには毛細血管，肺胞の形を支える繊細な弾性線維網，わずかの膠原線維および支持細胞である線維芽細胞が存在します．一方「広義の間質」は，小葉間隔壁・気管支血管周囲・胸膜下などに存在する間質であり，この間質には豊富なリンパ管網が広がっています．通常は「狭義の間質」を単に間質，「広義の間質」を広義間質と呼んで区別します（図 6-8）．正常の肺重量は 0.1 g/mL で，肺実質が肺容積の9割を占め，残りの1割が間質です．

すりガラス陰影

すりガラス陰影は，肺胞上皮や肺胞隔壁（間質）の肥厚と肺胞腔（実質）の残存する空気によるX線吸収が平均化された結果の陰影ですので，肺胞上皮が肥厚（癌細胞が置換）しても，狭義の間質が肥厚（間質性肺炎など）しても，肺胞腔にわずかな量の液体が貯留しても同じような陰影を呈することになります．

すりガラス陰影と聞くと「炎症」というイメージをもっている人もいるかもしれませんが，「癌」でもすりガラス陰影を呈するものがあることを知ってください．そして，癌の場合にはどこかに丸い局面を有する比較的境界鮮明なすりガラス陰影で短期間には変化しないという特徴があることを，ぜひ覚えてください．

表 6-2 内部性状による結節の分類

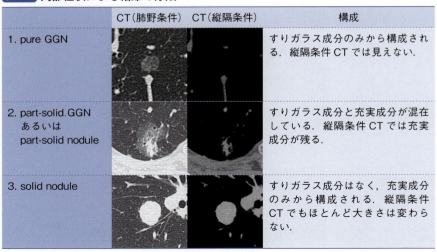

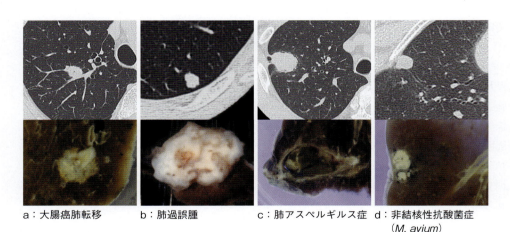

a：大腸癌肺転移　　b：肺過誤腫　　c：肺アスペルギルス症　d：非結核性抗酸菌症（M. avium）

図 6-9 solid nodule
CT（肺野条件）ではすべて同じような充実型結節を呈するが，その内部性状は病変によってさまざまである．

結節の分類

肺内に存在する比較的境界が鮮明な限局性陰影を肺結節あるいは腫瘤と呼びます．肺の場合は **3.0 cm 以内を結節(nodule)，3.1 cm 以上を腫瘤(mass)** と区別して記載します．

病変を HRCT の肺野条件での吸収値の差から，すりガラス成分(ground glass part)と充実成分(solid part)に分け，その組み合わせのパターンから，1. すりガラス型(pure ground glass type)，2. 部分充実型(part-solid type)，3. 充実型(solid type)の3型に分類します．これを結節に付して用いる際には 1. pure GGN，2. part-solid GGN あるいは part-solid nodule，3. solid nodule ということになります(表6-2)．

part-solid GGN と part-solid nodule
いずれも同じものを指してはいるが，part-solid GGN のほうが画像を想像しやすいと思われるので，本書では part-solid GGN を用いることとする．

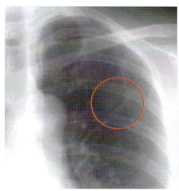
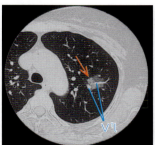
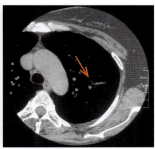

a：胸部X線写真　　b：胸部CT（肺野条件）　　c：胸部CT（縦隔条件）

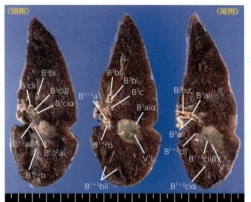

d：肉眼像（水平断割面）

図 6-10 高分化腺癌
50 歳代女性.
a：胸部X線写真で発見された肺癌で，左上肺野に2cmほどの境界不鮮明な淡い結節影を認める．
b：左上葉 S^3a 末梢に丸みを帯び，境界鮮明な part-solid GGN を認める．すりガラス成分主体の 2.0×1.8 cm 大の病変で，うち充実成分（➡）は 0.7×0.5 cm 大（TS 2.0 cm，SS 0.7 cm）．腫瘍内部の肺静脈（V^1l）が明瞭に透見されている．
c：わずかな充実成分を除いて腫瘍はほとんど見えない．
d：左上葉切除術施行．左上葉 $S^3ai\alpha$ 末梢に灰白色を呈する 2.3×1.7×2.0 cm 大の病変を認める．

いずれも悪性，良性のどちらもあり得ます．pure ground glass type あるいは part-solid type であれば，悪性ならこの後に説明する肺胞上皮を置換するように発育する癌，良性なら炎症です．solid type であれば，悪性なら充実性・圧排性発育の癌（原発性でも転移性でも），良性なら肉芽腫をはじめとした炎症性結節，過誤腫などの良性腫瘍，肺内リンパ節，肺化膿症などが挙げられます．これら solid type は造影 CT の縦隔条件であれば多少吸収値に違いがありますが，通常のCT，特に肺野条件では区別がつきません（図6-9）．経過が大きな意味をもつので，形状の特徴をある程度知り，経過を加味して判断していく必要があります．

癌のすりガラス陰影

それではこの Lecture のメインテーマである癌のすりガラス陰影について見ていきましょう．癌と言ってもさまざまな発育形態がありますが，ここで扱う癌は肺胞上皮細胞を置換しながらゆっくりと進行する高分化腺癌です．

図 6-10 を見ながら粘液非産生の肺胞上皮置換型腺癌の画像と組織を見比べてみましょう．このタイプの癌は終末細気管支レベルから肺胞への移行部（終末細気管支肺胞組織）に発生します．

> **腫瘍径の記載方法**
> 『肺癌取扱い規約第8版』によると，CTを中心とした画像診断においては，すりガラス成分を含めた病変全体径（total size；TS）と充実成分径（solid size；SS）を記載する．病理診断においては肉眼での病変全体径（total size）と顕微鏡的な浸潤径（invasive size）を記載する．本書では便宜的にpTS，pISとする．

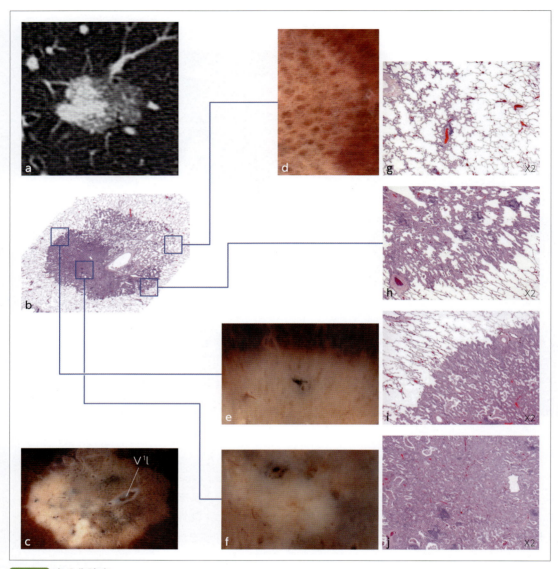

図 6-11 高分化腺癌

a：胸部 CT（図 6-10b より 2 mm 尾側のスライスの拡大）．
b：ルーペ像．
c〜f：実体顕微鏡像．
g〜j：組織像．
d, g：実体顕微鏡で多数の穴が開いたように見える領域は腫瘍細胞が肺胞上皮を置換するように進展している．CT での淡いすりガラス成分に相当する．
h：増殖する腫瘍細胞の密度は高くなっているが，肺胞腔には空気がかなり残っている．CT でのやや濃いめのすりガラス成分に相当する．
e, i：腫瘍細胞がますます高密度に増殖している．CT でのかなり高吸収に見える充実成分に相当する．
f, j：肺胞構造が虚脱し，微小な浸潤巣もあり，残存する空気はごくわずかである．CT での最も高吸収に見える充実成分に相当する．

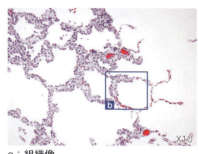
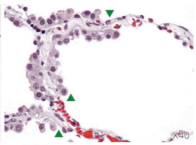

a：組織像　　b：組織像

図 6-12 高分化腺癌
腫瘍先進部では上皮を1層で置換するように連続進展し，突然に正常の肺胞上皮細胞に移行する（▲）．1層の置換とはいえ肺胞中隔の両側に癌細胞が配列するため，肺胞中隔の厚みは正常の数倍に達する．厚くなることでコンプライアンスが低下し，肺胞は虚脱しやすくなる．
病理診断：微少浸潤性腺癌，pTS 2.3 cm，pIS 0.4 cm，pT1miN0M0，pl0，stage IA1.

　ある末梢気道上皮が癌化すると，腫瘍細胞は肺胞上皮を置換し表面を這うように増えていきます．次第に腫瘍細胞の増殖が密になり，肺胞隔壁も弾性線維が増量し肥厚することが多くなります．こうして既存の肺胞構造を保ちながらも癌細胞は徐々に腫大，多層化し，低乳頭状から架橋形成して偽腺腔を形成したり，肺胞腔を充填していきます．さらに肺胞構造の虚脱による線維化や浸潤も加わってきます．

　これをCTと組織像を対比させながら見ていきます（図 6-11）．腫瘍細胞が肺胞上皮を1層で置換する部分はCTではごく淡いすりガラス陰影を呈する部分に相当します（図 6-11d, g）．肺胞隔壁が肥厚し腫瘍細胞の密度が高くなるにつれて気腔は減少し，すりガラス陰影の吸収値も徐々に上昇します（図 6-11h）．腫瘍細胞が多層化し肺胞腔を充填するように増殖してくるにつれて高吸収になります（図 6-11e, i）．肺胞構造の虚脱，腫瘍細胞による肺胞腔の完全な充填や浸潤が起こると気腔は減少～消失し，CTでは血管と同程度の高吸収を呈するようになります（図 6-11f, j）．つまり，肺胞上皮置換型の高分化腺癌におけるCTでの吸収値は肺胞腔に残存する空気の量に規定されることになります．

　1つ注目してほしいことがあります．肺胞上皮を置換するように進展する部分に共通するのは，あたかも手をつないで行進するかのように広がっていくことです．あくまで連続性の進展であり，スキップ病変は形成しません．しかもそれが突然に正常な肺胞上皮細胞に移行します（図 6-12）．このことがCTで見ると淡いにもかかわらず境界が比較的鮮明で丸みを帯びていることにつながるのです．

炎症のすりガラス陰影

　炎症でもすりガラス陰影は見られ，時に結節状を呈します．消えるGGN，すなわち炎症の場合には，形・濃淡・分布が不規則かつ境界不鮮明で，短期間で変化しやすいという特徴があります（図 6-13）．このような特徴を有する場合はもちろん経過観察となります．無用な手術を避けるために，過去画像と比較できない場合には1～3か月の期間をおいてCTで再検することが望まれます．

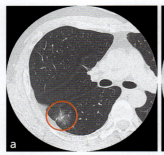
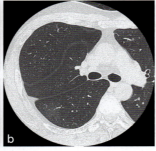

図 6-13 消える GGN
40 歳代男性.
a：右下葉 S^{6}b 末梢の胸膜陥入を伴う 2.5×2.0 cm ほどの境界不鮮明な part-solid GGN を認める（◯）.
b：1 か月後にはごく淡いすりガラス陰影を残すのみとなった.

Column

肺腺癌の臨床に変革をもたらした「野口分類」

　すりガラス陰影が注目を集めるきっかけになったのは 1995 年に提唱された「径 2 cm 以下の小型肺腺癌に関する野口分類」である（表 1）．A 型，B 型，C 型がすりガラス成分を有する病変である．前癌病変に相当する異型腺腫様過形成（atypical adenomatous hyperplasia；AAH）があり，AAH→A 型→B 型→C 型と徐々に進行する．この分類が画期的であった理由の 1 つは，予後をよく反映していたこと，すなわち A 型，B 型の 5 年生存率は 100％．AAH＝〈がんの卵〉，A 型＝〈生まれたばかりの癌〉，B 型＝〈よちよち歩きの癌〉，C 型＝〈命に関わる成長した癌〉と言い換えてもよいだろう．画期的であったもう 1 つの理由は，HRCT 画像がこの進行状況を比較的よく反映していたこと．典型的には AAH や A 型は pure GGN（AAH は 0.5 cm 以下のことが多い）であり，B 型や C 型になると虚脱による線維化や浸潤が起こり，CT 上は充実成分が出現してくる．もちろん病理組織像に基づく野口分類と CT 画像が必ずしも一致するわけではないが，多くの例で 1 レベル程度の違い（たとえば画像で A 型と判定したら病理は AAH～B 型といった具合）であり，相関はかなり強いと言える．野口分類は大まかに病変の性格を把握するには極めて有用であった．この分類が現在の WHO 分類（第 4 版），日本肺癌学会分類（第 8 版）に繋がっている．

表 1 径 2 cm 以下の小型肺腺癌に関する野口分類

1）肺胞上皮置換性に増殖する腺癌
A 型：線維化巣を認めない限局性細気管支肺胞上皮癌
B 型：肺胞虚脱型の線維化巣を認める限局性細気管支肺胞上皮癌
C 型：活動性線維芽細胞の増殖巣を認める限局性細気管支肺胞上皮癌
2）肺胞上皮非置換性に増殖する腺癌
D 型：低分化腺癌
E 型：管状（腺房型）腺癌
F 型：肺胞上皮非置換性に増殖する真の乳頭状腺癌

（Noguchi M, et al：Small adenocarcinoma of the lung. Histologic characteristics and prognosis. Cancer 75：2844-2852, 1995 から改変）

Column

radiologic-pathologic correlation

　画像と病理の相関関係とでも訳されるだろうか．

　画像は組織を反映したものであることは間違いない．しかし，画像の種類（モダリティ）によって我々に与えてくれる情報はそれぞれ異なり，それぞれのモダリティごとに radiologic-pathologic correlation が存在する．CT における radiologic-pathologic correlation，MRI における radiologic-pathologic correlation といった具合である．それらを利用して我々は画像診断を進めている．しかし，同じ癌といってもいろいろな顔つきをしており，それを反映して画像もさまざまである．悪性でも良性でも画像的には同じように見える場合もある．

　それを確認するには，丸ごと切除してしまうのが手っ取り早いが，なかなかそういうわけにはいかない．そこで，細胞診・生検といった段階を踏んでいくことになる．腫瘍マーカーなどの血清学的検査も画像診断の一助となる．また，細胞診や組織診を行うにも，胸部であれば気管支鏡・CT ガイド下穿刺・胸腔鏡・縦隔鏡・手術といったさまざまなツールがあり，通常低侵襲なものから順に用いながら診断に迫っていく．

　手術標本が得られた場合には，まず外表を観察し，次に割面を作成し十分観察する（マクロ的観察）．続いて，実体顕微鏡を使った立体的観察やプレパラートでのルーペ像を観察する（サブマクロ的観察）．最終的に顕微鏡を使った組織像にたどり着く（ミクロ的観察）．そして，それらをまた画像にフィードバックして radiologic-pathologic correlation を見つめ直すことにより画像診断の精度を高めていく（図1）．

　読者の皆さんにも，ぜひこのフィードバックをしていただきたい．

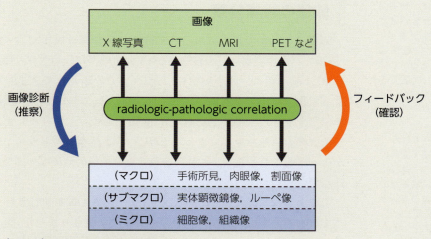

| 図1 | radiologic-pathologic correlation

Lecture 7 肺癌を知ろう，そして見つけよう

- 肺癌の組織分類
- 典型的な高分化腺癌の画像と病理
- 典型的な扁平上皮癌・低分化腺癌の画像と病理
- その他の肺癌
- 肺癌に伴う所見・肺癌と鑑別を要する所見
- 肺癌 TNM 病期分類

　肺結節性病変を見つけた場合，呼吸器外科医にとっての最大の関心は，それが悪性（肺癌）か否かということ．肺結節性病変はもちろん肺癌以外にも数多くありますが，本書では肺癌かそれ以外かという点に重きを置きます．
　肺癌の特徴は多様な組織型を有することであり，全く特徴の異なるものが含まれます．画像においても同様であり，この多様性が肺癌の画像診断を難しくしており，同時に面白くしてくれているとも言えます．

> **結節のサイズと悪性度**
> 非石灰化結節は，サイズが大きければ大きいほど悪性の可能性が高い．0.5 cm 未満では悪性は 1% 以下，1〜2 cm では約半数，3 cm を超えると 95% 以上である．

> **ドライバー遺伝子変異**
> 癌における遺伝子変異のうち，癌の発生・進展に強くかかわり，癌細胞の生存に必須のものをドライバー遺伝子変異という．肺癌では EGFR, ALK, RET, ROS-1, Her2 などが見つかっている．EGFR 遺伝子変異に対する分子標的治療薬 EGFR-TKI（チロシンキナーゼ阻害剤）のように，このドライバー変異蛋白の機能を抑制すると，癌細胞に効率よくアポトーシスが誘導される．

肺癌の組織分類

　肺癌はこれまで長きにわたって（WHO 分類第 3 版まで），〈扁平上皮癌〉，〈腺癌〉，〈大細胞癌〉，〈小細胞癌〉の 4 大組織型に分類され，臨床的にはしばしば〈小細胞癌〉と〈非小細胞癌〉という形で分類されてきました．組織型によって化学療法剤が選択される時代になると，非小細胞癌を〈腺癌あるいは非扁平上皮癌〉と〈扁平上皮癌〉とに分類するようになりました．さらに，遺伝子研究の急速な進歩によって EGFR，ALK などのドライバー遺伝子変異が次々に明らかとなり，これに合わせた分子標的治療薬の開発・臨床応用が進んでいます．
　このようななかで，2015 年に WHO 分類第 4 版が刊行され，これに準拠して日本肺癌学会の肺癌組織分類も大幅に変更されました（図 7-1）．4 大組織型は〈腺癌（adenocarcinoma）〉，扁平上皮癌（squamous cell carcinoma）〉，〈神経内分泌腫瘍（neuroendocrine tumours）〉，〈大細胞癌（large cell carcinoma）〉に変更され，小細胞癌は神経内分泌腫瘍の一亜型とされました．
　肺癌のなかでもとりわけ〈腺癌〉は組織像が多様です．今回，前浸潤性病変として，異型腺腫様過形成（AAH），3 cm 以下で野口 A 型あるいは B 型に相当する上皮内腺癌（adenocarcinoma in situ；AIS）の 2 つが位置づけられました．そして，前浸潤性病変と浸潤性腺癌との間に，微少浸潤性腺癌（minimally invasive adenocarcinoma；MIA）という項目が新設されました．これ

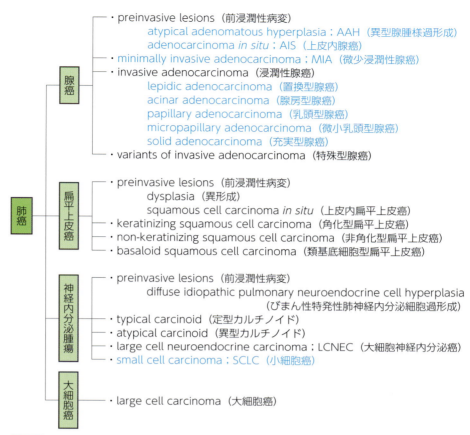

図 7-1 肺癌組織分類〈4 大組織型について〉
図中青字は，ぜひ覚えてほしい組織亜型である．
〔日本肺癌学会（編）：臨床・病理 肺癌取扱い規約 第 8 版．金原出版，2017 より改変〕

は，野口 C 型に相当する置換型腺癌(lepidic adenocarcinoma)のうち，3 cm 以下で浸潤部の最大径が 0.5 cm 以内のものを指します．A 型や B 型と同様，きわめて良好な予後が期待される病変です．

　浸潤性腺癌は，**置換型**(lepidic)，**腺房型**(acinar)，**乳頭型**(papillary)，**微小乳頭型**(micropapillary)，**充実型**(solid)の 5 亜型に分類されます．1 つの腫瘍内には 90％ 以上の確率でいくつかの組織亜型が混在しており，5 亜型のうち優位なものをもって診断名とします．充実型腺癌には粘液産生が確認できるものの他に，粘液産生がなくても肺胞上皮細胞のマーカーを発現する低分化な癌も含まれます．この組織亜型と野口分類との対比を図 7-2 に示します．

　扁平上皮癌は角化型，非角化型に類基底細胞型が加わりました．神経内分泌腫瘍は高悪性度の小細胞癌，大細胞神経内分泌癌，低悪性度の異型カルチノイド，定型カルチノイドからなります．一方，大細胞癌は隅から隅まで探しても扁平上皮癌，腺癌，小細胞癌の性格を形態学的にも免疫組織化学的にも示さないものだけに限定されました．

---

lepidic adenocarcinoma

かつては細気管支肺胞上皮癌(bronchioloalveolar carcinoma；BAC)と呼んでいたが，WHO 分類(第 4 版)では lepidic adenocarcinoma という呼びかたに変わった．「lepidic」とは「鱗状の」という意味で，肺胞壁に沿って腫瘍が進展していく様子を表現している．

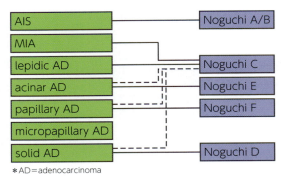

図 7-2 肺腺癌の組織亜型分類と野口分類との対比
野口分類においては，少しでも肺胞上皮置換性に増殖する浸潤癌は C 型に分類する．

Column

主な肺癌の病理像

基本的に腫瘍細胞というものは正常な細胞に比べて核が腫大し（N/C 比が高く），クロマチンが増量している．HE 染色では核（紫色に染まる）の大きい細胞が腫瘍細胞だと思って各組織像を見てみよう．

置換型腺癌(lepidic adenocarcinoma)（図1）：肺胞上皮細胞を置き換えるように腫瘍細胞が並ぶ．II 型肺胞上皮細胞あるいはクララ細胞に類似の腫瘍細胞である．間質（ピンクに染まる部分）にある小さい核は肺胞隔壁内の間質細胞や血管上皮細胞の核である．

腺房型腺癌(acinar adenocarcinoma)（図2）：腫瘍細胞が管腔を形成するタイプ．腫瘍細胞が一列に並んだ円形〜楕円形の小さな腫瘍胞巣が間質の中に存在する．気管支上皮細胞に類似した，あるいは気管支腺に分化した腫瘍細胞から成る．なお，篩状構造を呈する腫瘍もここに分類される．

乳頭型腺癌(papillary adenocarcinoma)（図3）：既存の肺胞構造を破壊しながら乳頭状に増殖する．線維血管間質と呼ばれる芯を有することが特徴．気管支上皮細胞類似の腫瘍細胞から成る．

微小乳頭型腺癌(micropapillary adenocarcinoma)（図4）：乳頭型に似るが線維血管間質を欠くもの．さらに腫瘍細胞が花冠状と呼ばれる小さな腫瘍細胞集塊を作り肺胞腔内に浮遊しているという特徴をもつ．

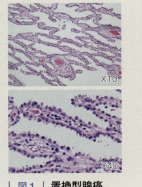

| 図1 | 置換型腺癌

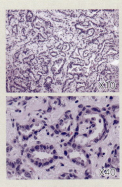

| 図2 | 腺房型腺癌

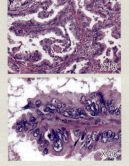

| 図3 | 乳頭型腺癌

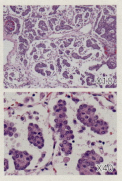

| 図4 | 微小乳頭型腺癌

充実型腺癌(solid adenocarcinoma)(図5)：乳頭構造や腺腔構造を作らない，つまり腺上皮としての特徴（極性）をもたない低分化な腫瘍．多角形の腫瘍細胞がシート状に増殖する．粘液産生が見られるか肺胞上皮細胞マーカーが陽性であればここに分類される．

扁平上皮癌(squamous cell carcinoma)(図6)：個々の細胞に角化や細胞間橋が見られたり，胞巣の中心部に癌真珠が見られるのが典型的（角化型）．非角化型ではこれらの特徴が減り，大細胞癌類似の像を示し，扁平上皮マーカー陽性の確認が必要．

小細胞癌(small cell carcinoma)(図7)：他の腫瘍と比べると小型の細胞ではあるがそれでもリンパ球の2倍はある．小型の類円形で繊細なクロマチンが充満した濃い紫色に染まる核で，N/C比が高く細胞質は少量なので弱拡大では核が密集して全体的に紫色が目立つ．

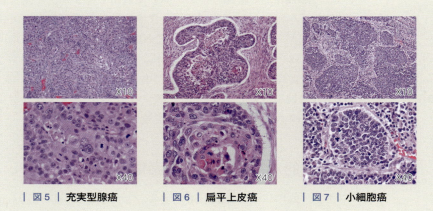

| 図5 | 充実型腺癌
| 図6 | 扁平上皮癌
| 図7 | 小細胞癌

Column

免疫組織化学（immunohistochemistry；IHC）

　低分化な腫瘍や原発不明癌の診断はHE染色のみでは困難であり，腫瘍細胞の由来を特定するためにさまざまな免疫組織化学的なマーカーが利用される．「免疫染色(immunostaining)」とも言う．

　肺癌
- 腺癌：TTF-1，napsin A，SP-A など
- 扁平上皮癌：p40，CK5/6 など
- 神経内分泌腫瘍：chromogranin A，synaptophysin，CD56 など

　転移性肺腫瘍
- 大腸癌：CK20，CDX2 など
- 乳癌：CK7，GCDFP-15 など
- 腎癌：napsin A，PAX8 など

表 7-1 すりガラス成分を有する高分化腺癌に含まれる組織亜型

日本肺癌学会組織分類	野口分類	腫瘍サイズ	浸潤部サイズ	CT 所見	5 年生存率
AAH*		規定なし	なし	pure GGN	100%
AIS	A 型・B 型	3 cm 以下	なし	ほぼ pure GGN	100%
MIA	C 型	3 cm 以下	0.5 cm 以内	part-solid GGN	ほぼ 100%
lepidic AC	C 型	規定なし	0.5 cm を超える	part-solid GGN	

*AAH は癌ではなく，前癌病変である．

> **UICC-TNM の組織学的グレード分類**
> G1＝高分化型
> G2＝中分化型
> G3＝低分化型
> G4＝未分化型（小細胞癌，大細胞癌，肉腫様癌）

　この Lecture では癌の特徴についてお話しますが，本書では「高分化腺癌」という言葉がしばしば登場します．浸潤性腺癌においては，置換型が G1，充実型・微小乳頭型が G3，それ以外は G2 に相当します．病理組織像と画像とは必ずしも一致しませんが，胸部 CT で豊富なすりガラス成分を有するものは高分化型（高分化腺癌）であることが多く，ここには AAH，AIS，MIA，置換型腺癌が含まれます（表 7-1）．すりガラス成分がない場合には低分化腺癌あるいは腺癌以外の癌を疑います．

典型的な高分化腺癌の画像と病理

　まず，臨床において最も遭遇することの多い lepidic pattern を有する粘液非産生の高分化腺癌について見ていきます．収縮しながらゆっくり増大するというのが全体を貫く特徴で，その発育の様子は上品な貴婦人のイメージです．

高分化腺癌の胸部 CT の特徴

　一言で表すならどこかに丸い局面を有する比較的境界鮮明なすりガラス結節です．

　典型的な高分化腺癌は最初は pure GGN を呈します．1〜2 mm の GGN は HRCT でも検出困難ですが，4〜5 mm あればルーチン検査用 CT でも指摘可能です．これが長い年月をかけて徐々に大きくなっていきます．

　AAH〜AIS（野口 A 型）の段階では肺胞上皮を 1 層で置換するように病変が広がっています（図 7-3a）．基本的には境界鮮明で丸みを帯びた pure GGN で外側に凸の陰影です．

　一部の肺胞に虚脱が起こって気腔がなくなると，その部分に向かって周囲の肺構造は縮みます．このような肺胞の虚脱あるいは虚脱による線維化が生じることで収縮が始まります（図 7-3b）．この段階が AIS（野口 B 型）です．

　こうして pure GGN の中に充実成分が出現します．発見時点で充実成分を有する part-solid GGN もありますが，経過で pure GGN から part-solid GGN へと変化を見せる病変も多くあります（図 7-4）．

　やがて腫瘍細胞の密な増殖や浸潤が加わり充実成分が増大してきます．こ

> **腺癌における浸潤部の定義**
> ① 置換型以外の組織亜型（腺房型，乳頭型，微小乳頭型，充実型）が存在すること．
> ② 間質内に活動性線維芽細胞の増生があること．
> ③ リンパ管・血管・胸膜浸潤があること．
> ④ 肺胞腔内に腫瘍細胞が拡散していること．
> ⑤ 腫瘍内に壊死があること．

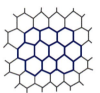
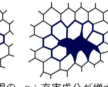

図 7-3 pure GGN から part-solid GGN への変化の模式図
a：肺胞腔内の含気はほぼ正常に保たれている．
b：一部の肺胞腔がつぶれて虚脱し，虚脱した分だけ病変のサイズは小さくなる．
c：充実成分が増大すると病変サイズはさらに小さくなり，辺縁にはスピキュラも見られるようになる．実際には同時に周辺部で新たなすりガラス成分が広がるので，収縮しながら増大するという結果になる．

a：pure GGN の段階　　b：充実成分出現の初期段階　　c：充実成分が増大した段階

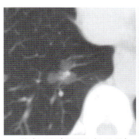
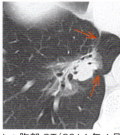

a：胸部 CT（2002 年 7 月）　　b：胸部 CT（2014 年 4 月）

図 7-4 GGN 病変の進行
50 歳代女性．
a：当初は 2.2×1.8 cm 大のすりガラス成分の中心に 0.3×0.3 cm 大の充実成分を有するだけの pure GGN に近い病変であった．
b：12 年後には腫瘍は増大し，5.1×3.0 cm 大のすりガラス成分の中に 2.0×1.7 cm 大の充実成分を認める．拡張した気管支透亮像，胸膜陥入像（➡）も見られる．

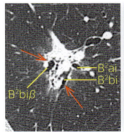
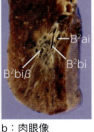
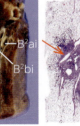

a：胸部 CT　　b：肉眼像（水平断割面）　　c：ルーペ像

図 7-5 牽引性気管支拡張
60 歳代女性．
a：右上葉 S^2 末梢に丸みを帯びたすりガラス成分（3.3×2.8 cm 大）の中に充実成分（2.5×1.7 cm 大）を有する腫瘤を認める．腫瘍内部の気管支透亮像には拡張が目立つ（➡）．
b，c：拡張した気管支が確認できる（➡）．病理診断：置換型腺癌，pTS 3.3 cm，pIS 1.9 cm，pT1bN0M0，pl0，stage ⅠA2．

の充実成分が腫瘍辺縁に出現あるいは及ぶと，その境界は棘状つまりトゲトゲした辺縁になります．これを**スピキュラ**（spiculation）と呼びます（図 7-3c）．

収縮が強まるといくつかの随伴所見が出てきます．気管支周囲に進展した癌が収縮すると**牽引性気管支拡張**（traction bronchiectasis）が起こり，病変内に拡張した**気管支透亮像**が見られます（図 7-5）．末梢に発生した癌が収縮をきたすと，腫瘍近傍の複数気管支・血管が腫瘍に引き込まれるような像〔**気管支・血管の末梢性集束像**（convergence）〕が見られます（図 7-6）．もし領域の境界にある肺静脈が関与していれば病変が複数の領域に跨がって存在することになり，肺癌を疑う大きな根拠となります．胸膜近くであれば**胸膜陥入像**（pleural indentation）を伴います．

> **気管支透亮像（air bronchogram）**
> 胸部 X 線写真では通常区域支より末梢の気管支は確認できない．もし気管支周囲にある肺実質が何らかの理由（肺炎など）で含気を失うと気管支内の空気が透亮像として見えてくる．

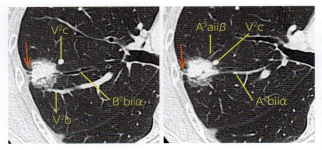

図 7-6 気管支・血管の末梢性集束

60歳代女性.
胸部 CT. 右上葉 S^2b 末梢に丸みを帯びたすりガラス成分（2.4×2.2 cm 大）の中に充実成分（1.8×1.3 cm 大）を有する結節を認める. 腫瘍近傍において複数の気管支・血管が腫瘍に引き込まれる像を認める. 胸膜陥入像（➡）も多数見られる. 病理診断：胸膜浸潤(pl1)を伴う腺房型腺癌, pTS 2.5 cm, pIS 1.9 cm, pT2aN0M0, stage IB.

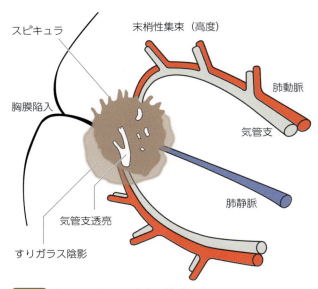

図 7-7 典型的な高分化腺癌の模式図

　このタイプの癌はそれほど丸くない（球形でない）ものも少なくありませんが，**必ずどこかに丸みを帯びたすりガラス成分を有しています**. また極端に扁平であることは少ないので，水平断像だけでなく，MPR 矢状断像や冠状断像も見て総合的に丸みを評価する必要があります. ただし，時に小葉間隔壁で発育が停止して直線的境界を形成することもあります. また，MPR 矢状断像や冠状断像は胸膜陥入像や気管支・血管の末梢性集束像の評価にも有用です.

　これらの特徴を模式図にすると図 7-7 のようになります.

● **胸膜陥入の機序**

　高分化腺癌ではしばしば著明な胸膜陥入を伴います（図 7-8）.
　CT では腫瘍が胸膜から離れた肺内結節のように見えても，手術の際には腫瘍が外表から観察でき，組織学的に胸膜浸潤が確認されることも少なくありません. なぜこのような現象が起こるのか図示して考えてみましょう（図 7-9）.

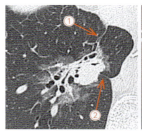
a：胸部 CT

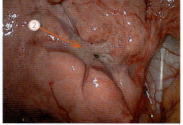
b：胸腔鏡

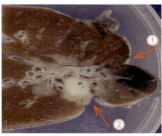
c：肉眼像（水平断割面）

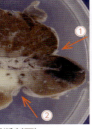
d：ルーペ像

図 7-8 胸膜陥入

60歳代女性．
a：2本の胸膜陥入像（➡）を認め，腫瘍は胸膜から離れて肺の奥に存在するように見える．
b：胸膜は広く陥凹し，腫瘍が透見される．
c：① は腫瘍に達しない胸膜陥入（図7-9a ❷ に相当），② は腫瘍に達し広い底面を有する胸膜陥入（図7-9a ❸ に相当）．
d：胸膜浸潤はないものの，腫瘍はその直下にまで達していた（pl0）．病理診断：置換型腺癌，pTS 4.7 cm, pIS 2.0 cm, pT1bN0M0, stage ⅠA2.

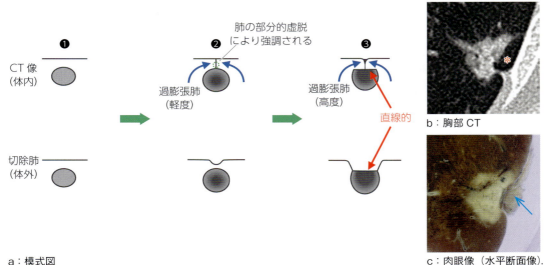

a：模式図

b：胸部 CT

c：肉眼像（水平断面像）．

図 7-9 胸膜陥入の機序

a：❶ 収縮が起こる以前には CT でも切除肺でも腫瘍と胸膜は離れている．❷ 腫瘍の収縮が進行してくると CT では胸膜陥入像が出現し，切除肺では徐々に胸膜陥凹が強くなる．収縮によって生じたスペースには周囲の正常肺が過膨張してくる．❸ 腫瘍が胸膜に達すると CT では胸膜陥入像は直線的な底面を有するようになる．
b：腫瘍の外側に「黒く抜けた部分（＝無血管野）」（＊）を認める．
c：切除肺では奥に見える正常肺（➡）が過膨張して入り込んでいる．

> **胸膜浸潤の組織学的分類**
> 『肺癌取扱い規約第8版』では,
> pl0 癌組織が臓側胸膜弾力膜を越えていない.
> pl1 癌組織が臓側胸膜弾力膜を越えているが,臓側胸膜表面に達していない.
> pl2 癌組織が臓側胸膜表面に明らかに露出している.
> pl3 癌組織がさらに胸壁,横隔膜,縦隔臓器あるいは葉間を越えて隣接肺葉に及んでいる.
> なお,pl1,pl2の場合,腫瘍径が3cm以下であってもpT2aとなる.

　胸膜直下に腫瘍が発生しない限り,当初は病変と胸膜とは離れています.病変が増大しつつ収縮するにつれ胸膜は引き寄せられて陥凹し,最終的に腫瘍が胸膜に達することになります.これが胸腔という常に陰圧のかかった環境では,陥凹した胸膜の周囲の正常肺が過膨張して胸壁とその胸膜面との間に生じたスペースを補填してくれます.そうしてできる線状影がCTで見える胸膜陥入像というわけです.腫瘍自体の収縮の不均一性によってはさらに複雑な胸膜陥入が作られる場合もあります.なお,補填しきれないスペースには微量の胸水が貯留することがあります.

　胸膜陥入自体は収縮による結果なので,炎症が瘢痕収縮した際もみられることがあり,決して癌に特異的なものではありません.同じ胸膜陥入像でも,==収縮傾向の強い高分化腺癌では細く鋭く中央の一点に集中しやすいのに対し,炎症性瘢痕ではやや太めでいろいろな部位から不規則に生じる傾向が==あります.

Column

訂正腫瘍径

　図1の2つのCTを比べてみよう.多少形態は異なっているが,サイズやX線吸収値はほとんど変わっていない.ではこの間進行は止まっていたのだろうか.

　実はそうではない.周囲の血管との関係に注目してみると,その距離が明らかに短縮しているではないか(図1b).これが**訂正腫瘍径**という考えかたで,癌による血管・気管支の集束が起こる前の状態に現在の癌の範囲をプロットし直してみると実は増大していることが確認できるというものである(図2).収縮しながら増殖するという高分化腺癌の特徴によって,一見腫瘍径の増大がないかのように見えていただけである.CTで経過を追っている際,注意して比較読影するように心がけていれば時々観察できる.

　よって,安易に「サイズ変化なし」と判断せず,「見た目のサイズは同じだけどこれはかなり大きくなっているぞ!」と読めるようになってほしい.収縮のないpure GGNでは見られないが,そこに充実成分が出現してきたときには要注意である.

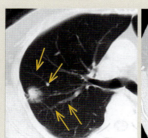
a:2000年10月

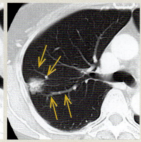
b:2003年2月

図1 胸部CTの経過

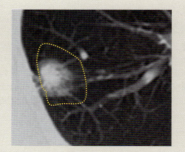

図2 図1のaにbをプロットし直したもの

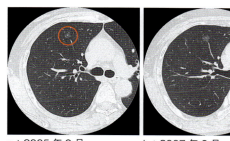
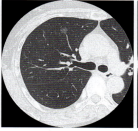
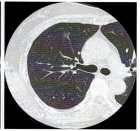

a：2005 年 9 月　　b：2007 年 3 月　　c：2008 年 3 月

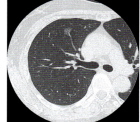
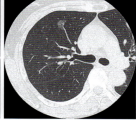
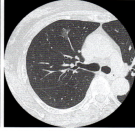

d：2009 年 3 月　　e：2010 年 3 月　　f：2011 年 3 月

図 7-10 ゆっくり進行する GGN
60 歳代女性．
右上葉 S^3b 末梢の pure GGN は 1 年ごとにわずかなサイズ増大と X 線吸収値の上昇を認めた．右上葉切除術を施行．病理診断：微少浸潤性肺癌．

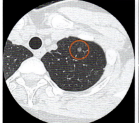
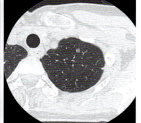

a：2003 年 8 月　　b：2012 年 10 月

図 7-11 ほとんど進行しない GGN
50 歳代女性．
左上葉 S^{1+2}a 末梢の 0.5×0.5 cm 大の pure GGN は 9 年間でサイズも X 線吸収値もほとんど変化していない．1〜2 年に 1 回の CT で経過観察継続中である．

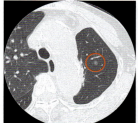
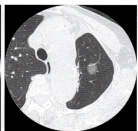

a：2010 年 2 月　　b：2011 年 3 月

図 7-12 比較的急速に進行する GGN
80 歳代女性．
a：高分化腺癌（置換型腺癌）にて左上葉切除術施行後．左下葉 S^6a 末梢に，術前 CT（2008 年 12 月）には認めなかった 0.7×0.4 cm 大の pure GGN が出現した．
b：その 1 年後には 1.7×1.3 cm 大と明らかに増大し，X 線吸収値も少し上昇した．新たな肺癌（高分化腺癌）と判断し，放射線治療を施行した．

高分化腺癌の経過の特徴

　高分化腺癌は，基本的に**非常にゆっくり進行**します（図 7-10）．進行しているかどうかは全体のサイズの増大，充実成分の出現・増大，血管・気管支の末梢性集束像，胸膜陥入像の出現などで判断します．ゆっくり増大するため，比較読影は直近（数か月前）の CT でなく，1 年あるいは数年前の CT と行う必要があります．一方，数年〜10 年以上にわたって大きさも X 線吸収値も変化しない GGN も少なくありません．5 mm 未満の pure GGN の大部分はほとんど増大しないといわれています（図 7-11）．稀に，比較的急速に増大する GGN も存在します（図 7-12）．10 mm を超える pure GGN，part-

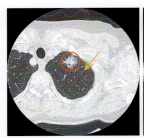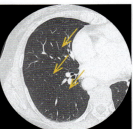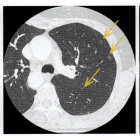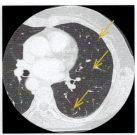

図 7-13 多発する GGN
50 歳代女性．
すりガラス成分を有する腺癌の患者には高率に GGN が多発する．本例の CT では主病変（置換型腺癌）(○) 以外に 38 個の pure GGN を確認した．左上区切除後 10 年以上，経過観察継続中である．

solid GGN，経過中に新たに出現した GGN，肺癌術後患者の GGN などは増大しやすいとされており，慎重な経過観察が必要です．

高分化腺癌のもう 1 つの特徴は多発しやすいこと，時に数十個の GGN が見られることもあります（図 7-13）．ただし，経過中に新たに出現することは稀で，多発する GGN のほとんどは発見時点で存在しています．高分化腺癌らしき陰影を見つけたら他にも GGN がないか探す癖をつけましょう．原発（多発）か転移かの鑑別が問題になることもありますが，肺転移は概ね当初から充実性です．

● 高分化腺癌の胸部 X 線写真の特徴

CT での特徴を思い浮かべながら胸部 X 線写真でどのようにみえるか考えてみましょう．それがこの高分化腺癌を胸部 X 線写真で見つけられるようになるコツです．

すりガラス成分主体なので淡い陰影です．淡いので**境界は不鮮明**なことが多く，また，1 cm 以下の病変の指摘は困難です．

X 線の入射方向とうまく一致すれば**胸膜陥入を示唆する線状影**が認められることもあります〔図 5-13（74 頁）参照〕．

その他，線状影，不整形陰影，限局性の淡い陰影など，一見すると腫瘍には見えないような陰影にも注意する必要があります．収縮性が強い場合には炎症性瘢痕に類似し，さらに既存肺に気腫性変化，陳旧性炎症，間質性肺炎などが存在するといよいよ指摘は難しくなります．

発育は概ね遅いのが特徴です．そこで注目してほしいのは，**過去数年分の比較読影において指摘可能であること，つまり「以前から存在する」ということ**です．その目で見直せば，徐々に増大あるいは透過性が低下していることが確認できます（図 7-14）．

それでは症例 1 をみてみましょう〔症例 1：50 歳代女性，喫煙歴なし（図 7-15～21）〕．

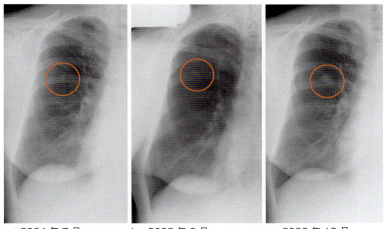

a：2004 年 7 月　　　b：2005 年 6 月　　　c：2006 年 10 月
　　　　　　　　　　　　　　　　　　　　　　（発見時）

図 7-14 比較読影

60 歳代女性．高分化腺癌（置換型腺癌）．
胸部 X 線写真．右中肺野に 2 cm ほどの境界不鮮明な結節影を認める．比較読影をすると 2 年前の写真でも陰影の指摘は何とか可能であり，この間に陰影は増大し透過性も低下している．

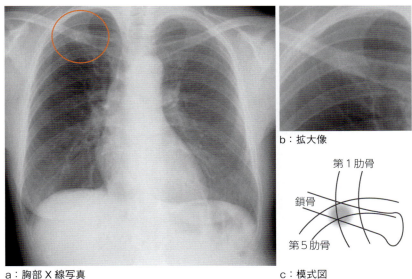

a：胸部 X 線写真　　　　　　　　　　　b：拡大像

　　　　　　　　　　　　　　　　　　　c：模式図

図 7-15 症例 1．胸部 X 線写真

50 歳代女性．喫煙歴なし．職域検診の胸部 X 線写真で異常陰影を指摘．
右第 1 前肋骨・第 5 後肋骨・鎖骨に重なって 2 cm ほどの境界不鮮明な結節影を認める．陰影が第 1 肋骨の下縁からはみ出しており，骨による陰影ではなく肺内の陰影であることがわかる．

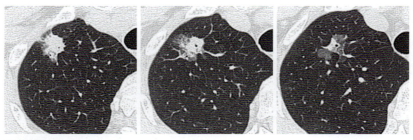

図7-16 症例1．胸部CT

右上葉S^1b末梢に気管支透亮像・スピキュラを伴う結節を認める．2.7×2.1 cm大のすりガラス成分の内部（頭側寄り）に1.5×1.4 cm大の充実成分を認める（TS 2.7 cm, SS 1.5 cm）．周囲（尾側寄り）に丸い局面を有するすりガラス成分を伴うが，直線的で鮮明な境界が目立つ．本例では主病変以外に16個の微小なGGNを認めた．

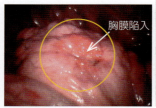

a：胸腔鏡

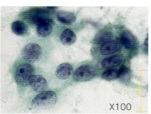

b：術中穿刺細胞診

図7-17 症例1．胸腔鏡，および術中穿刺細胞診
a：胸膜陥入を伴う結節を認める．
b：微細クロマチンが増量し明瞭な核小体を有する腺癌細胞を確認し，右上葉切除術を施行した．

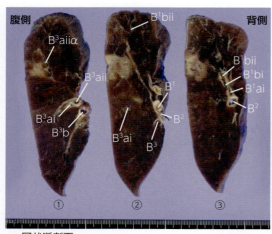

a：冠状断割面

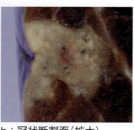

b：冠状断割面（拡大）

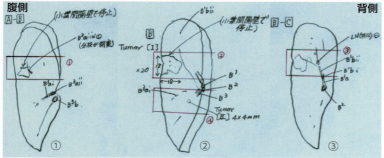

c：切り出し図（冠状断）

図7-18 症例1．肉眼像

右上葉S^3a-S^1b末梢に1.8×1.8×2.0 cm大の灰白色腫瘍を認める．腫瘍内には黒い炭粉沈着が散在し，小血管・気管支が開存している．切り出し作業では割面を詳細に観察してスケッチし，気管支・血管をトレースしながら，腫瘍への関与気管支，胸膜浸潤や壊死の有無などを確認していく．実体顕微鏡でも観察する．最後にプレパラート作製用の小片を切り出す．

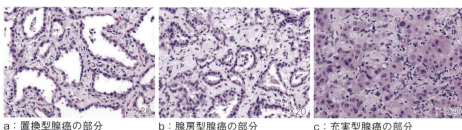

a：置換型腺癌の部分　　b：腺房型腺癌の部分　　c：充実型腺癌の部分

図7-19 症例1．組織像
置換型50％，腺房型40％，充実型10％から構成された腺癌．病理診断：置換型腺癌，pTS 2.0 cm, pIS 1.2 cm, pT1bN0M0, pl0, stage ⅠA2.

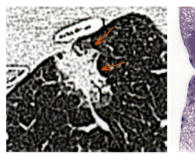

a：胸部CT（MPR冠状断像）　　b：ルーペ像

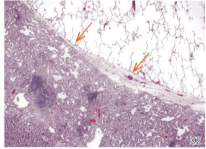

c：組織像

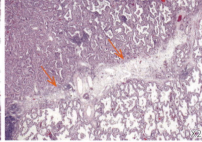

d：組織像

図7-20 症例1．組織像
c：CTやルーペ像で直線的に境界される部分では，小葉間隔壁（➡）によって腫瘍の発育が停止している．
d：一方で，小葉間隔壁を越えて腫瘍が進展している部分もある．

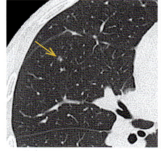

a：胸部CT

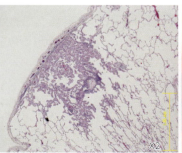

b：組織像

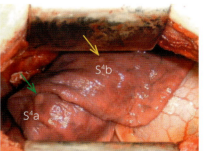

c：手術写真

図7-21 症例1．同時切除したGGN
右中葉S⁴b葉間面のGGNに対して肺部分切除術を施行．
b：病理診断：上皮内腺癌（野口A型），0.4×0.3×0.2 cm大（pTS 0.4 cm, pIS 0 cm），pTisNxM0, pl0, stage 0.
c：微小なGGNであっても胸膜直下に存在すれば，色調の違いから肉眼的に局在診断は可能な場合が多い．

> **Column**
>
> **呼吸器外科医の楽しみ**
>
> 　呼吸器外科医であることの利点は，自分で手術をして診断を確認できること，手術所見（胸腔内の状況）がわかること，そして，その施設の事情にもよるが切除標本をある程度自由に扱えることであろう．つまり，胸部X線写真に始まり最終的な病理組織診断までさまざまな場面にかかわることが可能なのである．術後に標本に割を入れてプレパラート作製用の小片に切り分ける作業（「切り出し」と言う）にあたっては，CT画像を参照しながら病変の特徴を捉え，気管支血管系とのかかわりを把握するのに最適な割面を水平断・冠状断・矢状断のなかから選択するようにしている．本当に欲しい所見は自分で切り出しをしなければ得られない．この摘出肺標本の肉眼的観察（肉眼病理）は重要で，詳細に観察することでしばしば画像診断の段階で生じた疑問点も解決される．ぜひ，肉眼病理に触れる機会をもってほしい．

典型的な扁平上皮癌・低分化腺癌の画像と病理

　なぜ組織型の異なる扁平上皮癌と腺癌をまとめて説明するのか不思議に思うかもしれませんが，扁平上皮癌とすりガラス成分を伴わない低分化腺癌は，いずれも比較的増大スピードが速く，画像上は類似の像を呈して鑑別困難な場合が多いのです．手術を前提とした場合には両者を鑑別する必要はなく，それが「癌」であることがわかれば十分です．一方，手術適応がない場合には何らかの方法で検体を採取し，組織型や遺伝子変異を確認する必要があります．

　肺野末梢発生の扁平上皮癌・低分化腺癌は，==圧排性・破壊性に増殖する==というのが最大の特徴で，その発育の様子は傍若無人な乱暴者のイメージです．ここでは扁平上皮癌を中心に解説します〔肺門型の扁平上皮癌については図9-4（138頁），図9-7〜10（140〜142頁）参照〕．

● 扁平上皮癌の胸部CTの特徴

　当初から solid nodule で，周囲の構造物を圧排・破壊しながら増殖・増大していきます．類円形〜分葉状を呈し，末梢側を除いて境界は鮮明です．

　栄養血管である気管支動脈に浸潤するために血流不足となって腫瘍壊死が起こります．時に壁が不整で厚い，偏在性の==空洞==（cavity）を形成することがあります．

　気管支に浸潤し破壊するために気管支透亮像は見られません．気管支が閉塞すると末梢の気管支内に==粘液栓==（mucoid impaction）と呼ばれる分泌物（痰）が溜まり，末梢肺に==閉塞性肺炎==や==無気肺==を引き起こします．閉塞性肺炎の領域はすりガラス陰影や浸潤影を呈しますが，すりガラス陰影と言っても高分化腺癌の場合とは異なり充実成分が不規則に混在し境界は不鮮明です．この

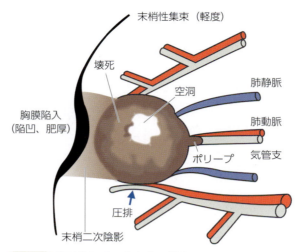

図7-22 典型的な扁平上皮癌の模式図

末梢二次陰影は低分化腺癌ではあまり目立ちません．
　この肺炎が胸膜まで達することで局所胸膜は肥厚し，それが瘢痕性に収縮することで広く浅い陥凹として胸膜陥入が生じます．
　気管支内腔に沿って腫瘍がポリープ状に中枢側あるいは末梢側に進展することもありますが，末梢側では粘液栓との区別は困難です．
　気管支・血管の末梢性集束も見られますが高分化腺癌ほど顕著ではありません．関与する気管支も少なめで，中心部に1本だけが入るという所見もしばしば見られます．ただし，高分化腺癌に類似した収縮性の強い扁平上皮癌も時に見られます．
　これらの特徴を模式図にすると図7-22のようになります．

● **扁平上皮癌の胸部X線写真の特徴**

　これもCTでの特徴を思い浮かべながら考えてみましょう．
　充実性の結節なので1cm程度でも多くは指摘可能です．しかし，骨などの構造物が重なると見落としやすいので注意が必要です〔図8-1（123頁）参照〕．
　==類円形〜分葉状==のものが多く，==境界は比較的鮮明==です．
　結節の末梢側に閉塞性肺炎や無気肺を反映した==浸潤影や楔状影を伴う==場合があります．
　発育は概ね速いので，胸部X線写真で3cmを超えるような腫瘍でも1年前にはせいぜい1cm程度のことが多く，全く指摘できない例も少なくありません．したがって，比較読影では==以前には存在しない，あるいは明らかに増大している==ことになります．
　症例2をみてみましょう〔症例2：80歳代男性，喫煙指数525（図7-23〜27）〕．

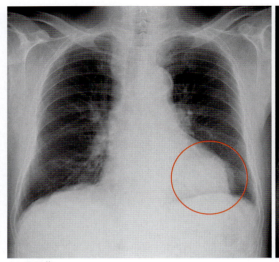
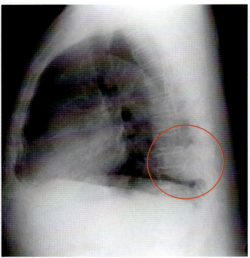

a：正面像　　　　　　　　　　　　　　　　b：左側面像

図7-23 症例2．胸部X線写真
80歳代男性．喫煙指数525．
a：大部分が心陰影に重なる形で，左下肺野に5.5 cmほどの腫瘤影を認める．
b：椎体に重なっているが，指摘は可能である．

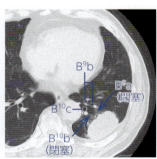
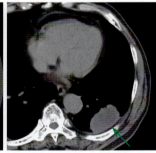

図7-24 症例2．胸部CT
左下葉 S^9-S^{10} 末梢胸膜直下に境界鮮明な 5.8×3.5 cm 大の分葉状腫瘤を認め，縦隔条件でもサイズは変わらない（TS＝SS 5.8 cm）．内部はやや低吸収であり，広範な壊死が疑われる．胸壁に広く接しているが胸膜下脂肪層がきれいに保たれている（➡）ので，浸潤はあったとしても壁側胸膜までで止まり，胸壁への浸潤はないと判断した．

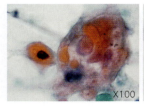
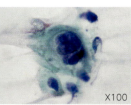

図7-25 症例2．擦過細胞診
気管支鏡による擦過細胞診では壊死物質（核の抜けたghost cell）を背景に角化型異型細胞（細胞質がオレンジ色～黄色），非角化型異型細胞（細胞質が緑色）を散在性に認める．

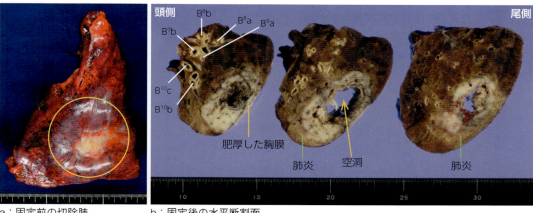

a：固定前の切除肺　　b：固定後の水平断割面

図7-26 症例2．肉眼像
a：左下葉切除術を施行．局所胸膜は白色に肥厚し，腫瘍部分は中央が軽度陥凹し周堤状に隆起している．なお，胸壁には癒着も浸潤も認めなかった．
b：黄白色を呈する境界鮮明な 6.2×4.5×3.2 cm 大の分葉状腫瘍で，壊死が著明で空洞を形成している．CT で空洞がなくても，切り出し時にはしばしば空洞を認める．局所胸膜は肥厚している．B^9aii が腫瘍中心部で痕跡を残して閉塞し，末梢側には黄褐色を呈する肺炎の領域を認める．

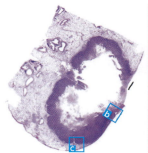
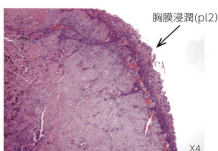
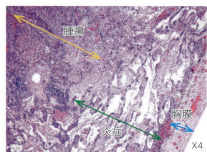

a：ルーペ像　　b：胸膜表面に露出する部分　　c：閉塞性肺炎の部分

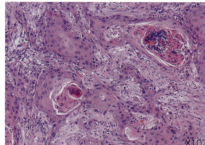
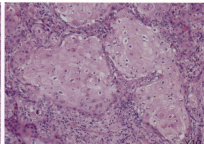

d：角化型扁平上皮癌の部分　　e：非角化型扁平上皮癌の部分

図7-27 症例2．組織像
b：腫瘍は胸膜へ浸潤し，表面に露出していた(pl2)．
c：腫瘍の末梢側には炎症像を認める．
d，e：角化の著明な扁平上皮癌が主体であるが，角化が軽度な部分も見られる．
肺門・縦隔リンパ節(#7，11)に転移を認めた．病理診断：角化型扁平上皮癌，pTS＝pIS 6.2 cm，T3N2M0，stage ⅢB．

その他の肺癌

solid nodule の代表が扁平上皮癌・低分化腺癌ですが，他にも solid nodule を呈する癌はあります．また，結節状を呈さない癌もあります．

● 粘液産生型腺癌

腺癌の中に大量の粘液産生を伴う癌があります．豊富な細胞内粘液を有する異型の乏しい腫瘍細胞が肺胞上皮置換性に増殖しています．その配列だけを取り出せば前述した置換型腺癌と同じなのですが，そこに大量の粘液が加わるため，すりガラス陰影を呈する粘液非産生の置換型腺癌とは異なった画像を呈します．

1）肺炎類似の陰影を呈する場合（diffuse type）

かつて粘液産生性細気管支肺胞上皮癌と呼ばれたもので，特殊型腺癌の1亜型である浸潤性粘液性腺癌（invasive mucinous adenocarcinoma）に分類されます．大量の泡沫状喀痰を認める例では予後不良です．腫瘍細胞は正常肺胞構造を介在して非連続性に広がる傾向が強く（スキップ病変），気管支を介して広がります（経気道性転移）．粘液を大量に産生するため，広範な浸潤影やその周囲に境界不鮮明なすりガラス陰影をきたし，気管支透亮像も伴います．こうして肺炎類似の画像所見を呈するため，誤って肺炎と診断され治療されることがあります．もし炎症所見に乏しく，難治性あるいは徐々に増悪する肺炎らしき陰影を認めた場合には，喀痰細胞診や気管支鏡検査を考慮する必要があります．

症例3をみてみましょう〔症例3：80歳代女性，喫煙歴なし（図7-28～31）〕．

2）結節影を呈する場合（nodular type）

同じ浸潤性粘液性腺癌でも結節状に増殖した場合には産生する大量の粘液のために画像上は境界鮮明な solid nodule に見えます．もともと置換性増殖を示す腺癌であるため増大傾向に乏しく，炎症や良性腫瘍との鑑別が問題となります．過去数回分のCTとの比較読影にて，大きさやX線吸収値，辺縁の性状などが微妙に変化している場合には疑ってみる必要があります．

腫瘍細胞が非浸潤性にのみ増殖すれば粘液産生性上皮内腺癌（mucinous AIS）に分類され，浸潤部が0.5 cm 以内なら粘液産生性微少浸潤性腺癌（mucinous MIA）に分類されます．それ以外は浸潤性粘液性腺癌に分類されます．

症例4をみてみましょう〔症例4：60歳代男性，喫煙指数880（図7-32～35）〕．

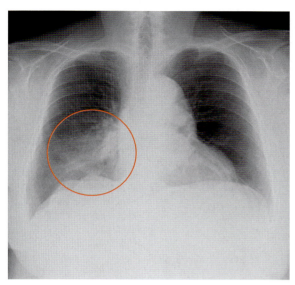

図 7-28 症例 3．胸部 X 線写真
80 歳代女性．喫煙歴なし．
右中下肺野に広範な浸潤影を認める．

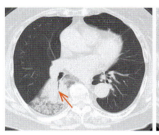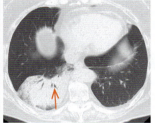

図 7-29 症例 3．胸部 CT
右下葉の大部分を占める広範な浸潤影を認める．喀痰細胞診で腺癌を疑う異型細胞（疑陽性）を認め，擦過細胞診では粘液を背景に腺癌細胞を認めた．➡は気管支透亮像を示す．

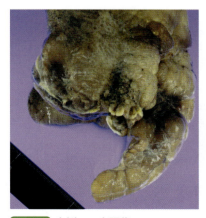

図 7-30 症例 3．肉眼像
ホルマリン固定後の切除肺．右下葉切除術を施行．大量の粘液に満たされて緊満し，触るとヌルヌルする．

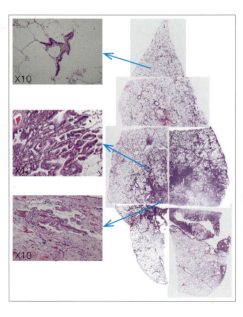

図 7-31 症例 3．組織像
ルーペ像で無構造に見える部分にも粘液が充満し，その中に腫瘍細胞が散在している．病理診断：浸潤性粘液性腺癌，18.0×6.3×10.0 cm 大（pTS＝pIS 18.0 cm），pT4N0M0，pl0，stage ⅢA．

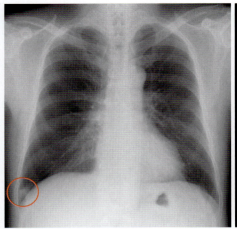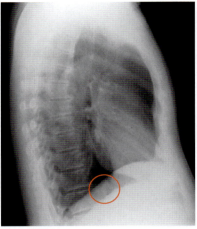

a：正面像　　　　　　　　b：右側面像

図 7-32 症例 4．胸部 X 線写真

60 歳代男性．喫煙指数 880．
a：右肋骨横隔膜角近傍に 2.5×1.5 cm ほどの境界比較的鮮明な結節影を認める．
b：右横隔膜ラインの尾側に結節影を認める．

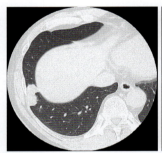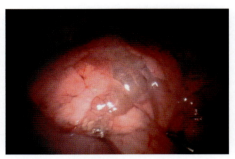

図 7-33 症例 4．胸部 CT

右下葉 S⁸b 末梢胸膜直下に 3.1×1.7 cm 大の辺縁不整，境界鮮明な充実性腫瘤（TS＝SS 3.1 cm）を認める．

図 7-34 症例 4．胸腔鏡

病変部はやけどの際の水疱のように胸膜面から膨隆している．右下葉切除術を施行．

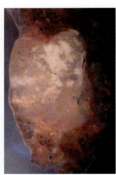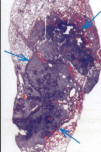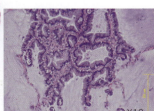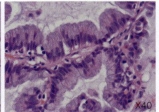

a：実体顕微鏡　　b：ルーペ像　　c：組織像　　　　　　d：組織像

図 7-35 症例 4．組織像

a：黄白色充実性に見える部分と灰色半透明に見える部分が混在している．前者が腫瘍細胞の存在する部分で，後者はほとんど粘液で占められている．
b：大量の粘液の中にスキップ病変を形成している．正常肺との境界は鮮明である（➡）．
c，d：胞体内に豊富な粘液を含む高円柱状の腫瘍細胞が肺胞上皮を置換するように広がっている．病理診断：浸潤性粘液性腺癌，3.3×2.2×1.5 cm 大（pTS＝pIS 3.3 cm），pT2aN0M0，pl0，stage ⅠB．

● 小細胞癌

　神経内分泌腫瘍の1亜型ですが，肺癌全体の約15〜20%を占め，神経内分泌腫瘍のなかでは飛び抜けて多い組織型です．

　小細胞癌は中枢気道に発生し，気管支壁内(上皮下)を長軸方向(中枢側へも末梢側へも)に発育進展することが多いとされていますが，実際には肺野末梢発生の例も少なくないと思われます．末梢発生の場合には，類円形・充実性で均一な境界鮮明な結節を呈します．気管支透亮像や胸膜陥入像はなく，閉塞性肺炎などの末梢二次陰影を伴うことは少ないです．

　進行がきわめて速いため，発見されたときにはすでに肺門・縦隔リンパ節転移や脳・骨・肝臓などへの遠隔転移を伴っている例が大多数です．転移のないⅠ期の段階で発見されることが少ないため，手術適応とされることは稀です．

　胸部X線写真やCTで明らかな肺結節が見られなかったり，比較的小さな肺結節で著明な肺門・縦隔リンパ節転移や他臓器転移を伴っている場合には，第一に小細胞癌を疑うことになります．比較読影をすれば，わずか1か月の間でも変化していることがわかるくらい急速に増大する腫瘍です．一方で，化学療法の感受性が非常に高いので，わずか1コースを終了した段階でも，胸部X線写真でわかるほどの治療効果が見られます．

　症例5をみてみましょう〔症例5：60歳代男性，喫煙指数750(**図7-36〜38**)〕．

● 転移性肺腫瘍

　転移性肺腫瘍は血行性転移であるため中下肺野(2/3は下葉)の外套1/3の領域に多く，しばしば多発しています．類円形・充実性で境界は鮮明，原発臓器によっては石灰化(大腸癌，甲状腺癌，骨肉腫など)や空洞を有する場合もあります．乳癌はスピキュラや胸膜陥入像を伴うことも多く，肺腺癌との鑑別は必ずしも容易ではありません．大腸癌や腎癌，乳癌では気管支に転移すること(endobronchial metastasis)もあります．

　癌の既往がある場合はたとえ5mm以下であっても経過で出現したものは肺転移を疑います．逆に肺転移病変を契機に原発癌が見つかる場合も少なくありません．

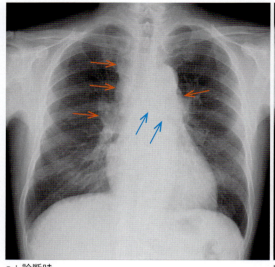
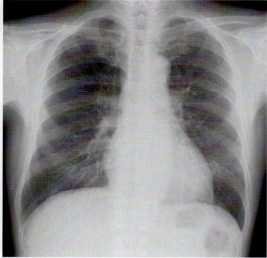

a：診断時 b：3年前

図7-36 症例5．胸部X線写真
60歳代男性．喫煙指数 750．
a：肺野に明らかな結節影は指摘できない．右傍気管線・奇静脈弓が肥厚し，肺門陰影が拡大し，大動脈肺動脈窓が外側に凸となっており，リンパ節腫大を疑う（➡）．気管は右へ偏位し，左主気管支は狭窄している（➡）．
b：診断時と比較するとその差は歴然である．

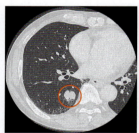
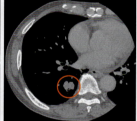
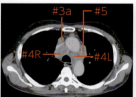
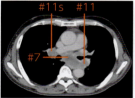

a：胸部CT（肺野条件）　b：胸部CT（縦隔条件）　c：胸部CT（縦隔条件）　d：胸部CT（縦隔条件）

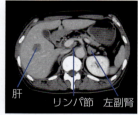
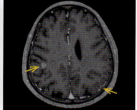

e：腹部CT　f：頭部MRI

図7-37 症例5．CT・MRI
a～d：右下葉 S^6c 末梢に 2.1×1.0 cm 大の境界鮮明な充実性結節を認める．リンパ節は両側上縦隔から下縦隔，両側肺門まで累々と腫大している．
e, f：肝，左副腎，腹部リンパ節，脳，骨などに多数の転移を認める．

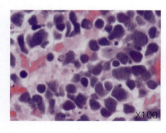

図7-38 症例5．組織像（EBUS-TBNA）
縦隔リンパ節（#7）からEBUS-TBNA（超音波気管支鏡ガイド下穿刺吸引）を施行．N/C比大で微細クロマチンが増量し，核小体の不明瞭な異型細胞を認め，synaptophysin（＋），CD56（＋）であった．診断：小細胞癌，2.1×1.9 cm 大（TS＝SS 2.1 cm），cT1cN3M1c stage ⅣB．

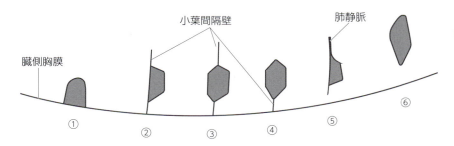

図 7-39 肺内リンパ節
胸膜近傍で三角形～多角形で辺縁整の充実性結節を認めることがある．①胸膜，②～④小葉間隔壁，⑤肺静脈などに接する場合が多いが，⑥接する線状構造が見られない場合もある．

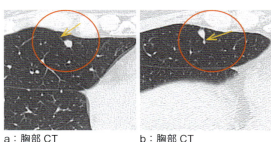

a：胸部 CT　　b：胸部 CT

図 7-40 肺内リンパ節
胸膜直下あるいはその近傍にはリンパ節（◯）を認めることがあり，多角形・辺縁整で胸膜・肺静脈・小葉間隔壁（➡）に接している．

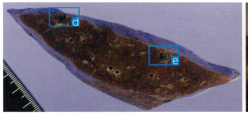

c：肉眼像（水平断割面）

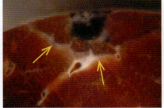

d：実体顕微鏡

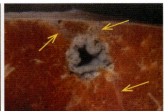

e：実体顕微鏡

肺癌に伴う所見・肺癌と鑑別を要する所見

肺内リンパ節

　肺の間質（小葉間隔壁など）にはリンパ装置が張り巡らされていますが，普段はCTで見えるようなサイズではありません．ときどき増大してCTで結節を呈することがあり，肺内リンパ節（あるいは肺内リンパ装置）と呼ばれます．これ自体は放置しても支障なく，病理学的にも特異的所見は認めません．ただ臨床的には肺癌や転移性肺腫瘍との鑑別，特に肺癌病巣の近傍に見られた場合には肺内転移との鑑別が問題になります．しかも比較的頻繁に遭遇するので，手術適応を間違わない，無用な精査や経過観察を避けるためにぜひ特徴を知っておいてほしいものです．

　中葉や下葉の胸膜近傍（胸膜から1cm以内）に多く，三角形～多角形で辺縁整です．リンパ管は広義間質に存在するため，肺内リンパ節は基本的に胸膜・小葉間隔壁・肺静脈といった小葉辺縁構造と関係し，小葉辺縁構造の片面に接するものが典型的です．増大することがあり造影効果もあるので，悪性腫瘍と紛らわしいこともあります（図 7-39，40）．

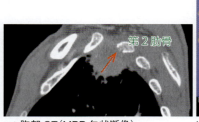
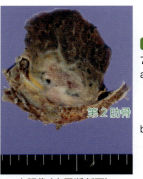

a：胸部 CT（MPR 矢状断像）　　b：肉眼像（水平断割面）

図 7-41　胸壁浸潤
70 歳代男性．
a：右肺尖部に 4.5×3.0 cm 大の充実性腫瘤（TS＝SS 4.5 cm）があり，胸壁に広く接している．第 2 肋骨の骨皮質が破壊され（➡），胸壁浸潤が明らかである．
b：右上葉切除＋胸壁（第 2 肋骨）合併切除術を施行した．組織学的に第 2 肋骨の骨組織および骨髄内への浸潤を認める（pl3）．病理診断：非角化扁平上皮癌，4.5×3.0×3.5 cm 大（pTS＝pIS 4.5 cm），pT3N0M0 stage ⅡB．

胸壁浸潤

　胸壁浸潤は，呼吸性移動の少ない肺尖部や癒着がある場合に起こりやすく，腺癌よりは扁平上皮癌に多いです．胸壁浸潤を示唆する CT 所見としては，①肋骨の破壊や胸壁内の腫瘤形成（図 7-41a），②壁側胸膜下脂肪層の消失，③腫瘍に接した胸膜の肥厚，④胸膜面からの立ち上がりが鈍角，⑤胸壁との接触面が 3 cm 以上などが挙げられます．肋骨や胸椎に融解像が見られれば浸潤は確実です．また，腫瘍の部位によっては MPR 冠状断像や矢状断像も加え判断することが大切です．

Column

胸壁浸潤と外科手術

　腫瘍が胸壁に接して見えた場合には，以下の 4 つの場合が考えられる．
　①単に接しているだけ，②炎症性に癒着している，③腫瘍性に壁側胸膜まで浸潤している，④腫瘍性に胸壁に浸潤している．
　①は手術に何の支障もないが，癒着や浸潤があると難度は高まる．特に③か④かは外科医にとって大問題で，③なら壁側胸膜を合併切除するだけで済むが，④なら胸壁合併切除（＋再建）が必要となる．③と④の区別は CT で可能な場合もあり，胸膜下脂肪層が保たれていれば浸潤があっても③までのことが多い〔図 7-24（106 頁）〕．①と②との鑑別には動きの要素が重要で，吸気・呼気撮影〔図 4-3（39 頁）〕や胸壁エコー，シネ MRI などで確認できる．なお，②と③との区別は術前には不可能で，術中所見や病理組織検査に委ねられる．臨床的には，胸壁浸潤が起こると高率に痛みを生じるので，胸痛がなければ胸壁浸潤（③，④）の可能性は低いと考えている．

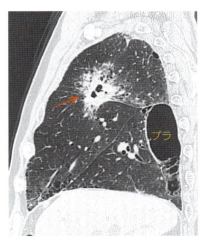

図 7-42 葉間浸潤
80 歳代男性.
胸部 CT（MPR 矢状断像）．右上葉 S^3a の腫瘍が葉間胸膜を越えて中葉 S^4 に浸潤（pl3）している（➡）．右上中葉切除術施行．病理診断：充実型腺癌　pTS＝pIS 3.5 cm，pT2aN0M0 stage ⅠB.

葉間浸潤

　胸膜は薄くてもかなり丈夫な構造物であるため，炎症性疾患では 2 枚の臓側胸膜を越えて他の肺葉へ病変が広がることはまれですが，浸潤性の強い癌の場合には浸潤が起こります．一方，不全分葉部では容易に浸潤します．
　腫瘍の接する葉間面が陥凹あるいは膨隆していても辺縁が平滑であれば浸潤は否定的です．一方，隣接肺葉の血管・気管支が関与していたり，辺縁にスピキュラなどが見られた場合には浸潤していると考えます（図 7-42）．

胸膜播種

　胸膜播種は腺癌に起こりやすく，胸膜浸潤部から胸腔内にこぼれた癌細胞が臓側胸膜，壁側胸膜面に着床して小結節を形成すると考えられます．胸部 CT では胸壁に接する部分の胸膜播種は少し大きくならないと見つけにくいですが，小さくてもわかりやすいのは葉間胸膜面に生ずる数珠状の変化です（図 7-43）．ただし，単発の場合には肺内リンパ節との鑑別を要します．

荷重部高吸収域

　傍椎体部や背側の胸膜直下に幅数 mm〜1 cm 程度の帯状のすりガラス陰影を認めることがあります．骨との間に挟まれて肺の自重がかかるために生じる可逆的な無気肺で，腹臥位にすれば消失します．男性・高齢者・喫煙者，特に椎体変形の高度な場合に見られやすい変化です（図 7-44）．「荷重部高吸収域かと思ったら実は肺癌だった」という場合もあるので，鑑別に迷ったら一度腹臥位で CT を撮影してみましょう．

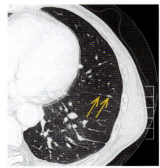

a：胸部 CT　　　　b：胸部 CT

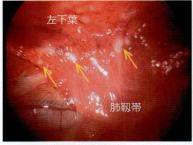

c：胸腔鏡（臓側胸膜播種）

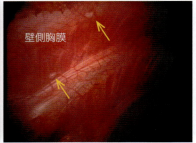

d：胸腔鏡（壁側胸膜播種）

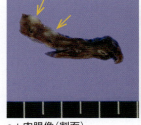

e：肉眼像（割面）

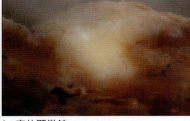

f：実体顕微鏡

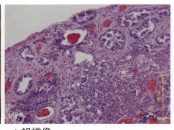

g：組織像

図 7-43 胸膜播種

50 歳代女性．
a, b：左上・下葉間胸膜面に小結節が多発している（➡）．
c, d：胸腔鏡では臓側胸膜・壁側胸膜に多数の白色微小結節を認める（➡）．
e〜g：左下葉切除術施行．切除肺の臓側胸膜に播種結節を認める（➡）．病理診断：腺房型腺癌，5.8×2.6×3.3 cm 大（pTS 5.8 cm，pIS 5.2 cm），pT3N2M1a，pl2，stage IVA．

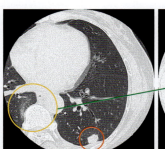

a：胸部 CT（仰臥位）

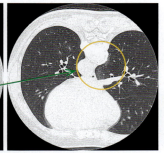

b：胸部 CT（腹臥位）

図 7-44 荷重部高吸収域

非結核性抗酸菌症（○）の術前であるが，右傍椎体部に境界不鮮明なすりガラス陰影（○）を認める．腹臥位で荷重を解除して撮影すると不明瞭化したため，荷重による可逆的な無気肺とわかった．

表 7-2 TNM 分類の要約

TX	潜伏癌
Tis	上皮内癌 carcinoma in situ：肺野型の場合は，充実成分径 0 cm かつ病変全体径≦3 cm
T1	充実成分径≦3 cm
T1mi	微少浸潤性腺癌：部分充実型を示し，充実成分径≦0.5 cm かつ病変全体径≦3 cm
T1a	充実成分径≦1 cm かつ Tis・T1mi に相当しない
T1b	充実成分径>1 cm かつ≦2 cm
T1c	充実成分径>2 cm かつ≦3 cm
T2	充実成分径>3 cm かつ≦5 cm，あるいは主気管支浸潤，臓側胸膜浸潤，肺門まで連続する部分的または一側全体の無気肺・閉塞性肺炎
T2a	充実成分径>3 cm かつ≦4 cm
T2b	充実成分径>4 cm かつ≦5 cm
T3	充実成分径>5 cm かつ≦7 cm，あるいは壁側胸膜，胸壁，横隔神経，心膜への浸潤，同一葉内の不連続な副腫瘍結節
T4	充実成分径>7 cm あるいは横隔膜，縦隔，心臓，大血管，気管，反回神経，食道，椎体，気管分岐部への浸潤，同側の異なった肺葉内の副腫瘍結節
N1	同側肺門リンパ節転移
N2	同側縦隔リンパ節転移
N3	対側縦隔，対側肺門，前斜角筋または鎖骨上窩リンパ節転移
M1	対側肺内の副腫瘍結節，胸膜または心膜の結節，悪性胸水，悪性心嚢水，遠隔転移
M1a	対側肺内の副腫瘍結節，胸膜結節，悪性胸水（同側・対側），悪性心嚢水
M1b	肺以外の一臓器への単発遠隔転移
M1c	肺以外の一臓器または多臓器への多発遠隔転移

（リンパ節転移にはリンパ節への腫瘍の直接浸潤を含む）
〔日本肺癌学会（編）：臨床・病理 肺癌取扱い規約 第8版．p7，金原出版，2017 より〕

肺癌 TNM 病期分類

　肺癌の病期は UICC（国際対がん連合）の TNM 病期分類に準拠して定められています．本書では簡単に記載するにとどめ，詳細は『臨床・病理 肺癌取扱い規約 第8版』に譲ります（表 7-2〜4）．

　第8版での最大の変更点は腫瘍径の定義です．これまで腺癌については置換性増殖を示す部分を含めた最大径を腫瘍径としていましたが，今後はこの上皮内癌部分を除外した浸潤性増殖部分のみの最大径をもって腫瘍径とすることになりました．

　画像所見による cTNM 分類（臨床病期分類）の T 因子については主に胸部 CT を用いて行い，場合により MRI も併用します．上記の考えかたに沿って，腫瘍径は HRCT の肺野条件画像で測定し，すりガラス成分と充実成分が見られる場合には腫瘍全体の最大径と充実性部分の最大径を記載します．すりガラス成分と充実成分を合わせた径を病変全体径（total size；TS），浸潤性増殖を考える充実成分のみの径を充実成分径（solid size；SS）と呼びます．

　N 因子については主に胸部 CT を用いて行い，FDG-PET/CT を併用します．M 因子については，症例に応じて CT，MRI，FDG-PET/CT，超音

腫瘍径について

『肺癌取扱い規約第8版』の cTNM 分類（臨床病期分類）では，病変全体径（total size；TS），充実成分径（solid size；SS）を測定する．pure GGN では SS＝0，part-solid GGN では TS＞SS，solid nodule では TS＝SS となる．pTNM（病理学的病期分類）では病変全体径（total size）と浸潤径（invasive size）を測定する．本書では便宜的に pTS，pIS と記載する．
画像における充実成分径には虚脱や線維化巣も含まれるため，浸潤径とは一致しない．

表 7-3 cT(pT)因子の評価方法

	すりガラス型	部分充実型		部分充実型		充実型	
				充実型			
病変全体径 TS(pTS)	≦3 cm	≦3 cm	3.1 cm≦	0.6 cm≦	1.1 cm≦	2.1 cm≦
充実成分径 SS（浸潤径 pIS）	0	≦0.5 cm	≦0.5 cm	0.6−1 cm	1.1−2 cm	2.1−3 cm
cT(pT)	Tis	T1mi	T1a	T1a	T1b	T1c
腺癌の場合の組織診断	上皮内腺癌（AIS）	微少浸潤性腺癌（MIA）	置換型腺癌	置換型腺癌，乳頭型腺癌，腺房型腺癌，充実型腺癌，微小乳頭型腺癌		

（注）通常，病変サイズは cm 単位で，小数点以下1桁まで記載するため，このような表とした．
〔日本肺癌学会（編）：臨床・病理 肺癌取扱い規約 第8版. p18, 124, 金原出版, 2017 より改変〕

表 7-4 TNM 病期分類表

潜伏癌	TX	N0	M0
0 期	Tis	N0	M0
ⅠA 期	T1	N0	M0
ⅠA1 期	T1mi, T1a	N0	M0
ⅠA2 期	T1b	N0	M0
ⅠA3 期	T1c	N0	M0
ⅠB 期	T2a	N0	M0
ⅡA 期	T2b	N0	M0
ⅡB 期	T1, T2	N1	M0
	T3	N0	M0
ⅢA 期	T1, T2	N2	M0
	T3	N1	M0
	T4	N0, N1	M0
ⅢB 期	T1, T2	N3	M0
	T3, T4	N2	M0
ⅢC 期	T3, T4	N3	M0
Ⅳ 期	Any T	Any N	M1
ⅣA 期	Any T	Any N	M1a, M1b
ⅣB 期	Any T	Any N	M1c

〔日本肺癌学会（編）：臨床・病理 肺癌取扱い規約 第8版. p6, 金原出版, 2017 より改変〕

波，骨シンチグラフィなどを組み合わせて行います．

　一方，pTNM分類（病理学的病期分類）のT因子については病変全体径（total size）と浸潤径（invasive size）を記載します．全体径は新鮮標本またはホルマリン固定標本において通常肉眼的に3方向を測定し，最大のものが病変全体径となります．浸潤径は顕微鏡的に観察し，上皮内癌成分を除いた浸潤領域の最大径です．つまり腺癌においては置換性増殖領域を除いた浸潤領域のうち最大のものについて測定し浸潤径とします．

低線量マルチスライスCTによる肺がん検診

「肺結節の判定と経過観察ガイドライン」（日本CT検診学会）では，CTで確認された最大径と短径との平均値で6 mm以上の結節を対象に，①結節の種類，②結節全体の大きさ（充実型では10 mm以上か10 mm未満か，部分充実型あるいはすりガラス型では15 mm以上か15 mm未満か）と充実成分の大きさ（5 mm以下か，5 mmより大きいか），③充実型については喫煙の有無によって細分化し，④新しい肺結節が出現した場合を含め，経過観察の基準を明示している．

Column

比較読影と経過観察

　肺結節を認めても1回の胸部X線写真やCTで適切な判断を下すことは容易ではない．既存肺の先行病変や併存する他疾患があればなおさらである．そこで時間軸を加えて撮影時期の異なる画像と見比べて評価するのが**比較読影**で，現在の情報を何倍にもしてくれる．

　肺癌は組織型により発育速度が大きく異なるので，その特徴を十分理解して発育速度にあわせて経過観察の間隔を変えるのがよい．一応の目安として，**体積倍加時間**（腫瘍体積が2倍になるのにかかる時間のこと．腫瘍が球形と仮定すれば直径で約1.26倍になる）は，小細胞癌1か月，扁平上皮癌3か月，大細胞癌3か月，腺癌6か月（part-solid GGNでは1年半，pure GGNでは2年以上）程度．したがって20日より短ければ感染症など急速な変化をきたす疾患を考える．逆に，solid noduleに限れば400日より長ければ良性腫瘍，2年以上大きさが不変であれば陳旧性炎症を考える．ただし，粘液産生型腺癌はsolid noduleに見えて大きさがほとんど変わらないので注意が必要．また，pure GGN, part-solid GGNの場合には2年を過ぎても経過観察を続ける必要がある．

　比較に用いる画像については，急性の炎症を疑った場合には数日〜1か月，肺癌を疑った場合には半年以上前（できれば1〜2年前），慢性疾患を疑った場合にはそれ以上前の画像が理想的である．一方，過去の画像が存在しない場合には**経過観察（＝前向きに比較読影）**することになる．

　また，胸部X線写真による比較読影で十分評価可能な場合もあるので，被曝低減のためにCTでなく胸部X線写真を積極的に活用しよう．

Lecture 8 こんなところを見逃しやすい

- どこに隠れているか探してみよう
- 「物陰」と「暗がり」
- その他の障害物
- 症例の解説

「物陰」と「暗がり」

一般的に使われている表現ではなく，本書で用いたイメージを表現した言葉．**物陰**とは，対象物に何らかの構造物（目に入りやすい陰影）が重なることにより対象物の一部が隠れて（切り取られて）その存在がわかりにくくなるイメージ．**暗がり**とは，背景が白い（透過性が低い）ために対象物とのコントラストがつかずその存在に気づきにくくなるイメージ．

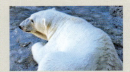
シロクマですが…

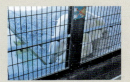
「物陰」に入るとちょっとわかりにくい

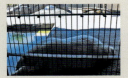
「暗がり」のなかでは何かいることしかわからない

胸部X線写真で見逃しやすい，見つけにくい陰影（特に肺癌）について考えてみましょう．その要因は表8-1のように分類することができます．

どこに隠れているか探してみよう

解説する前に，実際の胸部X線写真を読影して，見逃しやすい，見つけにくい陰影を探してみましょう（症例1～8）．

「物陰」と「暗がり」

胸部X線写真には肺とともに心臓，肺門，大血管，骨，横隔膜などの正常構造物が一緒に写っています．何もないところに影が現れれば指摘することはそれほど難しくはありません．ところがこれが何らかの構造物に重なると，途端に指摘することが難しくなります．肺門部の血管や骨は「物陰」と言えるでしょうし，心陰影に重なる部分や横隔膜ラインの尾側は「暗がり」と言ったほうがイメージしやすいでしょう．なお，単純X線写真の場合には，その障害物が陰影の手前にある場合だけでなく，奥にある場合にも同様に「物陰」，「暗がり」を作ってしまいます．

ここでもう一度，「正面像で見える肺葉の広がり」〔図4-16（51頁）参照〕を見てください．黒く見えているいわゆる肺野はせいぜい6割程度で，それ以外の「物陰」，「暗がり」に相当する隠れた肺野が4割を占めています．このような厳しい条件の下で読影していることを肝に銘じ，どこに「物陰」，「暗がり」となる部位があるのかを十分意識して，その「物陰」，「暗がり」こそじっくりと観察しましょう．

表8-1 胸部X線写真で見逃しやすい陰影

1	病変が正常構造物と重なる場合	正常構造物が死角となって見えにくい
2	肺炎（無気肺）を起こしている場合	肺炎（無気肺）の陰影の中に埋もれて見えない
3	陰影そのものが淡く小さい場合	単純X線写真の限界で，透過性がほとんど低下しないので指摘できない
4	先行病変が存在する場合	陳旧性病変だと思い込んでしまう

症例1 70歳代女性	症例2 70歳代男性
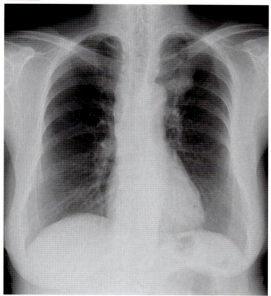	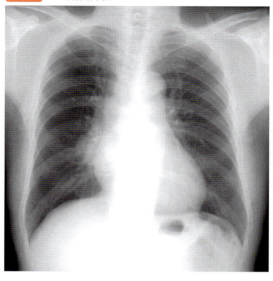
症例3 60歳代女性	症例4 70歳代男性
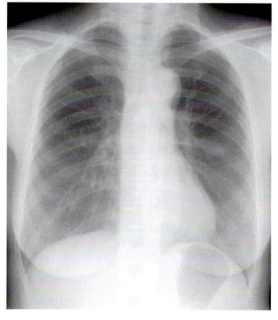	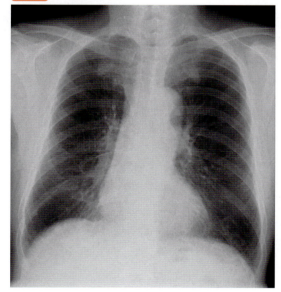

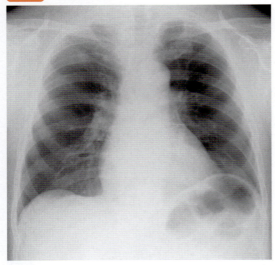

症例5　70歳代男性

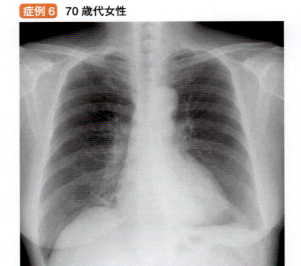

症例6　70歳代女性

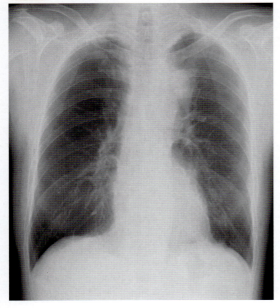

症例7　50歳代男性

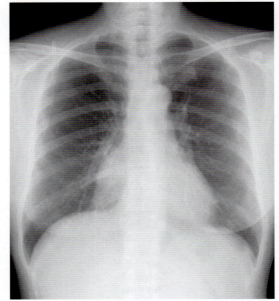

症例8　50歳代女性

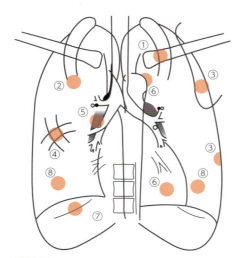

① 鎖骨・第1肋骨
② 第1肋軟骨の化骨（過形成）
③ 肩甲骨・側胸壁
④ 肋骨
⑤ 肺門陰影
⑥ 心陰影・縦隔
⑦ 横隔膜ラインの尾側
⑧ 乳頭

図 8-1 胸部 X 線写真読影の障害となる「物陰」と「暗がり」

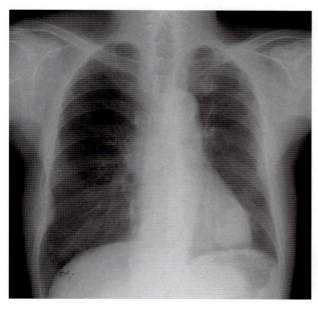

図 8-2 「物陰」や「暗がり」に隠れた病変
70 歳代男性．
異常陰影をいくつ見つけられるだろうか．

「物陰」や「暗がり」となる構造物

　胸部 X 線写真の読影の障害となる「物陰」，「暗がり」には，①鎖骨・第1肋骨，②第1肋軟骨の化骨（過形成），③肩甲骨・側胸壁，④肋骨，⑤肺門陰影，⑥心陰影・縦隔，⑦横隔膜ラインの尾側，⑧乳頭などがあります（図 8-1）．鎖骨や第1肋骨が重なる肺尖部は特に注意を要します．

　図 8-2 に示す症例を「物陰」，「暗がり」に注意しながらじっくり見て異常陰影を探してみましょう．ヒントは，左肺癌で，多発肋骨転移，多発肺内転移を起こしています．

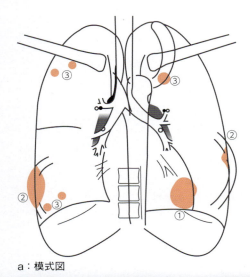

① 原発腫瘍
② 右第8肋骨転移，左第7肋骨転移
③ 肺内転移

a：模式図

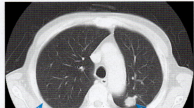

b：胸部CT

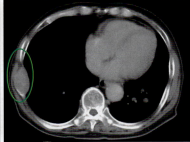

c：胸部CT

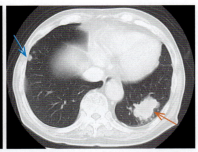

d：胸部CT

図 8-3 解答
左下葉 S^9 に 4.0×3.2 cm の原発腫瘍（➡）があり，多発する肋骨転移（〇），肺内転移（➡）を認める．stage ⅣB の肺癌（低分化腺癌）．

解答です（図 8-3）．異常陰影をいくつ見つけられたでしょうか．

① 大きな原発巣が「暗がり」である心陰影に隠れていますが，氷山の一角のように左心縁からはみ出している部分に注目してみれば指摘は可能です．左心縁シルエットが保たれていることから心臓とは異なる深さに存在する，つまり陰影は背側（下葉）に存在することもわかります．

② 左右の胸壁に extrapleural sign（40 頁参照）を呈する陰影を認めます．右は第 8 肋骨陰影が途中で消失し，ここを中心に胸壁内外へ盛り上がる腫瘤を形成しており，肋骨転移とわかります．左も同様に，左第 7 肋骨転移で，一部肋骨陰影が消失しています．

③ 肺内転移が「物陰」である左第 1 肋軟骨の化骨（過形成）に重なって認められます．他にも小さな肺内転移が散在しています．

> **Column**
>
> **どうしたら見える？**
>
> さて，このような陰影は「物陰」から出してやれば見やすくなるはずで，それにはX線の入射方向を変えた撮影を追加してやればよい．一般的にはP→A撮影に側面撮影あるいはA→P撮影を追加する．鎖骨や第1肋骨に重なる陰影については肺尖撮影が，肺門に重なる陰影についてはごく軽い斜位撮影が有用である．下肺野であれば呼気撮影を追加するのも悪くない．

> **Column**
>
> **student tumor**
>
> 常に左右を見比べながら読影するように心がけるだけでも多くの異常陰影に気づくことができるようになる．ところが，第1肋軟骨の化骨（過形成）だけは異常がなくても左右差が出やすく，しかも，しばしば目立つ．初学者がすぐに異常陰影と考えてしまう陰影なので，student tumor と呼ばれる．辺縁がきれいに追跡でき，関節面がきれいに見えれば化骨（過形成）である（図1）．逆に辺縁が不鮮明であれば怪しいということになる．
>
> ここに異常陰影があった場合には，時におもしろいことが起こる．ベテランは気には留めるものの骨と思ってやり過ごし，初学者は素直に怪しいと考える．つまりいわゆる beginner's luck が起こりうる部位なのである．
>
>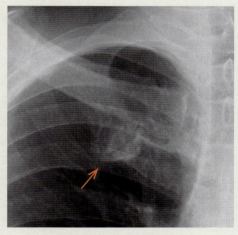
>
> | 図1 | 第1肋軟骨の化骨（過形成）

その他の障害物

肺炎（無気肺）を起こしている場合

この場合には病変がしばしば肺炎（無気肺）の陰影に埋もれ，隠されてしまいます．肺炎や無気肺が治ったあとに肺癌が見えてくる場合もありますので，注意して経過をみてください．

陰影そのものが淡く小さい場合

この場合は透過性の低下が軽過ぎて指摘できないので，いわば単純X線写真の限界と言えます．ただし，非常に淡い陰影であっても「物陰」である肋骨などから外れていれば指摘可能な場合もあります．

先行病変が存在する場合

この場合はいささか厄介です．先行病変の存在により「これらは陳旧性陰影だ」と安易に思い込み，新たに出現した病変を見逃すことが少なくありません．代表的な先行病変は肺尖部に見られる陳旧性肺結核です．

症例（図8-4）で2枚の胸部X線写真を比較してみましょう．右上肺野の《際立つ白》を呈する陳旧性結核による皮下の多発石灰化リンパ節は2年前と変わっていません（図8-4c，d）．一方，図8-4a，c では右鎖骨・第1肋骨に重なった部分の透過性が低下し結節状を呈していますが，図8-4b，d には認められません．しかもこちらは《際立つ白》ではなく，境界不鮮明な《白》です．先行病変があるうえに「物陰」に隠れている見逃しやすい陰影ですが，比較読影をすることで性質の異なる新たな陰影が出現したことに気づくことができます．

下肺野においては間質性肺炎に注意する必要があります．そもそも間質性肺炎やブラ壁は肺癌の好発部位です．比較読影以外に有効な手立てはなく，定期的にCTを撮るべきかもしれません．

肺尖部の胸膜肥厚は肺尖部浸潤肺癌との鑑別を要する場合もあります．無症状の段階での指摘はきわめて困難ですが，肩痛などの症状があれば肋骨の骨融解像の有無などにも気をつけて読影してみてください．

デジタル化が進み，以前の写真と比較することはとても簡単になってきています．ちょっとでも気になる陰影を見つけたら必ず過去の写真と比較読影する癖をつけること！ これが重要です．

症例の解説

121，122頁で呈示した8症例は，すべて肺癌です．特にもう1枚追加撮影するとしたら何を選択するか，比較読影での予想と結果を中心に解説してみます（128〜131頁）．発育速度は想定される肺癌の組織型あるいは組織亜型によって大きく異なり，比較読影にあたっては一般的には「濃い（透過性低下が高度な）影なら速い」，「淡い（透過性低下が軽度な）影なら遅い」ことが予想されます．3 cmで発見された結節影であれば，濃い影なら1年前には全くないかせいぜい1 cm程度，淡い影なら数年前から存在するという具合です．

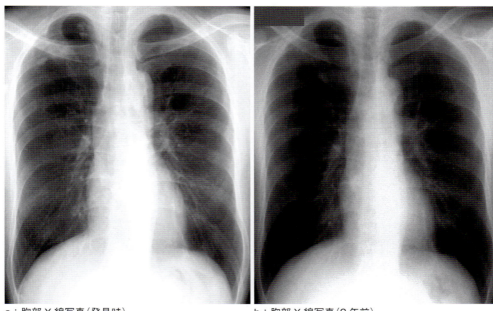

a：胸部X線写真（発見時）　　　　　　　b：胸部X線写真（2年前）

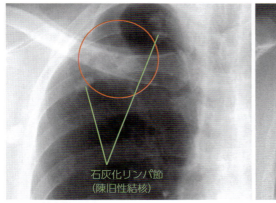

c：aの拡大像　　　　　　　　　　　　　d：bの拡大像

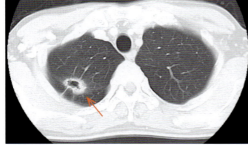

e：胸部CT　　　　　　　　　　　　　　f：肺尖撮影

図 8-4 先行病変と比較読影

40歳代男性．
c，d：cとdを比較すると陳旧性結核に伴う石灰化リンパ節には変化がないが，右肺尖部の鎖骨に重なって新たな陰影が出現している．以前の写真と比較することで，どこが変わったかわかりやすくなる．
e：右上葉 S^1a に空洞を伴う 2.7×1.9 cm 大の結節を認める．stage IB の肺癌（腺癌）．
f：肺尖撮影をすると陰影が「物陰」である鎖骨からはずれてよく見えるようになる．

症例1 70歳代女性

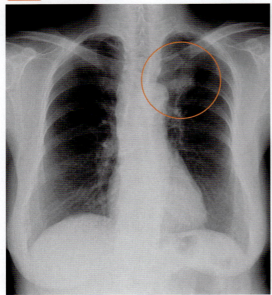

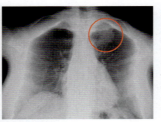

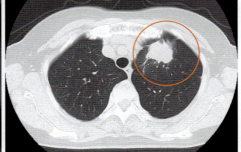

a：胸部X線写真　　　　　　　　　　　c：胸部CT
　　　　　　　　　　　　　b：肺尖撮影

　「② 第1肋軟骨の化骨（過形成）に重なる陰影」というカテゴリー．明らかな左右差があり，陰影が肋骨辺縁からはみ出していることから，異常陰影と判断できる．肺尖撮影が非常に有用．濃い陰影なので比較読影では「出現ないし増大している」ことが予想される．pTS 4.2 cm，pIS 3.9 cm，pl2，stage ⅠBの肺癌（中分化腺癌）．

症例2 70歳代男性

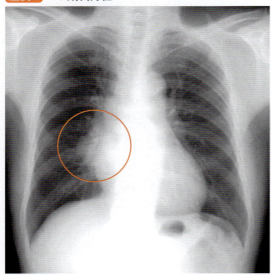

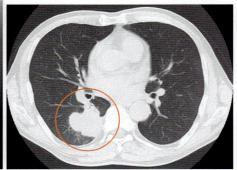

a：胸部X線写真　　　　　　　　　　　b：胸部CT

　「⑤ 肺門陰影に重なる陰影」というカテゴリー．肺動脈や心臓に重なった腫瘤影であるが，一部は肺動脈から外側へ突出している．右心縁シルエットが保たれているので，背側に存在することがわかる．もう1枚撮るとすれば右側面像が有用．1年前の胸部X線写真では異常を認めず．TS＝SS 4.9 cm，肺内転移・骨転移を伴う stage ⅣAの肺癌（扁平上皮癌）．

症例3　60歳代女性

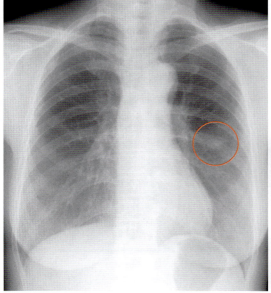
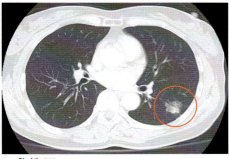

a：胸部X線写真　　　　　　　　　　　　b：胸部CT

「④ 肋骨に重なる陰影」というカテゴリー．左第8後肋骨に重なって結節影を認める．A→P撮影をすれば肋骨から外すことが可能．比較的淡い陰影なので「以前から存在する，増大速度は遅い」ことが予想される．pTS 2.5 cm，pIS 0.7 cm，pl0，stage ⅠA1の肺癌（高分化腺癌）．

症例4　70歳代男性

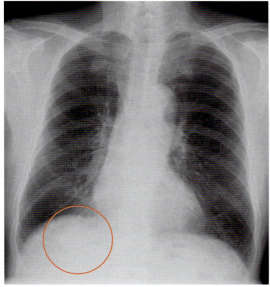
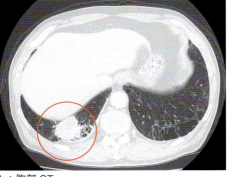

a：胸部X線写真　　　　　　　　　　　　b：胸部CT

「⑦ 横隔膜ラインより尾側の陰影」というカテゴリー．もう1枚撮るとすれば右側面像が有用．「暗がり」のなかでも確認できる濃い陰影なので発育は速いことが予想される．1年前の胸部X線写真では異常を認めず．pTS＝pIS 4.3 cm，pl1，縦隔リンパ節転移を伴うstage ⅢAの肺癌（中分化扁平上皮癌）．

症例5 70歳代男性

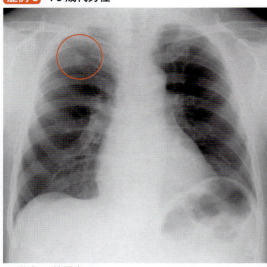
a：胸部X線写真

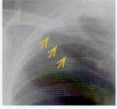
b：右上肺野拡大像

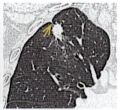
d：MPR冠状断像

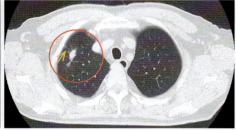
c：胸部CT

「④（上肺野の）肋骨に重なる陰影」というカテゴリー．右第2前肋骨，第5後肋骨に重なって陰影を認める．胸膜陥入を示唆する線状影（➡）を伴っており，腺癌を疑う．A→P撮影により肋骨との位置関係をずらすことが可能．陰影の重なるのが第2肋骨であることもポイントで，肋軟骨の化骨（過形成）は第1肋骨にしか起こらない．比較読影では「以前から存在する，増大速度は遅い」ことが予想され，2年前の胸部X線写真でも指摘可能だった．pTS 2.9 cm, pIS 1.4 cm, pl0, stage ⅠA2の肺癌（中分化腺癌）．

症例6 70歳代女性

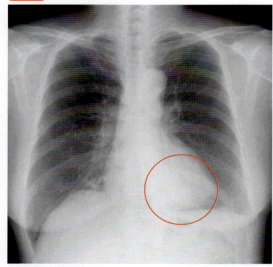
a：胸部X線写真

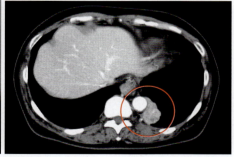
b：胸部CT

「⑥心陰影に重なる陰影」というカテゴリー．一見，下行大動脈が蛇行しているように見える．腫瘤により下行大動脈シルエットが一部消失しており，背側に存在することがわかる．大きな腫瘤影なので左側面像で確認できる．「暗がり」のなかでも確認できる濃い腫瘤影なので比較読影では「出現ないし増大している」ことが予想される．pTS 4.1 cm, pIS 3.2 cm, pl1, 縦隔リンパ節転移を伴うstage ⅢA肺癌（低分化腺癌）．

症例7 50歳代男性

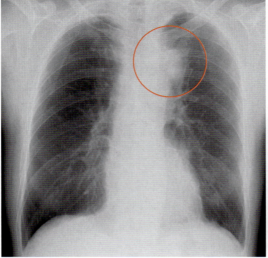

a：胸部X線写真

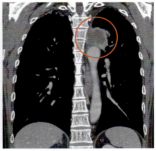

b：胸部CT MPR 冠状断像

「⑥ 縦隔に接する陰影」というカテゴリー．通常確認できるはずの大動脈弓部のシルエットが消失している．気づけばすぐに異常とわかるが，つい見過ごしてしまいがちな部位である．左側面像や肺尖撮影でも認識困難な部位である．比較読影では「出現ないし増大している」ことが予想される．pTS 4.4 cm，pIS 3.7 cm，縦隔浸潤(pl3)を伴うstage ⅢAの肺癌（中分化扁平上皮癌）．

症例8 50歳代女性

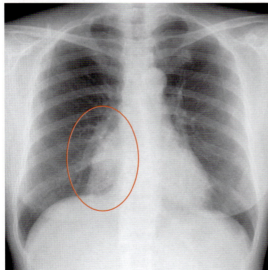

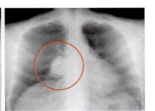

b：肺尖撮影

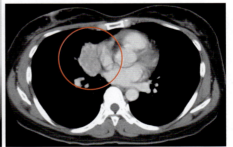

a：胸部X線写真　　　　　　　　　　　　　　　c：胸部CT

「⑥ 心陰影・縦隔に接する陰影」というカテゴリー．心拡大との鑑別が問題になるが，不自然な形で右側へ張り出している．右心縁シルエットが消失しているので腹側に存在することがわかる．もう1枚撮るとすれば右側面像が一般的だが，中葉S^{5}の病変なので肺尖撮影も有用．2年7か月前には異常を認めず．pTS＝pIS 4.5 cm，縦隔浸潤(pl3)を伴うstage ⅢAの肺癌（低分化扁平上皮癌）．

Lecture 9 無気肺を見つける

- 無気肺の原因
- 無気肺の胸部X線写真所見

　無気肺は日本語では全く空気を含まない肺というイメージかもしれませんが，atelectasis の語源はギリシャ語の ateles（不完全な）＋ektasis（拡張）であり，欧米では容積の減少した肺という意味合いで使われます．本書では，常識的に無気肺とは**ある程度以上の容積減少に伴って肺野の透過性低下をきたした状態**，虚脱（collapse）もほぼ同様と定義しておきます．一方，容積減少を伴わない肺野の透過性低下は浸潤影（consolidation）と呼ばれ，無気肺とは明確に区別する必要があります．

無気肺の原因

　無気肺は気管支の閉塞により末梢肺の含気が低下した**閉塞性無気肺**と，閉塞によらない**非閉塞性無気肺**に大別することができます．閉塞性無気肺は太い気管支（主気管支や葉気管支）が腫瘍，異物，痰などによって閉塞された場合に起こりますが，区域気管支が閉塞された場合にはそれより末梢に Kohn 孔などを介する側副換気が存在するため，区域性無気肺は起こりにくいとされています．成人における閉塞性無気肺の最大の原因は肺癌であり，幼小児では多くが気道異物によるものです．非閉塞性無気肺の原因については**表9-1**を参照してください．

Column

無気肺を見つける意義

　典型例はこれから解説するパターン認識で診断可能だが，逆にそれを知らないと見逃す危険がある．単なる肺の虚脱だけならあまり問題にならないが，肺門部の腫瘍により無気肺が起こっているとなると大問題である．原因となった腫瘍はかなり大きくてもしばしば虚脱した肺の中に隠れて見えなくなってしまうし，小型の肺門型肺癌においては無気肺のみが診断根拠となる場合も少なくない．つまり，「無気肺を見逃す＝肺門部肺癌を見逃す」ことになりうるので，無気肺は絶対見逃さないようにしなければならない．

表 9-1 無気肺の原因
閉塞性無気肺
腫瘍, 異物, 痰などによる気管支閉塞.
非閉塞性無気肺
受動性（圧迫性）無気肺　passive atelectasis
腫瘍や巨大ブラによる圧迫, 胸水〔図 11-11（175 頁）参照〕や気胸〔図 10-21（164 頁）参照〕に伴う肺の膨張不全.
癒着性（粘着性）無気肺　adhesive atelectasis
サーファクタントの不足や不活性化のために肺の膨張力が消失し, 肺胞壁の内面がくっついて肺容積が減少した状態. 急性呼吸窮迫症候群や急性期放射線肺臓炎などで見られる.
瘢痕性無気肺　cicatrization atelectasis
結核などの慢性感染症や気管支拡張症などにより肺の線維化が起こり肺容積が減少した状態.
特殊なもの
円形無気肺　rounded atelectasis
末梢肺の再膨張が癒着などの影響で阻害された結果として腫瘤状を呈するもの. 胸水貯留の既往がある場合に見られやすい. 肺癌との鑑別が問題となる.
板状無気肺　plate-like atelectasis
低換気により肺胞が虚脱し, 主として下肺野にできる解剖学的構造とは無関係な線状影・索状影. 上腹部手術後や長期臥床, 肥満などで見られやすい.

無気肺の胸部 X 線写真所見

　肺はある領域の容積が減少すると, 隣接する領域が代償性に過膨張してそのスペースを埋めようとします. 肺葉性無気肺では肺葉の虚脱と, 隣接する肺葉の代償性過膨張が同時に起こります.

　ここでは肺葉性無気肺あるいは一側全無気肺で見られる所見について説明します. 以下に示すように, 大きく 3 つの要素に分けると考えやすいと思います（表 9-2）.

　1）無気肺に陥った領域そのものは, ① 透過性低下域として認識され, ② 存在部位に応じて正常構造物とのシルエットが消失します. 閉塞性無気肺では内部の気管支透亮像は欠如しますが, 非閉塞性では残存します.

　2）容積が減少した結果として, ③ 肺門陰影の偏位, ④ 縦隔および気管の偏位, ⑤ 葉間線の偏位, ⑥ 横隔膜の挙上, ⑦ 肋間腔の狭小化などが見られます.

　3）代償性過膨張をきたすことにより, ⑧ まばらな血管影（one lobe artery sign と呼ぶ）, ⑨ 一側肺の透過性の亢進などが見られます.

　⑤ について少し細かく見てみましょう. 完全無気肺となる以前の含気が徐々に低下していく過程ではしばしば葉間線が偏位してきます（図 9-1）. 右上葉の容積減少では, 過膨張した下葉による全体的な押し上げに加え, 中葉

表 9-2 無気肺の胸部 X 線写真の所見

1）無気肺領域の変化
① 透過性低下域の出現
② シルエットサイン
2）容積減少の影響
③ 肺門陰影の偏位
④ 縦隔および気管の偏位
⑤ 葉間線の偏位
⑥ 横隔膜の挙上
⑦ 肋間腔の狭小化
3）代償性過膨張の影響
⑧ まばらな血管影
⑨ 一側肺の透過性の亢進

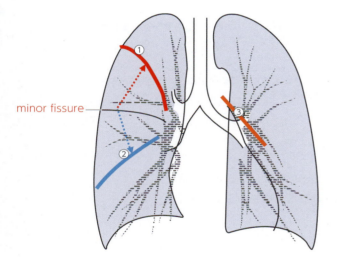

図 9-1 容積減少と葉間線の偏位
① 右上葉の容積減少
② 右下葉・右中下葉の容積減少
③ 下葉の容積減少（major fissure が出現）

が過膨張しながら上外側へスライドするため minor fissure の外側部分が上に凸のカーブを描いて上方へ偏位します．一方，右下葉あるいは右中下葉の容積減少では，上葉が扇を広げるように下外側へ過膨張するため比較的直線に近いカーブで minor fissure の外側部分が尾側へ偏位します．左右ともに下葉の容積が減少した場合には major fissure が見えることもあります．このような葉間線の偏位を認めた場合には以前の写真との比較読影が重要で，もし変化していたら容積減少の原因，特に肺門部腫瘤の有無を確認する必要があります．なお，葉間線はこれを挟む両側の肺に含気があるときには線として見えていますが，完全無気肺が起こると健常肺と透過性低下域との境界線となります．

各肺葉の無気肺所見のパターンを図 9-2 に示します．

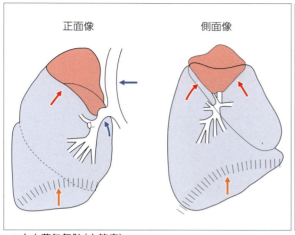

a：右上葉無気肺（中等度）

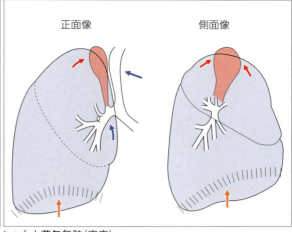

b：右上葉無気肺（高度）

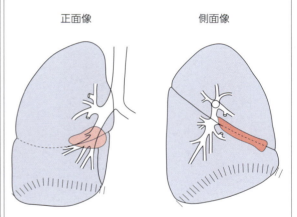

c：右中葉無気肺（中等度）　　　　　　　　d：右中葉無気肺（高度）

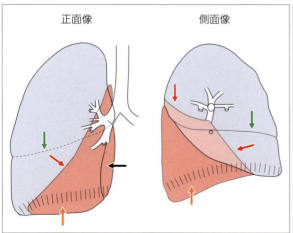

e：右下葉無気肺（中等度）

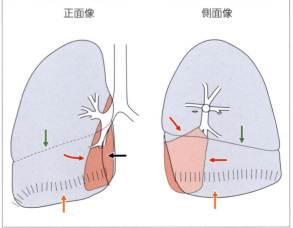

f：右下葉無気肺（高度）

図9-2 胸部X線写真における無気肺の模式図（つづき）

➡：隣接肺葉の偏位，➡：横隔膜の挙上，➡：気管-気管支の偏位，➡：minor fissureの偏位，➡：右心縁の偏位．胸部X線写真で透過性低下の明瞭な部分を赤色（■），不明瞭な部分をピンク色（■）で示す．

9 無気肺を見つける

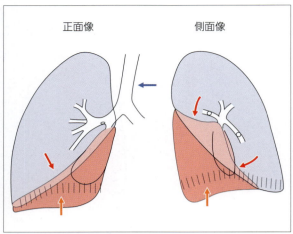

g：右中下葉無気肺（中等度）

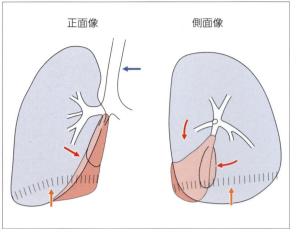

h：右中下葉無気肺（高度）

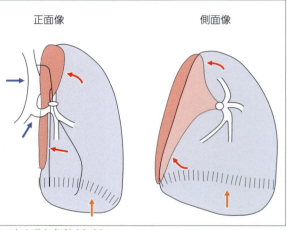

i：左上葉無気肺（高度）

j：左上葉無気肺（高度）

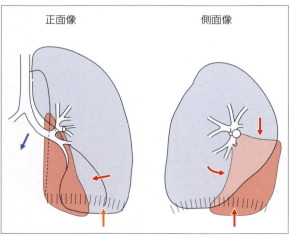

k：左下葉無気肺（中等度）

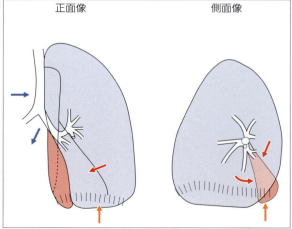

l：左下葉無気肺（高度）

図 9-2 胸部 X 線写真における無気肺の模式図（つづき）

➡：隣接肺葉の偏位，➡：横隔膜の挙上，➡：気管-気管支の偏位，➡：minor fissure の偏位．胸部 X 線写真で透過性低下の明瞭な部分を赤色（■），不明瞭な部分をピンク色（■）で示す．

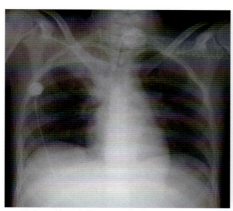
a：胸部X線写真（ポータブル）

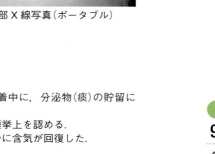
b：気管支鏡後の胸部X線写真（ポータブル）

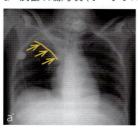

図9-3　症例1．右上葉無気肺
20歳代女性．脳挫傷で人工呼吸器装着中に，分泌物（痰）の貯留により右上葉無気肺となった．
a：右上肺野の透過性の低下，右横隔膜挙上を認める．
b：気管支鏡での吸痰処置により速やかに含気が回復した．

●右上葉無気肺（図9-2a，b）

　右上葉無気肺では中葉が腹側・外側から，下葉が背側・外側から過膨張し，含気のなくなった上葉は圧排されて縦隔側に張りつくような形になります．このため正面像では右上肺野の透過性低下域，右肺門の挙上，気管の右側偏位，右横隔膜挙上などが見られます．側面像では上肺野に逆三角形の透過性低下域ができます．

　それでは症例1，2をみてみましょう〔症例1：痰による右上葉無気肺（図9-3），症例2：肺癌による右上葉無気肺（図9-4）〕．さて，図9-3aと図9-4aではどこが違うでしょうか．図9-3aは痰の貯留による気管支閉塞例で，扇子を畳んだような形です．全身麻酔や人工呼吸用の気管チューブが深く入りすぎた場合も，右上葉支入口部がチューブで蓋をされ同じことが起こります．一方，図9-4aでは扇子の根元（中枢側）が膨らんでいます．これは逆Sサイン（inverted S sign, Golden's S sign）と呼ばれるもので，右上葉根部に腫瘍があって無気肺となった場合の特徴的な像で，根元の腫瘍が邪魔をしてそれ以上肺が潰されないことを表しています．無気肺に陥る前（図9-5）と比較して腫瘍の見えかたの違いを確認してください．

> **juxtaphrenic peak**
> 肺靱帯によって固定された下葉が頭側へ偏位する（引き上げられる）際に生じるもので，横隔膜面に存在するaccessory fissureが顕性化してテント状に見えてくる（77頁参照）．

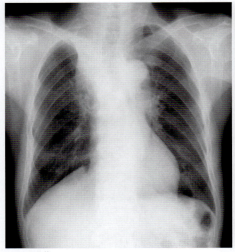

図 9-4 症例 2．右上葉無気肺

60歳代男性．右上葉根部の肺癌（扁平上皮癌）．
a：右上肺野の透過性は低下し，中枢側は腫瘤状を呈し，正常肺との境界は逆 S 字型（→）に見える．気管は右側へ偏位し（→），右横隔膜は挙上し，テント状の juxtaphrenic peak（→）を認める．破線は肺靱帯の存在部位を示す．
b：中枢側の腫瘤と一体になり，てるてる坊主が逆立ちをしたように見える．

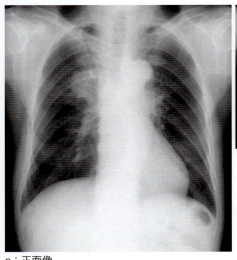

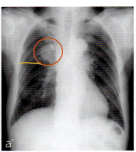

図 9-5 症例 2 の 2 か月前の胸部 X 線写真

2 か月前には右肺門部に 4 cm 大の腫瘤影（○）を認めた．無気肺となったあとの図 9-4a ではこのような大きな腫瘍であっても認識できない．minor fissure（—）は通常の位置に存在する．

a：正面像

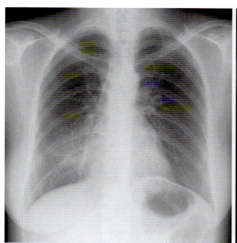
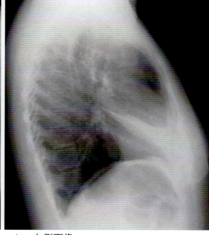
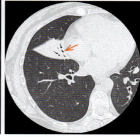

a：正面像　　　　　　　　　　b：右側面像　　　　　　　　c：胸部 CT

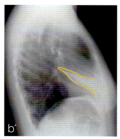

図 9-6 症例 3．右中葉無気肺
30 歳代女性．気管支拡張症．
a：右下肺野内側の透過性が低下し，右心縁シルエットは消失している．
b：心陰影に重なるくさび形の透過性低下域を認める．
c：内部に気管支透亮像（➡）を認めることより，腫瘍による閉塞性無気肺でなく非閉塞性であることがわかる．右中葉無気肺には非閉塞性無気肺が少なくない．

● **右中葉無気肺**（図 9-2c，d）

　右中葉無気肺は正面像では右心縁に接する右中下肺野の透過性低下域，<u>右心縁シルエットの消失</u>が見られます．ただし，無気肺が高度になると右心縁シルエットは保たれます．側面像のほうが診断は容易で，心陰影に重なる楔形〜帯状の透過性低下域が出現します．

　それでは症例 3 をみてみましょう〔症例 3：気管支拡張症による右中葉無気肺（図 9-6）〕．

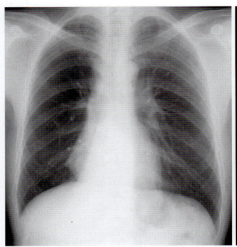
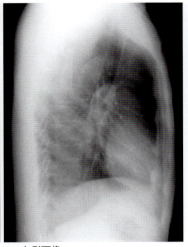

図 9-7 症例 4. 右下葉無気肺

50歳代男性．右下葉根部の肺癌(扁平上皮癌)．
a：major fissure(➡)で境界された三角形の透過性低下域を認める(ただし，内側を形成する傍食道線，底辺を形成する横隔膜のシルエットは虚脱肺と接するため見えない)．右肺野の血管影はまばらで細い．右心縁シルエットは保たれ，minor fissure(—)は下方へ偏位している．
b：右横隔膜シルエットが背側部分で消失している(〜)．

●右下葉無気肺(図 9-2e, f)

　右下葉無気肺では，下葉は肺靱帯へ向かって縮小し，縦隔側・背側に貼りつくような形になります．正面像では右下肺野縦隔側に major fissure で境界された三角形の透過性低下域が出現し，横隔膜シルエットの内側部分が消失します．右心縁シルエットは保たれます．肺門は下方に偏位し，右主気管支〜中間気管支幹の走行はより垂直に近づきます．minor fissure はしばしば尾側へ偏位します．右上葉の代償性過膨張のために肺野の血管影はまばらに見え，透過性が亢進します．側面像では背側下方部分の透過性が低下し，右横隔膜は挙上してシルエットの背側部分が消失します．ただし，無気肺が高度になると横隔膜シルエットは保たれる場合もあります．
　それでは症例4をみてみましょう〔症例4：肺癌による右下葉無気肺(図9-7)〕．

●右中下葉無気肺(図 9-2g, h)

　右中下葉無気肺は右心縁シルエットが保たれることがあり，一見すると右下葉無気肺とよく似ています．ベテランでなければ中枢から気管支や血管をたどって鑑別することは困難です．でも初学者でも簡単に見分けられる場合

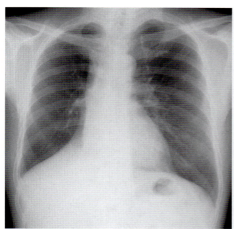
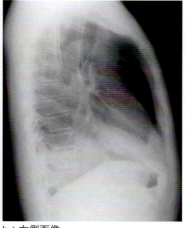

a：正面像　　　　　　　　　　　b：右側面像

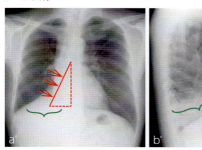
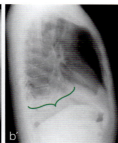

a'　　　　　　　　　　b'

図 9-8 症例 5．右中下葉無気肺（胸部 X 線写真）

60 歳代男性．喫煙指数 1,200．血痰あり．右中間気管支幹根部の肺癌（扁平上皮癌）．
a：major fissure（➡）で境界された三角形の透過性低下域を認め，右横隔膜シルエットが消失（⌒）している．右肺野の血管影はまばらで細い（one lobe artery sign）．
b：右横隔膜シルエットが背側部分で消失している（⌒）．

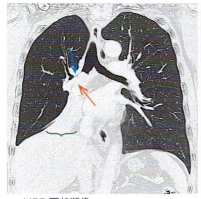
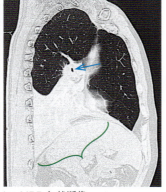

a：MPR 冠状断像　　　　　b：MPR 矢状断像

図 9-9 症例 5．右中下葉無気肺（胸部 CT）

a：右主気管支から中間気管支幹内に腫瘍（➡）が存在することにより，右中下葉は高度無気肺に陥っている．右主気管支〜上葉気管支も著明に狭窄（➡）している．横隔膜シルエットが消失している（⌒）．
b：虚脱した中葉・下葉が横隔膜に広く接しており（⌒），横隔膜シルエット消失の原因となっている．

があります．もし minor fissure が確認できれば中葉に含気が残っていることになり，「中下葉無気肺ではない」と自信をもって言えます．しかし minor fissure は必ず見えるものではないため，見えない場合にはどちらかわかりません．

　それでは症例 5 をみてみましょう〔症例 5：肺癌による右中下葉無気肺（**図 9-8〜10**）〕．

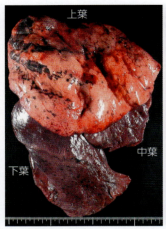
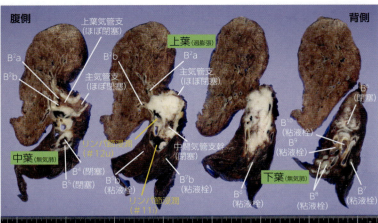

a：固定前の切除肺　　　　b：冠状断割面

図 9-10 症例 5．右中下葉無気肺（肉眼像）
a：右肺全摘術を施行．上葉には含気を認める（むしろ過膨張）が，中下葉は暗赤色を呈し完全に虚脱し硬化している．このため，正常なら「下膨れ」に見えるはずの右全肺が，「頭でっかち」に見える．
b：気管支内腔に増殖した腫瘍は周囲肺実質に浸潤し，近傍のリンパ節にも直接浸潤して一塊の腫瘤を形成している．腫瘍末梢の気管支は拡張し粘液栓を容れている．病理診断：低分化扁平上皮癌，7.0×3.3×3.0 cm（pTS＝pIS 7.0 cm），pT2bN1M0, pl0, stage ⅡB．

● 右全無気肺

　右全無気肺では右肺野は透過性が低下して真っ白となり，左肺が過膨張して縦隔が右側に偏位します．右横隔膜シルエットは消失し，どこにあるのか認識できません．
　それでは症例6をみてみましょう〔症例6：肺癌による右全無気肺（図9-11〜13）〕．

Column

右上中葉無気肺は？

　「右上中葉無気肺は？」と尋ねられたらどう答えるだろうか．私なら「普通は起こらない」と答える．中間気管支幹の長さは約2 cm あり，上葉支と中葉支の入口部はそれだけ離れている．上葉支と中葉支を閉塞し，しかも下葉支を閉塞しない単一の病変を想定することは困難である．このように離れた気管支の支配領域に陰影が複数出現する場合，腫瘍の可能性は低いと考えられる．

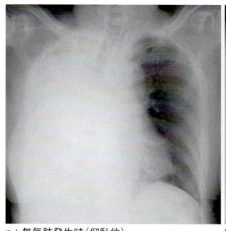
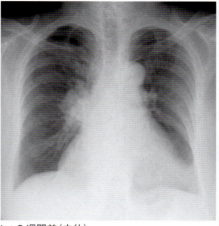
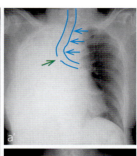
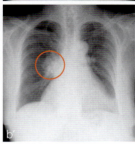

a：無気肺発生時（仰臥位）　　　　b：3週間前（立位）

図 9-11 症例 6. 右全無気肺（胸部 X 線写真）
80 歳代女性．肺癌（非小細胞癌）．
a：右肺野は真っ白で，気管は右側へ偏位（➡）し，右主気管支が途絶（➡）している．
b：3 週間前には右肺門部に大きな腫瘤影（〇）を認める．

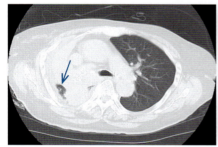
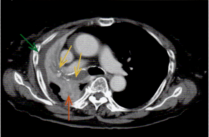
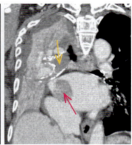

a：胸部 CT　　　　　　　　　　　b：胸部 CT　　　　　　　　　　　c：MPR 冠状断像

図 9-12 症例 6. 右全無気肺（胸部 CT）
a，b：右下葉 S^6 の腫瘍（➡）が浸潤し，右主気管支～上葉気管支内腔は腫瘍と粘液栓（➡）により完全閉塞している．気管支が閉塞すると肺内に残っている空気は 24 時間以内に吸収されて消失する．本症例では含気（➡）が一部認められることより，無気肺発生後間もないことがわかる．無気肺に伴って少量の胸水（➡）が出現している．
c：気管支内腔は腫瘍と粘液栓（➡）で充満している．左房内には肺静脈から侵入した腫瘍塊（➡）を認める．

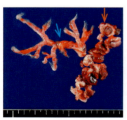

図 9-13 症例 6. 気管支鏡で摘出された腫瘍と粘液栓
高周波スネア＋YAG レーザーを用いて気管支鏡下に腫瘍（➡）を部分切除した．右上葉気管支からは鋳型状を呈する粘液栓（➡）がそのまま摘出された．これにより無気肺は解除され，図 9-11b と同様の X 線像に復した．

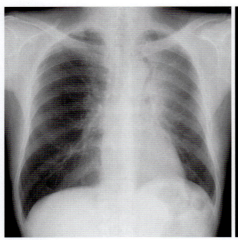
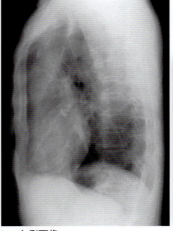
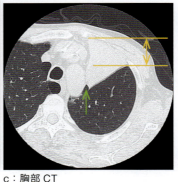

a：正面像　　　　　　　　　　　　b：左側面像　　　　　　　　c：胸部CT

図 9-14 症例7．左上葉無気肺

60歳代男性．左上葉根部の肺癌（扁平上皮癌）．
a：左上肺野〜中肺野の縦隔側の透過性は広範に低下し（┅），左心縁シルエットの頭側部分は消失している．大動脈弓部のシルエットは保たれている（Luftsichel sign：➡）．気管は左へ偏位し（➡），左主気管支が下に凸のカーブを描いて挙上している（➡）．左横隔膜は挙上し，juxtaphrenic peak（➡）も認める．3 cm を超える腫瘤が存在するが，認識できない．
b：腹側に帯状の透過性低下域を認める．
c：過膨張した左下葉 S⁶ が大動脈弓と虚脱した左上葉との間に入り込んでいる（➡）．これが胸部X線写真（正面像）で大動脈弓の周囲の帯状の透亮域（Luftsichel sign）として認識される．↕ は胸部X線写真側面像における腹側の帯状の透過性低下域に相当．

● 左上葉無気肺（図 9-2i，j）

　左上葉無気肺は右上葉無気肺とはかなり趣を異にします．上区と舌区がつながり頭尾方向に長いため無気肺になっても頭側に折り畳まれることはなく，<u>過膨張した下葉によって背側・下方から押し上げられ，前縦隔に向かって折り畳まれたような形</u>になります．境界不鮮明な形で広範に上肺野〜中肺野の縦隔側の透過性が低下し，左心縁シルエットの頭側部分は消失します．左肺門の挙上，気管の左側偏位，左横隔膜挙上などが見られます．大動脈弓部のシルエットについては，左下葉の過膨張の状態によって異なり，含気のない上葉が接すれば消失し，含気のある下葉 S⁶ が接すれば保たれます（periaortic lucency, **Luftsichel sign**）．側面像では腹側に帯状の透過性低下域が見られます．

　それでは症例7をみてみましょう〔症例7：肺癌による左上葉無気肺（図 9-14）〕．

● 左下葉無気肺（図 9-2k，l）

　左下葉無気肺は右下葉無気肺と類似しています．心陰影に重なるためにか

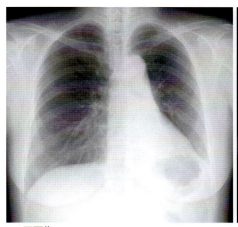
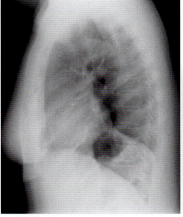
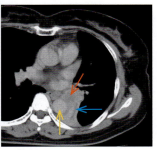

a：正面像　　　b：左側面像　　　c：胸部CT

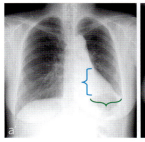
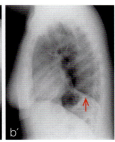

図9-15 症例8．左下葉無気肺

50歳代女性．肺癌（腺癌）の肺門リンパ節転移．
a：心陰影に重なる左下肺野の透過性が低下し，血管影も見えない．下行大動脈シルエット（—）も横隔膜シルエット（—）も消失している．
b：左横隔膜挙上（➡）は認めるものの，高度の無気肺であるため過膨張した上葉が横隔膜部までカバーし，側面像では背側部分の横隔膜シルエットは保たれてしまっている．
c：左下葉気管支は腫瘍（➡）により閉塞し，虚脱は高度である．虚脱した左下葉が下行大動脈（➡）に接しているため，胸部X線写真正面像では下行大動脈シルエットは消失する．無気肺内部には気管支粘液栓（➡）を認める．

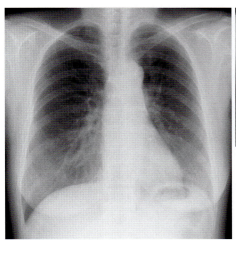
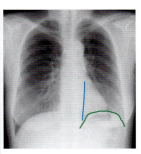

図9-16 症例8の治療後の胸部X線写真

放射線化学療法が奏効し，2か月後には左下葉無気肺は改善した．下行大動脈シルエット（—）が正常に確認できる．横隔膜シルエット（—）や心陰影に重なる血管影も確認できる．

なり見づらいのですが，major fissure で境界された三角形の透過性低下域が見られます．<u>左横隔膜シルエットの消失</u>に加えて，<u>下行大動脈シルエットの消失</u>が重要なポイントです．肺門は下方に偏位し，左主気管支の走行はより垂直に近づきます．

それでは症例8をみてみましょう〔症例8：肺門リンパ節転移による左下葉無気肺（**図9-15～16**）〕．

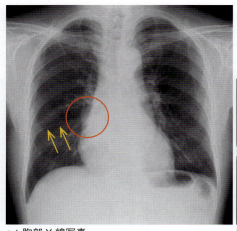
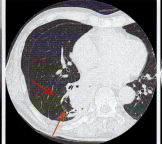
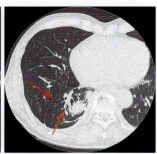

a：胸部 X 線写真　　　　　　　　　　b：胸部 CT　　　　　　　　c：胸部 CT

図 9-17　症例 9．円形無気肺
a：右肺門部に腫瘤影（◯）を認める．minor fissure（➡）が尾側へ偏位している．
b, c：右下葉は容積減少が著明である（➡が major fissure である）．虚脱した末梢肺が渦巻状に折りたたまれて腫瘤状を呈し，高度の血管・気管支の巻き込み像（comet tail sign）（➡）を伴う．

● 左全無気肺

　左全無気肺では左肺野は真っ白となり，右肺が過膨張して縦隔は左側に偏位します．胃泡の挙上を見ることで左横隔膜が挙上していることがわかります．

● 円形無気肺

　円形無気肺は，特殊な無気肺の 1 つです．良性石綿胸水や外傷，胸膜炎などによる胸水貯留が消退した後に見られることがあります．虚脱した末梢肺が再膨張することなく渦巻状に折り畳まれて腫瘤状になったもので，CT では，彗星の尾を思わせる特徴的な高度の血管・気管支の巻き込み像（comet tail sign）を伴う腫瘤が胸膜直下に認められます．ただし，胸部 X 線写真だけでは肺癌との鑑別は困難です．
　それでは症例 9 をみてみましょう〔症例 9：円形無気肺（図 9-17）〕．

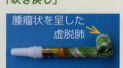

円形無気肺のイメージ
「吹き戻し」

　無気肺についてはパターン認識であるとはいえ，高度無気肺例では透過性低下域が極端に小さく，著明な代償性過膨張によってシルエットが保持されることも多く，無気肺の診断は困難となります．まばらな血管影，一側肺の透過性の亢進が唯一の所見となる場合もあり注意が必要です．

> **Column**
>
> ### 肺葉性無気肺と肺葉切除術後の写真はうりふたつ
>
> 　無気肺は，まずその存在を示唆する所見に気づかなければいけない．肺葉性無気肺の際に隣接臓器に起こる現象（隣接肺葉の過膨張，横隔膜の挙上，縦隔の偏位など）は肺葉切除術後と同じなので，胸部X線写真もよく似てくる．たとえば，左上葉切除術後であれば正面像では左横隔膜の挙上，左上肺野の透過性低下，大動脈弓シルエットの不明瞭化，側面像では腹側に帯状の透過性低下域（➡）が見られる（図1）．これは左上葉無気肺（図9-14）とそっくりではないか．つまり，肺葉切除術後の胸部X線写真の読影は肺葉性無気肺を見つけるための絶好の訓練になる．肺葉切除術後の写真はただ漫然と眺めるのではなく，無気肺の写真だと思って見てみよう．
>
>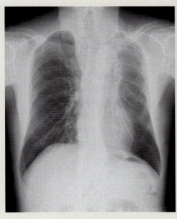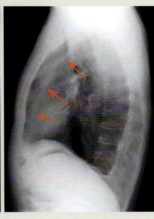
>
> | 図1 | 左上葉切除術後の胸部X線写真

Lecture 10 気胸・ブラを極める

- 気胸の原因
- 気胸の胸部 X 線写真所見
- 気胸・ブラに関連した特殊な状態

胸部 X 線写真を見るのに慣れてくると「気胸なんて簡単」と思われるかもしれません．しかし軽度の場合，仰臥位の場合，乳幼児の場合などかなり難しいこともあります．そのような場面で見逃すことのないように知識を身につけておきましょう．

気胸の原因

気胸とは**何らかの原因により胸腔（厳密には壁側胸膜と臓側胸膜の間の胸膜腔）に空気が貯留した状態**と定義されます．原因により以下のように分類されます（表10-1）．

特発性自然気胸は肺に発生したブラあるいはブレブが何かの拍子に破綻し，そこから肺内の空気が胸腔に漏れ出し，その空気によって肺が圧迫されて虚脱している状態です．やせ型の若年男性に多い気胸です．

鈍的外傷による気胸（閉鎖性）は折れた肋骨が臓側胸膜を損傷して起こります．日本ではまれですが，穿通性（開放性）外傷ではたとえ肺に損傷がなくても壁側胸膜が損傷され外気が胸腔内に侵入すれば気胸となります．

いずれの場合も，胸部 X 線写真では**虚脱した肺**と《際立つ黒》である**肺血管影の欠如した気胸腔**が認められます．

気胸の胸部 X 線写真所見

虚脱肺と気胸腔

肺の虚脱の程度により軽度，中等度，高度に分類されます（表10-2）．

高度の気胸では，虚脱して小さくなった肺と大きな気胸腔が見られ，一見して気胸とわかります（図10-1）．しかし軽度の気胸は難しく，**胸壁近くに肺の辺縁（＝臓側胸膜が作る線）を見つける**ことになります（図10-2）．

気胸では肺は丸みを帯びるように虚脱します．これはもともとの肺の形状に加え，上昇する胸腔内圧に抗して含気を維持するためには表面積の小さい球形が有利なためです．また，気胸を起こしていないときには肺はすべての方向から引っ張られて重さがないような状態ですが，気胸が起こると急に重さを生じて肺は下方に移動します．すなわち胸壁から肺の辺縁までの距離は，頭側では広く，尾側では狭くなります（図10-3a）．

慢性閉塞性肺疾患（chronic obstructive pulmonary disease；COPD）

有害物質が原因で肺に慢性的な炎症が起こり，気道や肺胞がゆっくりと破壊されていく疾患．緩徐進行性に咳，喀痰，労作性呼吸困難を生じる．日本では原因の 90％以上が喫煙によるものと言われている．推定患者数は約 530 万人と言われている．

Birt-Hogg-Dubé 症候群（BHDS）

皮膚と肺と腎を冒す稀な常染色体優性遺伝疾患．皮膚病変としては主に頭頸部に線維毛包腫と呼ばれる小丘疹が多発する．肺病変は多発肺嚢胞（サイズはさまざまで肺底部胸膜直下に多い）で，自然気胸の頻度が高い．腎病変は種々の腫瘍で，嫌色素性細胞癌やオンコサイトーマが多い．自然気胸を契機に発見・診断されることが多いので覚えておこう．

表 10-1 気胸の原因による分類

自然気胸
特発性自然気胸
続発性自然気胸…基礎疾患に関連して発生する気胸
COPD（とくに肺気腫），気管支喘息，間質性肺炎，肺癌，肺結核，肺化膿症，子宮内膜症（月経随伴性気胸），リンパ脈管筋腫症，Birt-Hogg-Dubé症候群など
外傷性気胸
医原性気胸…針生検，鎖骨下静脈穿刺，人工呼吸器など

表 10-2 気胸の肺虚脱度による分類

軽度気胸	肺尖が鎖骨より上にある（20%以下の虚脱）．
中等度気胸	肺尖が鎖骨より下にある．
高度気胸	全虚脱あるいはこれに近いもの（50%以上の虚脱）．

注：胸部X線写真正面像（立位・深吸気）で判定する．

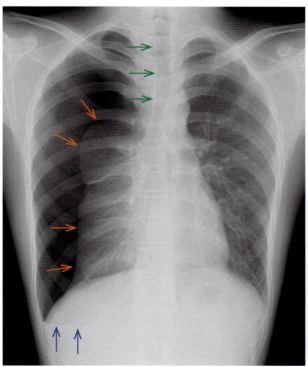

a：胸部X線写真

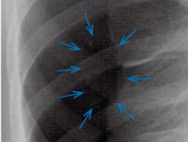

b：右中肺野拡大像

図 10-1 自然気胸（高度）

15歳男性．
a：右側に肺血管影の見られない広い透過性亢進域（気胸腔）があり，高度気胸である．線状影で境界された虚脱肺（➡）は透過性が低下し，右心縁シルエットが消失している．肺は丸みを帯びて虚脱し，下方に位置している．縦隔は左へ軽度偏位（➡）し，少量の胸水貯留（➡）も認める．
b：右肺の外側縁に細い線で境界された4cmほどのだるま形の無構造な透過性亢進域を認め，これがブラである（➡）．

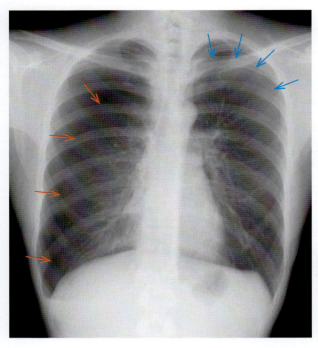

図10-2 両側同時自然気胸（右は中等度，左は軽度）
20歳代男性．
胸部X線写真．右側に細い線状影（➡）と気胸腔を認め，中等度気胸である．左肺尖部（鎖骨近傍）にも同様の線状影（➡）と気胸腔を認め，軽度気胸である．両側同時気胸は稀ではない．

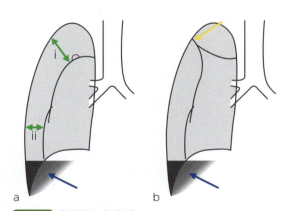

図10-3 虚脱肺と気胸腔
a：気胸を起こすと肺は重力で下方へ移動し，胸壁までの距離はi＞iiとなる．しばしば少量の胸水が貯留する（➡）．
b：テント状を呈している場合には癒着が存在すると考えられる（➡）．

　もし丸く虚脱せずテント状を呈している場合には，その部分に癒着が存在すると考えられます（図10-3b，4）．先端が細い場合は癒着索，広い場合には面を形成するような癒着が想定されます．癒着索の中には新生血管が発達していることがあり，気胸発症時にこれが断裂すると血気胸となります（図10-5，6）．

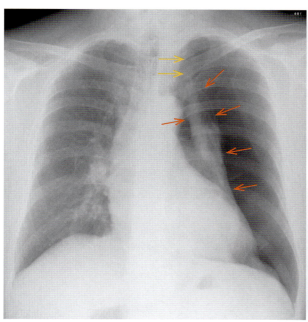

a：胸部 X 線写真

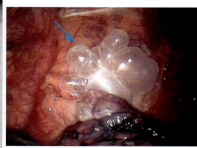

b：胸腔鏡

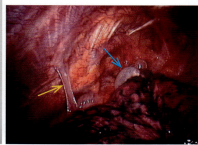

c：胸腔鏡

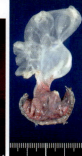

d：切除肺
（肉眼像）

図 10-4　自然気胸（癒着例）

60 歳代男性.
a：左側に高度気胸を認める（➡）．虚脱した肺は肺尖部の癒着索によって牽引されテント状を呈している（➡）．縦隔は右に軽度偏位している．
b：肺尖部に薄壁ブラが集簇している（➡）．
c：近傍に癒着索を認める（➡）．
d：部分切除された肺には虚脱したブラを認める．

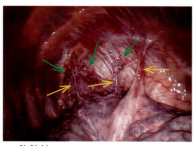

a：胸腔鏡　　　　　　　　　　　　b：胸腔鏡（拡大）

図 10-5　自然気胸（癒着例）

30 歳代男性.
a：3 本の癒着索（➡）があり，癒着索内部および胸壁に新生血管の増生（➡）を認める．
b：拡大視すると新生血管が明瞭に確認できる．

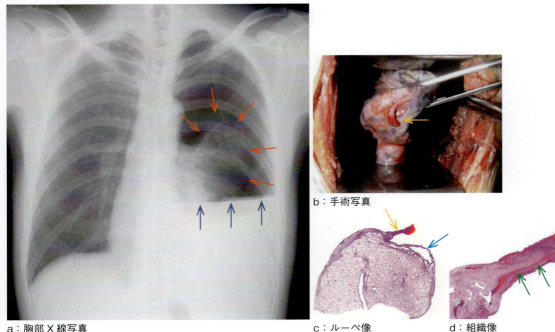

a：胸部X線写真　　　　　　　　　　　　　　c：ルーペ像　　　　d：組織像

図 10-6 自然血気胸

40 歳代男性．
a：左側に高度気胸を認める（➡）．液面形成を伴う中等量の胸水貯留（➡）を認め，出血を伴う血気胸（血性胸水）と判断する．
　　縦隔は右に軽度偏位している．約 1,000 mL の血液貯留があり，緊急手術を施行した．
b：離断された癒着索（➡）を認める．
c：癒着索（➡）とブラ（➡）を認める．
d：組織像．癒着索の内部に新生血管（➡）を認める．

ブラ bulla／ブレブ bleb

肺の中にできた空気の袋である"肺嚢胞"のこと．気腫性肺に見られることが多い．臓側胸膜の内層の破壊がない径 1 cm 以上のものが**ブラ**，臓側胸膜の内層を一部破壊し胸膜直下に生じた小さなものが**ブレブ**．画像的には鑑別困難であり，臨床的に区別する意義もないため，通常はまとめてブラと呼ぶ．

● ブラ

　気胸の胸部 X 線写真でぜひ探してみてほしいものがブラです．主として肺尖部や下葉 S^6 の頂点に原因となったブラが見えます（図 10-1b，7，8）．電子カルテの PC 用汎用モニターで読影する場合にはブラはもちろん，肺の辺縁さえ見えないことがあるため，拡大したり条件を変更したりして観察する必要があります．

　ブラの位置・形態・数に関しては CT で評価します．ルーチン検査用 CT ではっきりしなくても HRCT で小さなブラが確認されることはしばしば経験します．手術を考慮する場合にはブラの部位，数，大きさ，癒着の状態などを確認しておく必要があり，通常の水平断像よりも MPR 冠状断像が有用です（図 10-9）．全身麻酔での手術は対側の片肺換気下に行うため，対側肺のブラ，気胸の有無も確認し，術中の対側気胸発生のリスクをあらかじめ評価しておきます．

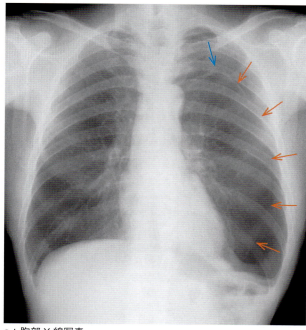

a：胸部 X 線写真

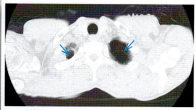

b：胸部 CT

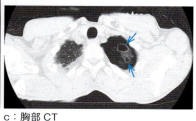

c：胸部 CT

図 10-7 自然気胸

50 歳代男性.
a：左側に中等度気胸を認める（➡）．肺尖部に 2 cm ほどのブラ（➡）が見える．
b, c：左側に気胸腔があり，肺尖部には多数のブラ（➡）が存在する．ブラは右肺尖部にも認める．

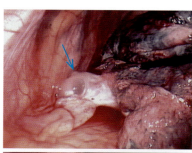

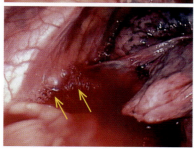

図 10-8 破綻したブラ

80 歳代男性.
胸腔鏡．薄壁ブラの一部が破綻（➡）しており，著明な空気漏れ（➡）を認めた．

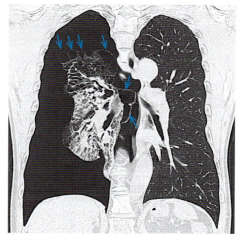

図 10-9 自然気胸

50 歳代男性.
胸部 CT MPR 冠状断像．右高度気胸で虚脱した肺の辺縁には多数のブラ（➡）を認める．MPR 冠状断像ではブラの分布やサイズが非常にわかりやすい．

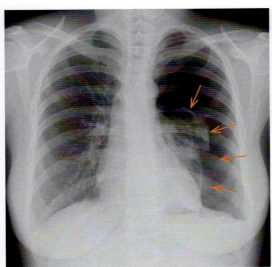

a：胸部X線写真

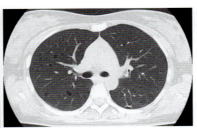

b：胸部CT（ドレナージ後）

図 10-10 **LAM に発症した続発性自然気胸**
20 歳代女性.
a：左側に高度気胸を認める（➡）.
b：両側の肺内に小さな薄壁ブラが多発している．病理組織学的にも LAM と診断された.

> **リンパ脈管筋腫症（ly-mphangioleiomyomatosis；LAM）**
>
> LAM 細胞と呼ばれる平滑筋様の特徴をもつ腫瘍細胞が，肺，リンパ節，腎臓などで慢性的に増殖する疾患．ほとんどは 30 歳前後の妊娠可能な年齢の女性に発症する．肺では，LAM 細胞の増殖に伴って小さなブラが両側肺内に多発する（図 10-10）．しばしば気胸を初発症状とし，再発を繰り返す．慢性的に肺の破壊を呈し，進行した場合は息切れなどが生じる．

　また，胸部 CT は肺が高度に虚脱しているときに撮影しても胸部 X 線写真以上の情報が得られない（高度気胸があることしかわからない）ことも多いので，胸腔ドレナージを行って肺がある程度膨らんだ段階で撮影するようにしましょう．ブラが虚脱して認識しづらいだけでなく，基礎疾患や悪性腫瘍が隠れていることもあるからです（図 10-10）．

胸水

　気胸では軽度の胸膜炎が起こり，少量の反応性胸水が貯留します（図 10-3）．少量の出血の場合もあります．発症直後には認めませんが，多くの例で時間が経過すると出現してきます．もし中等量以上の胸水が見られた場合は急性であれば血気胸（図 10-6），慢性気胸なら膿気胸を疑う必要があります．

呼気撮影

　気胸では，一度は呼気の胸部 X 線写真を撮影してみることをお勧めします．高度の気胸では呼気撮影をすると縦隔が健側へ偏位します（図 10-11）．一方，軽度の気胸では呼気撮影をしても縦隔の偏位はほとんどありませんが，診断が容易になります．なぜなら，①呼気時には胸郭が縮小し横隔膜も挙上して胸腔内圧が上昇し，肺が圧迫されてより虚脱するため，相対的に気胸腔が拡大して見えます．また，②呼気時には含気が減少して肺の透過性は吸気時よりも低下するため虚脱肺と気胸腔とのコントラストが強くなります（図 10-12）．

　なお，側面像は胸腔ドレナージ後のチューブ位置を確認すること以外にはほとんど役立ちません．

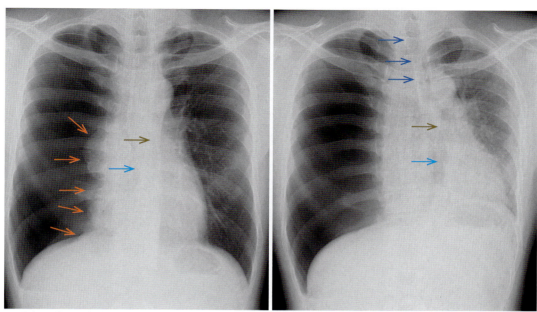

a：胸部X線写真（吸気時）　　　　　　　　　b：胸部X線写真（呼気時）

図 10-11　自然気胸（高度）における吸気・呼気撮影

30歳代男性．
a：右側に高度気胸を認める（➡）．
b：呼気では縦隔が大きく左（健側）に偏位している（➡：気管，➡：前接合線，➡：傍食道線）．

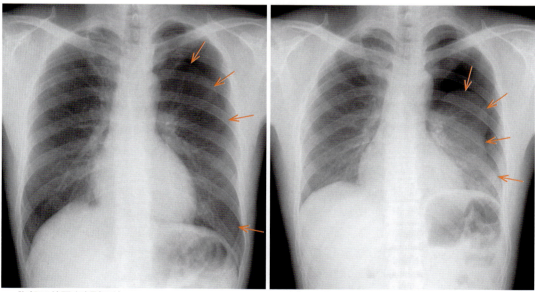

a：胸部X線写真（吸気時）　　　　　　　　　b：胸部X線写真（呼気時）

図 10-12　自然気胸（中等度）における吸気・呼気撮影

20歳代男性．
a：左側に中等度気胸を認める（➡）．
b：肺の虚脱が高度となり，相対的に気胸腔が拡大している．虚脱した肺の透過性は低下し，気胸腔とのコントラストが強くなり，肺の辺縁がよりわかりやすくなっている．縦隔の偏位はごく軽度である．

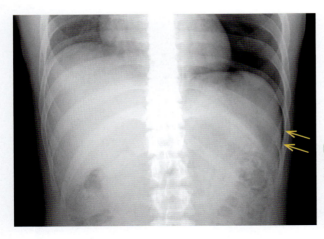

図 10-13 自然気胸
20歳代男性.
腹部X線写真（仰臥位）. 左横隔膜ライン, 左心縁シルエットは鮮明化し, 肋骨横隔膜角が非常に深くなっている〔deep sulcus sign（→）〕. 肺の辺縁の認識は困難であるが, 気胸の診断は可能である.

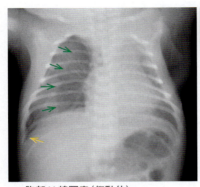 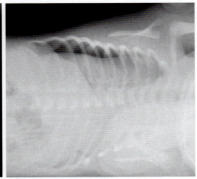

a：胸部X線写真（仰臥位）　　　b：胸部X線写真（左側臥位）

図 10-14 新生児気胸
生後2日男児.
a：右側に deep sulcus sign（→）, medial stripe sign（→）を認める. 縦隔は左に軽度偏位し, 気胸が疑われる.
b：側臥位では気胸がはっきりとわかる.

● 仰臥位撮影

　仰臥位の場合は気胸腔の分布が立位とは異なるため, 留意すべき点がいくつかあります.
　<mark>虚脱した肺は背側に移動し, 漏れた空気は胸腔内の高い位置にあたる肺底部（横隔膜上）の腹側や縦隔寄りの腹側に多く貯留する</mark>ようになります. 肺底部腹側に貯留することにより肋骨横隔膜角が通常よりも深くなる **deep sulcus sign** が見られます（図10-13）. 縦隔寄り腹側に貯留することにより縦隔陰影の外側に帯状の透亮像である **medial stripe sign** が見られます（図10-14）. 腹側の肺下縁が頭側へ偏位するため, 虚脱肺の辺縁は肺尖部よりむしろ横隔膜上で確認しやすくなり, 横隔膜ラインも鮮明化します.

Column

気胸と仰臥位撮影の落とし穴

　空気は主として腹側に貯留するため中等度以上の気胸であっても側胸壁から肺の辺縁までの距離はあまり広がらない(**図1a**).そのため肺虚脱度を過小評価してしまう危険性が高い.さらに,貯留する胸水は背側にほぼ一様に貯留するため透過性低下は軽度にとどまり,液面も見えない.つまり胸水量も過小評価してしまう危険性が高い.もし,気胸で亢進しているはずの透過性が低下していたら血気胸を疑わねばならない(**図1b**).

　やはり,ポータブル撮影(A→P像,仰臥位)はどうしてもそれしか撮れない場合以外はなるべく避けよう.

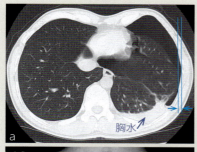
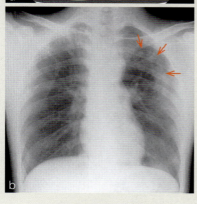

| 図1 | 気胸と仰臥位撮影

30歳代男性.
a:胸部CT.自然血気胸.この状態(仰臥位)でX線写真を撮影すると,2本の青色の線の間がわずかな気胸腔として写ることになり,気胸の程度を過小評価してしまう.
b:胸部X線写真(仰臥位).気胸(➡)があるにもかかわらず肺野の透過性亢進が見られないため,血気胸を疑う.

● 側臥位撮影

　気胸が疑われるが小児や救急・ICUなどで立位や呼気撮影が不可能な場合は側臥位像を試してみてください.健側を下にした側臥位(右気胸疑いなら左側臥位)撮影をオーダーします(**図10-14**).側臥位では肋骨横隔膜角が胸腔内で最も高くなるのでそこに注目します.消化管穿孔を疑った場合に立位が無理なら側臥位で腹腔内遊離ガスを確認するのと同じ原理です.

> **Column**
>
> ### 気道異物と側臥位撮影
>
> 　気胸における側臥位撮影について述べたが，実は気道異物の診断においてもこの方法は有用である．一般的に気道異物の診断にあたっては吸気・呼気撮影を行う．異物により気管支が閉塞しかかると，しばしば吸気よりも呼気が著明に障害される．そのため，吸気時は正常に見えても呼気時に容積が減少しなくなる，つまり患側の肺が縮まなくなる．年長児や成人であれば可能な方法だが乳幼児では無理である．
>
> 　図1は，ピーナッツを誤嚥した乳児の例だが，胸部X線写真（仰臥位）（図1a）では左心縁シルエットがより鮮明には見えるものの診断は容易ではない．吸気・呼気撮影が困難なので代わりに左右の側臥位撮影をしてみた．右側臥位（図1b）では仰臥位よりも右肺の容積がかなり減少しているが，左側臥位（図1c）では仰臥位と比較して左肺の容積減少が乏しい．よって，下側になっても肺容積の減少が乏しい左側に異物の存在（check valve）が疑われる．CT（図1d）では左主気管支内に異物の存在が確認でき，左肺の過膨張と縦隔の右方への軽度偏位も認める．小児救急では使ってみたい方法である．
>
>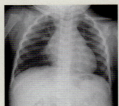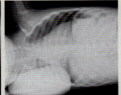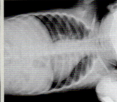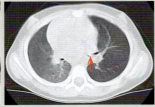
>
> a：仰臥位　　b：右側臥位　　c：左側臥位　　d：胸部CT
>
> | 図1 | 乳児気道異物
> 11か月女児．
> d：左主気管支内に異物（ピーナッツ，➡）を認める．

気胸・ブラに関連した特殊な状態

緊張性気胸

　高度の気胸のうち，患側の胸腔内圧が異常に上昇した結果，患側肺虚脱，横隔膜低位，健側への縦隔偏位，静脈還流障害による心拍出量低下などをきたしている状態は**緊張性気胸**（tension pneumothorax）と呼ばれ，明確に危険な状態です．しかし，胸部X線写真で横隔膜低位や縦隔の健側偏位が強くても，自覚症状が軽微で緊急性のない例も少なくありません．緊張性気胸については胸部X線写真の所見に頼ることなく，血圧低下などの臨床所見に重きを置いて診断し迅速に対処するようにしましょう（図10-15）．

付録「読影時必携！ お役立ちシート」

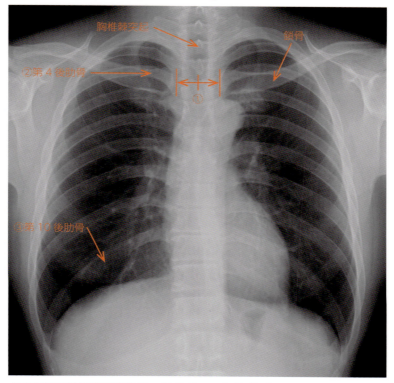

よい胸部X線写真正面像(P→A)のチェックポイント
① 左右の鎖骨内側端と胸椎棘突起との間隔が等しい
② 鎖骨内側端が第4後肋骨に重なる
③ 右横隔膜ライン上に第10後肋間が確認できる

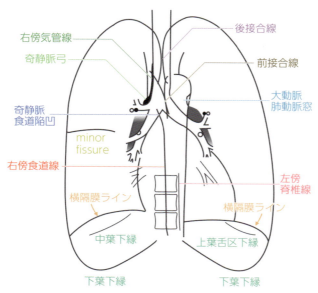

胸部X線写真（正面像）で見える縦隔線
- 上葉気管支は右が高い
- 肺門（肺動脈の肩の部分）は左が高い
- 横隔膜は右が高い

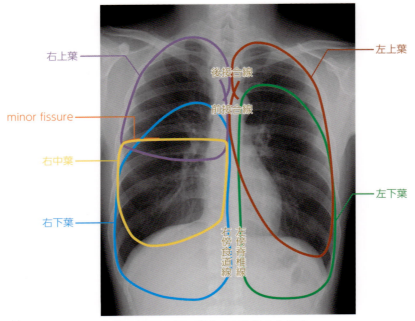

胸部X線写真（正面像）での肺葉の広がり
・右下葉の上縁は奇静脈弓のやや頭側
・左下葉の上縁は大動脈弓のやや頭側
・両下葉の下縁は第1〜2腰椎レベル

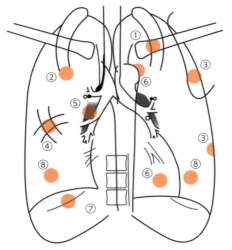

① 鎖骨・第1肋骨
② 第1肋軟骨の化骨（過形成）
③ 肩甲骨・側胸壁
④ 肋骨
⑤ 肺門陰影
⑥ 心陰影・縦隔
⑦ 横隔膜ラインの尾側
⑧ 乳頭

胸部X線写真読影の障害となる「物陰」と「暗がり」

（小林弘明：誰も教えてくれなかった胸部画像の見かた・考えかた．医学書院，2017©付録）

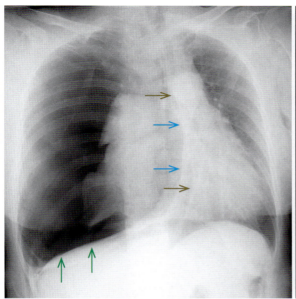
a：胸部X線写真（仰臥位）

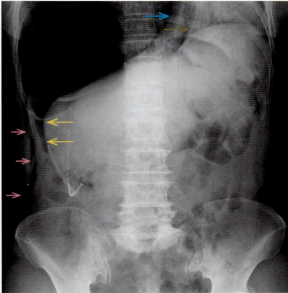
b：腹部X線写真（仰臥位）

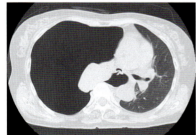
c：胸部CT

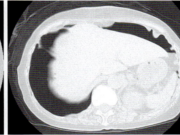
d：胸部CT

図10-15 緊張性気胸

70歳代女性．乳腺針生検に伴う医原性気胸．呼吸困難あり．
a：右肺は高度に虚脱し，縦隔は左に著明に偏位し（➡が前接合線，➡が傍食道線），横隔膜は平低化（反転して下に凸）（➡）している．左肺は圧迫され透過性が軽度低下している．
b：deep sulcus sign（➡）が明瞭で皮下気腫（➡）も認められる．
c：巨大な右気胸腔と著明な縦隔偏位を認める．
d：肺底部では右気胸腔が左側胸部にまで広がっている．

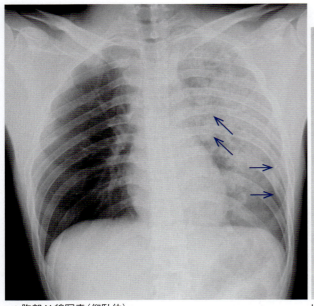

a：胸部X線写真（仰臥位）　　　　　　　　　　　b：左下肺野拡大像

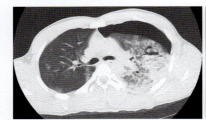
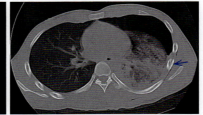

c：胸部CT　　　　　　d：胸部CT　　　　　　e：胸部CT

図 10-16 **外傷性血気胸**
20歳代男性．
a：左側に多発肋骨骨折（➡）と広範な浸潤影を認める．
b：左下肺野拡大像．左下肺野をよく見ると肺の辺縁（➡）が確認でき，deep sulcus sign（➡）を認めることから，左気胸を疑う．気胸腔の透過性は低く，血気胸を疑う．
c〜e：左気胸と浸潤影（肺挫傷）を認める．胸水は水吸収値よりも高く（筋肉や肝臓と同程度）血性胸水と判断できる．縦隔は軽度右に偏位．肋骨骨折（➡），皮下気腫（➡）も認める．

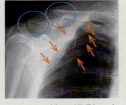

肋骨撮影（正面像）
70 kVの低圧撮影．右第2〜5肋骨に骨折（➡）を認める．右鎖骨にも骨折（〇）を認める．

外傷性血気胸

　高エネルギー外傷ではしばしば肋骨骨折・血気胸・肺挫傷・縦隔気腫・皮下気腫・胸骨骨折・鎖骨骨折などを認めます（図10-16）．さらに呼吸状態が悪い場合には気道損傷の可能性も考慮する必要があります．肋骨骨折や胸骨骨折の評価には通常の胸部X線写真に加えて低圧の肋骨撮影（7頁参照）や胸骨撮影などを行う場合もありますが，最近ではCTで骨折も評価してしまうことが多いでしょう．外傷では肺挫傷の程度やその他の損傷（腹部臓器損傷や骨盤骨折など）の評価もしておく必要があるので，気胸の場合とは異なり，来院時に全身CTを撮りましょう．

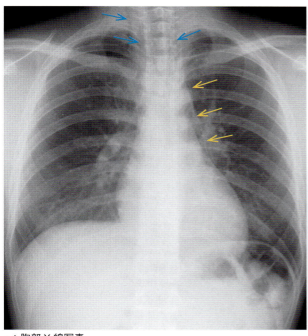
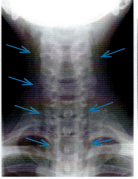
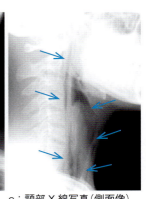

a：胸部 X 線写真　　b：頸部 X 線写真（正面像）　c：頸部 X 線写真（側面像）

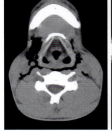
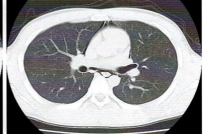

d：頸部 CT　　e：胸部 CT　　f：胸部 CT

図 10-17 縦隔気腫（外傷性）

20 歳代男性．スノーボード中に転倒．
a：上縦隔から頸部にかけて気腫を認める（➡）．縦隔気腫により大動脈弓部〜左心縁の輪郭が鮮明になっている．➡は縦隔胸膜による線状影で，その内側にわずかな透亮像を認める．
b，c：縦隔内から頸部の皮下にかけて広範な気腫を認める．
d：頸部の皮下に空気濃度を認める．
e，f：縦隔内に空気濃度を認める．気胸は起こっていない．
外傷に伴って発生した縦隔気腫ではあるが，気道損傷などの異常は認めなかった．

● 縦隔気腫

何らかの原因で縦隔に遊離ガスが存在する病態をいいます．胸部 X 線写真では，気管気管支辺縁や心臓辺縁に沿った透亮像として観察されます．頸部まで連続した場合には頸部の X 線写真，とりわけ側面像が有用です（図 10-17）．CT であれば少量の縦隔気腫でも容易に認識できます．

胸骨撮影（側面像）

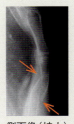

側面像（拡大），胸骨体に骨折を認める．

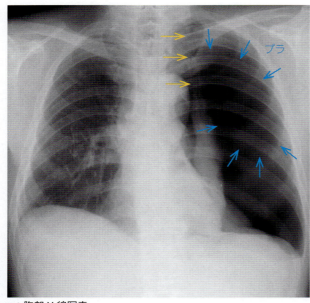
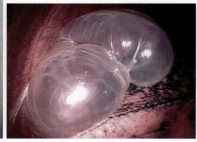

a：胸部X線写真　　　　　　　　　　　　　　　　　　　　b：胸腔鏡

図10-18 自然気胸（巨大ブラ合併）
50歳代男性．肺癌で右上葉切除術施行後．
a：左側に高度気胸あり．肺尖部はテント状を呈しており癒着索の存在が考えられる（➡）．左胸腔には線状影（➡）で囲まれた14×7.5cmほどの無構造な領域を認め，これが巨大ブラである．
b：胸部X線写真で見られた陰影に相当する薄壁の巨大ブラを認める．

原因としては食道損傷（特発性，医原性），気管気管支損傷（外傷，人工呼吸器など），感染症（ガス産生菌など），肺胞内圧上昇（怒責，分娩，人工呼吸器など）などがあります．特発性のもの（特発性縦隔気腫）もあり，自然気胸と同様に若年男性に多く，ほとんどは安静にて1週間前後で軽快します．

巨大ブラ

ブラが胸腔の1/3以上を占めるほど大きくなったものを巨大ブラと呼びます（図10-18）．気胸との鑑別は肺が外側へ向かって凹であればブラ，凸であれば気胸と読影します．巨大ブラでは壁の厚い例が多く気胸は起こりにくいとされています．しかしいったん気胸が起こった場合にはCTでもどこまでが気胸でどこからがブラかの判断はしばしば困難となります．健常肺を圧迫して労作時呼吸困難を生じた場合は手術（ブラ切除術）を考慮する場合もあります．

感染性ブラ

ブラには感染を生じることがあります．ブラ壁が肥厚し，ブラ内部に液体が貯留し液面形成が見られます（図10-19）．難治性でしばしば手術が必要となりますが，運よく保存的に治癒した場合にはブラが自然退縮する例もあります（図10-20）．

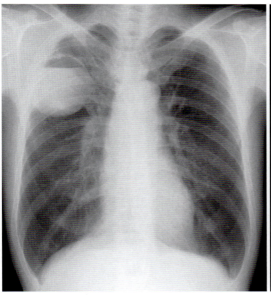
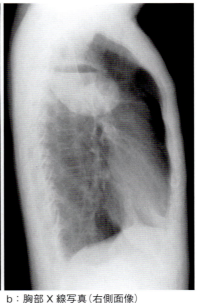

a：胸部 X 線写真（正面像）　　　　　　　　　　　b：胸部 X 線写真（右側面像）

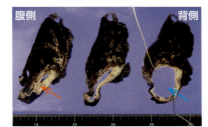

c：肉眼像（冠状断割面）

図 10-19 感染性ブラ

50 歳代男性．38℃以上の発熱の後，微熱が 2 週間続いている．胸部症状は軽度の咳のみ．

- a, b：右上肺野に境界鮮明な腫瘤様陰影を認め，内部には液面形成を伴っている．壁の厚い空洞性病変の中に液体貯留をきたしている状態で，感染性ブラと診断した．
- c：難治性で発熱を繰り返すため右上葉切除術施行．4.5 cm ほどのブラ（➡）を認める．ブラ壁は線維性に肥厚し，ブラ内部に壊死物質（➡）を認める．壊死物質中には細菌やアスペルギルスと考えられる真菌を認めた．

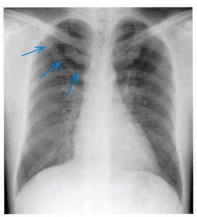
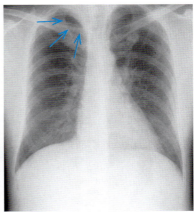

a：b の 1 年前　　　　　b：診断時　　　　　c：b の 1 か月後

図 10-20 感染性ブラ

40 歳代男性．胸部 X 線写真．
- a：右上肺野に径 10 cm ほどの大きなブラ（➡）を認める．
- b：右肺尖部に液面形成を伴う領域（➡）を認める．感染を併発したブラと診断し，抗菌薬を投与した．
- c：ブラは感染前よりも縮小し径 5 cm ほどとなっている．

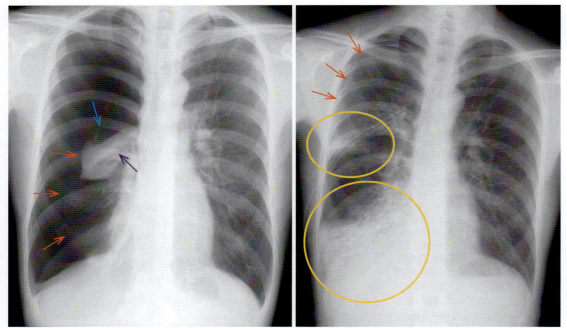

a：胸部X線写真　　　　　　　　　　b：胸部X線写真（翌日）

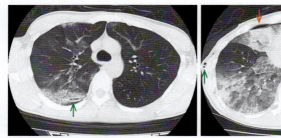

c：胸部CT（bと同日）　　　　d：胸部CT（bと同日）

図10-21　再膨張性肺水腫
20歳代男性．
a：右側に高度気胸を認める（➡）．右上葉は受動性無気肺（➡）に陥り，肺尖部にブラ（➡）を認める．
b：右胸腔ドレナージ翌日．持続吸引により肺は良好に再膨張し，少量の気胸腔が残存している．しかし，右中下肺野には広範な浸潤影（○）が出現している．
c, d：右肺に広範にすりガラス陰影〜浸潤影を認める．肺炎の合併ではなく再膨張性肺水腫である．腹側にわずかな気胸腔（➡）の残存を認める．➡はドレーン．

再膨張性肺水腫

　若年者（40歳未満），長期間（4日間以上）の肺虚脱，高度の気胸の場合などは，陰圧をかけて胸腔ドレナージを行うと，**肺が急激に再膨張して血流が増え，血管透過性が亢進することにより肺水腫を生じる**ことがあります．ドレナージ開始後に咳嗽や呼吸困難が増強し，胸部X線写真やCTで浸潤影を認めたら，再膨張性肺水腫と考えられます（**図10-21**）．このような例では最初はウォーターシール（水封）とし，1日経過してから持続吸引を開始するほうが安全です．

表 10-3 気胸の胸部 X 線写真のチェックポイント

肺の辺縁はどこか？	虚脱の程度
縦隔偏位は？	有無とその程度
ブラは？	部位，数，サイズなど
癒着は？	部位，形態，範囲など
胸水は？	量
対側肺は？	ブラ，気胸の有無

表 10-4 胸腔ドレナージ後の胸部 X 線写真のチェックポイント

胸腔ドレーンの位置は？	先端の位置，途中の経路
肺の伸展（再膨張）は？	良好か不良か
再膨張性肺水腫は？	有無
皮下気腫は？	有無とその程度

また，気胸診断時と胸腔ドレナージ後の胸部 X 線写真のチェックポイントをまとめておきます（表 10-3, 4）．

Column

気管支断端瘻と胸壁開窓術

　肺癌術後には，稀に気管支断端瘻〜膿胸を併発することがある．特に化学放射線療法後や免疫抑制状態の患者に起こりやすい．胸水の吸い込みによる肺炎を防止し，膿胸腔の清浄化を図るために緊急の開窓術を余儀なくされる．本例（図1）は肺癌に対して右下葉切除術を施行したが，術後 18 日目に気管支断端瘻・膿胸を併発した．再手術では第 7〜8 肋骨を一部切除し，右胸壁に長径 12 cm ほどの窓（＝胸腔皮膚瘻）を作成した．右上葉は胸壁に癒着し，含気は比較的保たれている．右気胸の状態であるにもかかわらず，日常生活は十分に可能である．覗き込むと肺が直視でき，実に不思議な光景である．

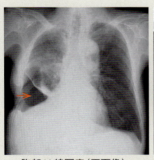 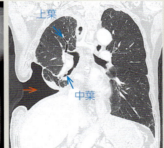 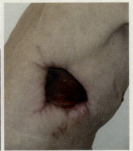

a：胸部 X 線写真（正面像）　　b：胸部 CT　MPR 冠状断像　　c：創部

図1 気管支断端瘻に対する開窓術
70 歳代男性．肺癌に対して右下葉切除術施行．
a：再手術後 24 日目．
b：再手術後 18 日目．
c：再手術後 41 日目．

Lecture 11 胸水にもいろいろある

- 胸水の原因
- 胸水の胸部 X 線写真所見
- 特殊な状態の胸水

胸水は呼吸器科のみならず，循環器科，透析科，消化器科など多くの科でかかわりの深いものです．どの科を目指す人にとっても知っておいて損はないはずです．

胸水の原因

胸水(pleural effusion)とは何らかの原因により胸膜腔(壁側胸膜と臓側胸膜の間)に液体が貯留した状態を指します．

胸膜では胸水の生成と吸収が同時進行し，その結果として，胸腔には生理的にごく少量(5～10 mL)の胸水が常に存在し，呼吸運動に伴う壁側胸膜と臓側胸膜の摩擦を減らす潤滑剤の働きをしています．何らかの原因で胸水の生成が異常に高まったり，吸収が阻害されて両者のバランスが崩れると胸水貯留を生じます．胸水の性状から表 11-1 のように分類されます．

一般的には，漏出性胸水は両側に，滲出性胸水は片側に貯留します．また，膵炎や心膜切開手術後などでは左側優位に胸水貯留が見られやすく，肝硬変や卵巣線維腫(Meigs 症候群)などでは右側優位に胸水貯留が見られやすいことが知られています．

> **滲出液と漏出液の基準**
> ① 胸水蛋白/血清蛋白＞0.5
> ② 胸水 LDH/血清 LDH＞0.6
> ③ 胸水 LDH/血清の基準値上限＞2/3
> のいずれか 1 つを満たせば滲出性．1 つも満たさなければ漏出性．
> (Light の診断基準による)

表 11-1 胸水の性状と原因

滲出性胸水	肺炎，癌性胸膜炎，胸膜中皮腫，石綿良性胸水，肺梗塞，膠原病，横隔膜下膿瘍，膵炎など	
漏出性胸水	心不全，肝不全，腎不全，低アルブミン血症など	
特殊型	血胸	外傷による胸腔内出血
	乳び胸	手術や外傷時の胸管損傷によるリンパ液
	膿胸	細菌感染による膿

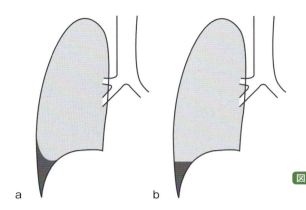

図 11-1 問題：胸部 X 線写真（立位正面像）で、「肋骨横隔膜角の鈍化」と呼ばれるのは a と b のどちらか？

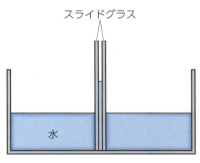

図 11-2 毛細管現象
2 枚のスライドグラスを水中に立て、これをどんどん近づけていくと、2 枚の板の間に生じた狭い間隙に水が吸い上げられる。これを「毛細管現象」という。胸腔内では臓側胸膜と壁側胸膜との間に生じる狭い間隙に、この「毛細管現象」によって胸水が吸い上げられるので図 11-1a のような形で貯留することになる。ガーゼに血液が染み込むのも同様の機序による。

胸水の胸部 X 線写真所見

肋骨横隔膜角の鈍化

「CP angle, dull」という言葉は胸部 X 線写真立位正面像での胸水貯留の所見として誰もが聞いたことがあるでしょう。正式には「肋骨横隔膜角の鈍化」と言います。それでは模式図（図 11-1）を見て、この状態を正しく表現しているのはどちらか考えてみてください。貯留する液体の量やその種類（漏出液、浸出液、血液など）によって変わるわけではありません。

正解は a で、本来鋭角であるはずの肋骨横隔膜角が"丸く"なります。これには**毛細管現象**が深く関わっています（図 11-2）。

典型的な胸水貯留は胸腔という 1 つの大きな空間に遊離胸水が貯留した状態で、重力に従って胸水は胸腔内の最下部に貯留します。ごく少量の胸水の場合、最初に背側の肺底部と横隔膜の間に貯留するため、通常の立位の胸部 X 線写真正面像では指摘できません。側臥位像（デクビタス撮影）なら少量でも指摘は可能です（図 11-3）。胸水が少し増加してくると、側面像では背側の肋骨横隔膜角の鈍化、正面像では横隔膜ライン尾側の肺血管影消失と透過

肋骨横隔膜角（costophrenic angle；CP angle）
胸壁と横隔膜の接合部における壁側胸膜の折り返し部分で、左右の胸膜腔の底部である横隔膜ドーム周囲に深い溝が形成されている。
最も深い部分は背側にあるが、正面像での最も深い部分は外側となる。

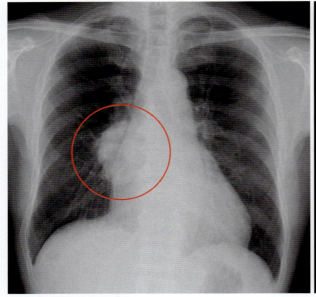

a：胸部 X 線写真（正面像）　　　　　　　　　　b：胸部 X 線写真（右側面像）

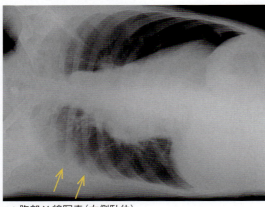

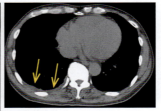

d：胸部 CT

c：胸部 X 線写真（右側臥位）

図 11-3 右肺癌（腺癌）に伴うごく少量の胸水
60 歳代男性．
a：右肺門部に大きな腫瘤影を認める（○）．右胸水は少量であるため，正面像では肋骨横隔膜角の鈍化は指摘できない．
b：背側で肋骨横隔膜角の鈍化が認識可能である（➡）．
c：側臥位で撮影すると少量の胸水貯留（➡）でもわかりやすい．
d：ごく少量の右胸水（➡）を認める．CT ではこの程度の量である．

> **胸部 X 線写真で認識可能な胸水量**
>
> 諸説あるが，立位正面像では 200 mL，立位側面像では 50 mL，側臥位像では 10 mL 程度と考えておけばよいだろう．

性低下が認められます．胸水がもう少し増加すると，正面像でも教科書的な肋骨横隔膜角の鈍化が見られるようになります（図 11-4）．さらに増加すると横隔膜と肺底部の間に貯留する胸水により肺底部は挙上します．縦隔側は肺靱帯があるため外側よりも挙上しにくいので，胸水は肺の下面から外側を取り囲むように貯留していき，肺に接した面は凹になります（meniscus appearance）（図 11-5）．

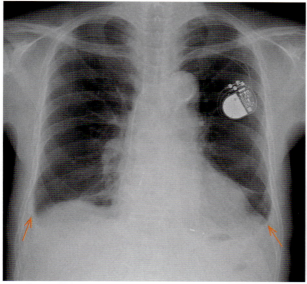
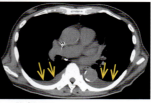

a：胸部X線写真　　　　　　　　　　　　　　b：胸部CT

図11-4　腹膜炎に伴う比較的少量の両側胸水貯留
80歳代男性．
a：両側で肋骨横隔膜角の鈍化を認める(➡)．
b：両側に少量胸水貯留(➡)を認める．CTではこの程度の量である．

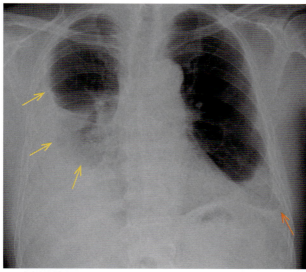
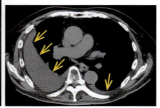

a：胸部X線写真　　　　　　　　　　　　　　b：胸部CT

図11-5　胸膜炎による中等量の胸水貯留
80歳代男性．
a：右に中等量の胸水を認める(➡)．左も肋骨横隔膜角がわずかに鈍化している(➡)．
b：右側胸部まで及ぶ胸水貯留を認める(➡)．左にも少量の胸水を認める．

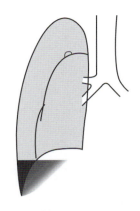

図 11-6 液面形成
気胸が起こると反応性に少量の胸水が貯留してくる．よくみると，図 11-1b と少し異なっている．横隔膜はいわば南海に浮かぶ孤島のような状況で，胸水は腹側にも，背側にも貯留する．よって液面は横隔膜ラインを越えて（X線写真上の）横隔膜下にまで見られるものである．なお，内側にいくにつれて腔が小さくなり腹部臓器も重なるため不明瞭となる．

● 液面形成

　液面形成（air-fluid level）とは図 11-1b の状態を指します．そもそも液面は空気と液体が隣接しなければ作られません．よって b は，遊離した空気と液体の両方が存在する状態，つまり気胸時の胸水貯留の所見なのです（図 11-6）．これを水気胸（液体が血液なら血気胸）と呼びます．気胸が存在すると臓側胸膜と壁側胸膜との間が広げられ，毛細管現象が起こらないために肋骨横隔膜角の鈍化にはならないのです．

● 胸膜肥厚や陳旧性炎症との鑑別

　肋骨横隔膜角の鈍化を見た際に，胸水貯留なのか肺底部の胸膜肥厚や陳旧性炎症なのか鑑別に悩む場合は，過去画像との比較読影が簡便で有用です．また立位と側臥位で変化がなければ胸膜肥厚や陳旧性炎症，変化があれば胸水ということになります．

● 仰臥位撮影

　ICUや病棟の重症患者で移動が困難な場合や救急室ではポータブル撮影が多用されます．その場合，たいてい仰臥位で撮影されますが，胸水の貯留する部位が立位のときとは異なるため，「肋骨横隔膜角の鈍化」とはなりません．では仰臥位の胸水はどこにどのように貯留するか考えてみましょう．

　胸水が大量に貯留すれば全体的に肺野の透過性が低下します．同じように肺野の透過性が低下する肺炎などとの区別が必要ですが，胸水の場合は肺血管影は比較的保たれます．

　次に，貯留した胸水が少量の場合を考えてみます．仰臥位で最も低い場所，つまり胸腔が一番背側へ突出している場所は第8〜10胸椎鎖骨中線あたりですが，この場所に胸水が多少貯留しても正面像では透過性はほとんど低下しないため認識困難です（図 11-7a）．

　ここで4つの濃度を思い出してください（4頁参照）．「肺の黒＋胸水の白＋心臓や横隔膜の白」という配列では胸水の認識は困難です．この「心臓や横隔膜の白」の代わりに側胸部の肋骨がくれば「肺の黒＋胸水の白＋肋骨の

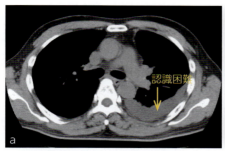
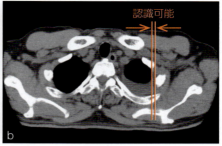

図11-7 仰臥位の胸水（胸部CT）
a：背側に貯留した胸水はよほど大量とならない限り，仰臥位の胸部X線写真では認識困難である．
b：肺尖部外側では毛細管現象の効果が大きく，胸部X線写真では「肺の黒＋胸水の白＋肋骨の際立つ白」の順に配列するため，胸水が認識できる．さらに量が増加してくれば，側胸部でも認識可能となる．

際立つ白」と配列し，胸水は認識可能となります．その中で最も認識しやすいのは，胸郭前後径が小さく毛細管現象で胸水が吸い上げられやすい肺尖部です（図11-7b）．ちょうど肺尖部の胸膜肥厚のような像になりますが，このような患者では頻回に撮影されるため，比較すれば変わっているので胸膜肥厚でないことは明らかです．

他には，傍脊椎線の不鮮明化，下行大動脈辺縁の不鮮明化などが見られる場合もありますが，無気肺との鑑別が容易ではありません．

特殊な状態の胸水

被包化胸水

胸腔内に癒着が存在する場合，被包化された移動性のない胸水貯留が起こります（図11-8）．この癒着はあらかじめ存在する場合（陳旧性炎症や胸膜炎の既往）もあれば胸水出現後に生じること（膿胸や血胸の場合）もあります．形もサイズもさまざまです．

Column

被包化胸水の治療

いくつかの腔に分けられた被包化胸水が形成されるとそれぞれが閉鎖腔となり，互いの腔は交通をもたないため，通常のトロッカーカテーテルを用いた経皮的ドレナージでは効果が不十分となりやすい．難治性なので複数本のトロッカーカテーテルの挿入留置や，ウロキナーゼ製剤の注入による析出したフィブリン塊の溶解，手術的に隔壁を破壊して1つの腔としてつなげるというような処置が必要となる．

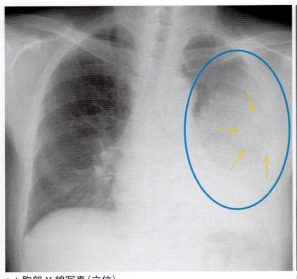
a：胸部X線写真（立位）

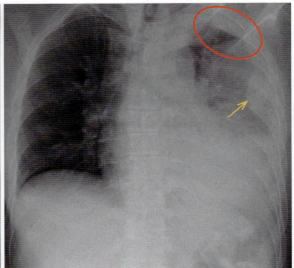
b：胸部X線写真（仰臥位）

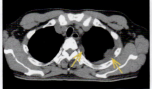
c：胸部CT

d：胸部CT

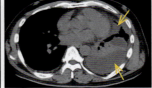
e：胸部CT

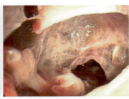
f：胸腔鏡（CT撮影当日）

図 11-8　肺炎に併発した胸膜炎による被包化胸水
50 歳代男性．胸痛，発熱，乾性咳嗽．白血球数 14,200/μL（好中球 81.0%），CRP 33.4 mg/dL．
a：左中下肺野に腫瘤様の広範な透過性低下を認める（○）．それに重なってさらに腫瘤影（➡）を認める．肺尖部に胸膜肥厚様の陰影は認めない．
b：同日に撮影．左肺尖部が胸膜肥厚様に見えるが，これが胸水である（○）．中肺野外側に辺縁平滑で境界鮮明な腫瘤影（被包化胸水）を認める（➡）．なお，仰臥位であるため縦隔や心陰影は拡大して見える．
c〜e：炎症によって胸腔内に癒着が生じ，左胸水はいくつかの腔に分かれて貯留している（➡）．
f：胸腔鏡では混濁した胸水がいくつかの腔に分かれて貯留していた．腔を隔てる醸膿胸膜を可及的に掻爬・除去して 1 つの連続する腔とし，胸腔内を洗浄後，ドレーンを 2 本留置した．速やかに解熱し術後 13 日目に退院となった．

● 葉間胸水

　胸水は葉間部に貯留する場合もあります．一種の被包化胸水です．少量では，葉間に楔状に入り込む陰影や葉間線の肥厚として認められます．量が増えてくると円盤状を呈して一見すると腫瘤のように見える場合もありますが，側面撮影を追加すれば葉間に沿った比較的扁平な陰影であること，陰影が周囲の葉間線に平滑に移行することがわかります（図 11-9）．

　うっ血性心不全で生じやすく，原疾患の改善に伴い自然消退するため，**vanishing tumor** と呼ばれます．

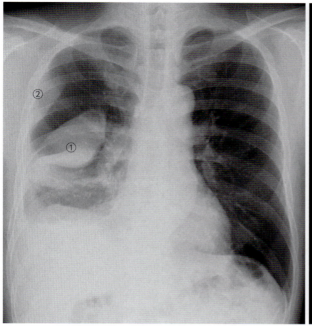
a：胸部X線写真（正面像）

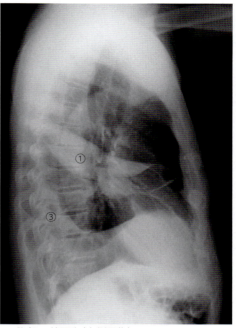
b：胸部X線写真（右側面像）

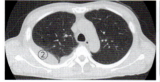
c：胸部CT

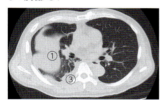
d：胸部CT

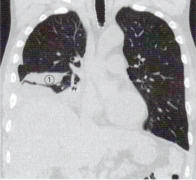
e：胸部CT MPR 冠状断像

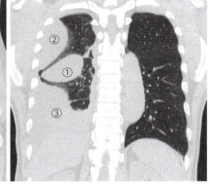
f：胸部CT MPR 冠状断像

図11-9 胸膜炎による葉間胸水・被包化胸水

50歳代男性．背部痛，発熱，呼吸困難．白血球数 11,000/μL（好中球 75.0%），CRP 20.71 mg/dL．
a：右中肺野に境界鮮明な類円形の腫瘤影 ①，側胸部にも extrapleural sign を呈する腫瘤影 ② を認める．右下肺野の透過性は低下し，横隔膜ラインが不鮮明となっている．
b：右 minor fissure〜major fissure に沿って境界明瞭な腫瘤影を呈する胸水貯留（葉間胸水）① を認める．背部の肋骨横隔膜角にも胸水貯留 ③ を認める．
c〜f：① は minor fissure〜major fissure 内の葉間胸水，② は右側胸壁の被包化胸水，③ は肺底部背側の被包化胸水．

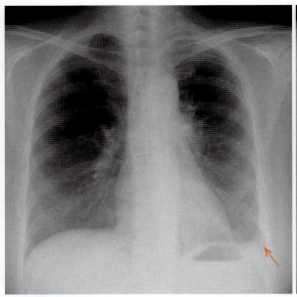 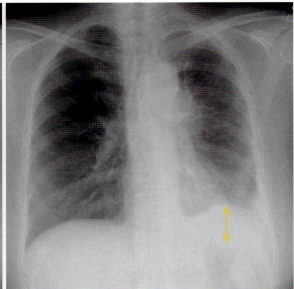

a：胸部X線写真　　　　　　　　　　　　　　b：胸部X線写真（3か月後）

図 11-10 左肺癌（腺癌）に伴う肺下胸水
50歳代女性．
a：左に肋骨横隔膜角の鈍化を認める（➡）．
b：左横隔膜ラインと胃泡との距離が開大しており，胸水が肺下面と横隔膜の間に貯留していることがわかる（↕）．

肺下胸水

　胸水が肺下面と横隔膜上面との間に多量に貯留しても，肋骨横隔膜角の鈍化を呈さず正常のように見える場合があり，肺下胸水と呼ばれます（図 11-10）．右側については肝腫大などによる横隔膜挙上との鑑別は困難ですが，左側については通常なら1cm以内である胃泡と横隔膜ライン（実際には肺の下縁）との距離が開大するため診断は可能です．横隔膜ラインの頂点の外側偏位，横隔膜ライン尾側の血管影の消失などが診断のヒントとなります．

white out（white lung）

　一側の肺野が完全に真っ白となった場合はwhite out（white lung）と呼ばれます（図 11-11）．片肺の全無気肺あるいは大量の胸水貯留を考えます．
　両者の鑑別のポイントは縦隔偏位の方向です．無気肺では容積が減少するので縦隔を引き寄せ，胸水は容積が増加するので縦隔を押しやります．つまり，原因が**無気肺である場合には縦隔は病変側に偏位**し，**胸水による場合には健常側に偏位**します（図 11-12）．なお，胸水が大量に貯留すると肺は圧迫されて受動性無気肺を生じますが，この場合には胸水をドレナージすることにより含気は回復します．ただし，一挙に大量の胸水をドレナージすると，気胸の場合と同様に再膨張性肺水腫を生じる危険性があるので，数日かけてドレナージするのが安全です．

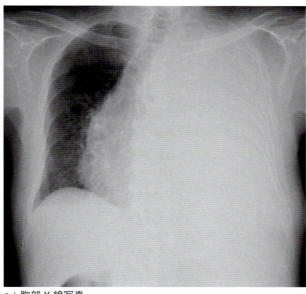
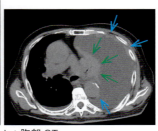

a：胸部 X 線写真　　　　　　　　　　　　　　　　　　　　　　　b：胸部 CT

図 11-11 胸膜中皮腫に伴う左大量胸水

80 歳代男性.
a：左肺は white out の状態である．縦隔は著明に右方へ偏位している．
b：左に大量の胸水が貯留し，壁側胸膜には小結節(➡)が多発している．心臓は右へ偏位し左肺は受動性無気肺(➡)の状態である．右にも少量の胸水を認める．

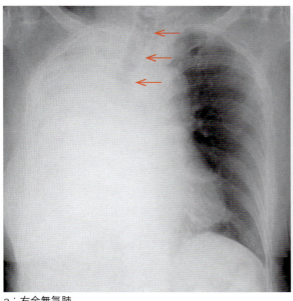
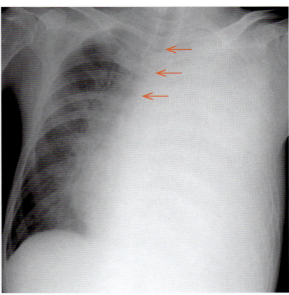

a：右全無気肺　　　　　　　　　　　　　　　　　　　　　　　　b：左大量胸水

図 11-12 一側無気肺と大量胸水

a：80 歳代女性．肺癌(非小細胞癌)．胸部 X 線写真(仰臥位)．
b：50 歳代男性．胃癌による癌性胸膜炎．胸部 X 線写真(仰臥位)．
いずれも縦隔は右側へ偏位している(➡)が，右全無気肺(a)では右肺野が，左大量胸水(b)では左肺野が真っ白に見える．

> **Column**

肺切除術後の胸腔について

　肺手術施行後には切除量にもよるが，多かれ少なかれ死腔を生じる．残存肺の過膨張，横隔膜の挙上，縦隔の手術側への偏位，胸膜の肥厚などによってバランスが図られるが，それでも埋めきれない死腔についてはその分に相当する胸水が貯留する．特に気腫性肺を切除した場合には大きな死腔が生じ，貯留する胸水もかなりの量となる．このため，肺手術後に胸部CTが撮られ「胸水が貯留しているので再発（癌性胸膜炎）ではないでしょうか？」と紹介されるようなケースもある．このような場合にも胸部X線写真による比較読影が威力を発揮する．

　さて，肺全摘術後はどうなるかは，ご存じない人のほうが多いだろう．手術直後に空気だけが存在していた，空っぽの胸腔にはこれを埋めるべく急速に胸水が貯留し，数週間以内に全胸腔が胸水で満たされる．なお，肺全摘術後の胸腔ドレーンはドレナージが目的ではなく，出血の有無を感知するためのパイロットである．肺が全く存在しないことで横隔膜は挙上し，対側肺が過膨張するため，縦隔は手術側へ大きく偏位する．呼吸運動がないので手術側の胸郭自体も徐々に萎縮する．これがいわば完成形（図1）．もしその後でこの偏位が解消または健常側に偏位した場合，挙上していた横隔膜が平低化（反転）した場合には肺癌の再発（癌性胸膜炎）により大量の胸水が貯留した可能性を考えなければいけない（図2）．やはり比較読影は重要である．

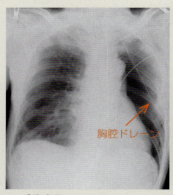 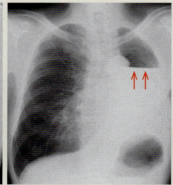 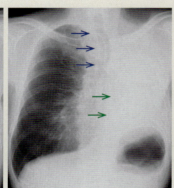

a：手術当日　　　　　　　　b：術後5日目　　　　　　　　c：術後46日目

| 図1 | 肺全摘術後の胸腔の変化
60歳代男性．肺癌（扁平上皮癌）で左肺全摘術施行．
a：胸部X線写真（仰臥位）．術直後は左胸腔内には空気のみが存在する．
b：胸部X線写真（立位）．徐々に胸水が貯留し，液面を形成する（➡）．
c：胸部X線写真（立位）．最終的に胸水が充満して安定した状態となる．
気管（➡）と傍食道線（➡）は術側へ偏位する．

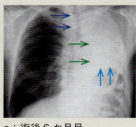 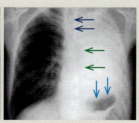

a：術後6か月目　　　b：術後9か月目

| 図2 | 左肺全摘術後に生じた癌性胸膜炎
50歳代男性．肺癌（腺癌，stage ⅢA）で左肺全摘術施行．
a：胸部X線写真．術後6か月目では気管（➡）や傍食道線（➡）は術側へ偏位し横隔膜（➡）は挙上していた．
b：胸部X線写真．術後9か月目になると癌性胸膜炎が起こり，気管も傍食道線も圧排されて右へ移動し，ほぼ正中に復した．横隔膜も平低化した．

> **Column**

胸水細胞診

主として癌性胸膜炎の診断のために行う．細胞診の特徴や実施上の留意点を記載する．

① 胸水中の癌細胞は安静臥位にしていると背側に沈降するため，採取前には体位変換を行い胸水を攪拌し浮遊させること．
② 細菌検査の場合とは異なり，細胞診では胸水中から癌細胞を集める必要があるため，できるだけ多く（最低でも 50 mL）の胸水を採取すること．
③ 時間が経過するとフィブリンの析出や細胞変性が起こって偽陰性となりやすいので，排液ボトルにたまった胸水ではなく，体内から新鮮な胸水を採取すること．
④ 採取後は速やかに検査室に搬送する必要があるが，それができない場合には少量の抗凝固薬（0.5 mL/50 mL）を添加すること．
⑤ 速やかな検体処理が重要であるため，検体は細胞検査士が常駐する日中に提出し，休日や時間外には採取しないこと．
⑥ 細胞診では固定にホルマリンではなくアルコールを用いるので，DNA 破壊がなく，EGFR や ALK などの遺伝子検索に有利．
⑦ 細胞診検体を何らかの方法で固化し組織学的に観察するセルブロック法を用いれば複数枚の標本が作製でき，免疫染色や遺伝子検索にも広く応用が可能．
⑧ 腫瘍マーカー，生化学検査，細菌検査なども同時に施行することが可能．

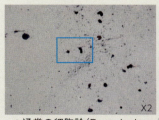 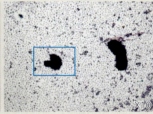 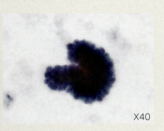

a：通常の細胞診（Papanicolaou 染色）

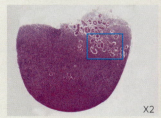 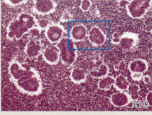 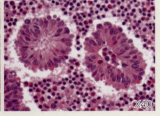

b：セルブロック法（HE 染色）

| 図1 | 胸水細胞診（乳癌による癌性胸膜炎）
a：癌細胞の集塊を散在性に認める．
b：癌細胞の集塊を多数認める．

Lecture 12 縦隔・心陰影に隠れて何が見える？

- 縦隔陰影と区分法
- 主な縦隔腫瘍性病変
- 縦隔・肺門リンパ節腫大
- その他

　縦隔病変および近傍の肺病変は，その一部あるいは全体が心臓や大血管などに重なってコントラストがつかないため，胸部X線写真読影の難所の1つと言われます．

　しかし縦隔病変は症状を呈しにくいものが多く，その存在を胸部X線写真で疑って精査に回す意義は大きいと考えられます．つまり縦隔病変における胸部X線写真の役割は，存在診断にあると言っても過言ではありません．

縦隔陰影と区分法

　縦隔は左右の肺に挟まれた領域で左右は縦隔胸膜（壁側胸膜）に覆われています．下方は横隔膜，前方は胸骨，後方は胸椎と肋骨で囲まれた領域ですが，上方については胸郭出口（thoracic outlet）を介して明瞭な境界なく頸部に移行しています．ここには心臓，大血管，胸腺，気管・主気管支，食道，リンパ節などの重要臓器が複雑に配置されて存在します．そして，胸部X線写真ではそれらに肺野の一部が重なります．

縦隔病変発見のポイント

　成人の胸部X線写真正面像では正常の縦隔陰影は心臓，胸部大動脈，上大静脈，大動脈から分岐する血管によって構成されています．そのなかから縦隔病変に気付くためのポイントをお教えします．

　ここで思い出していただきたいのはLecture 4で説明した縦隔線（46頁参照）です．このうち右傍気管線，奇静脈弓，右傍食道線，左傍脊椎線，大動脈肺動脈窓，下行大動脈などが縦隔病変の診断には重要になります．

　部分的に縦隔陰影が拡大し，肺に向かって突出してくれば，胸部X線写真での発見は容易です（図12-1）．この場合，縦隔腫瘍と肺との間には臓側胸膜・壁側胸膜が存在するためextrapleural signを呈しやすく，その辺縁は一般に平滑で鮮明となります．一方，完全に縦隔臓器に重なってしまうとかなり大きなものでも発見は困難となります（図12-2）．よって，部分的な透過性の低下，心臓辺縁からのわずかな突出，縦隔線の偏位やシルエットの

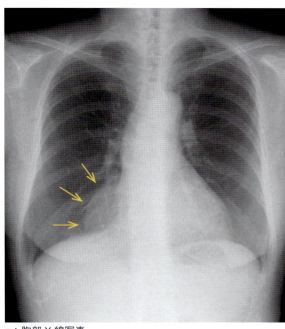
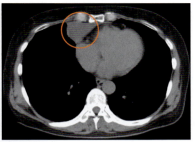

a：胸部 X 線写真

b：胸部 CT

図 12-1 胸腺嚢胞

60 歳代女性.
a：右心縁から大きく胸腔に突出する辺縁平滑で境界鮮明な 7×5 cm 大の腫瘤影を認める（➡）.
b：心膜に接して前縦隔右寄りに腫瘤を認める（◯）. 心臓に圧排されて凹んでいることから軟らかい腫瘤であることがわかる. 心膜嚢胞を疑ったが，手術で胸腺嚢胞と確認された.

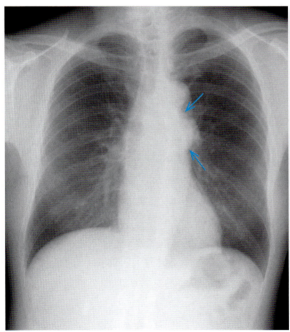
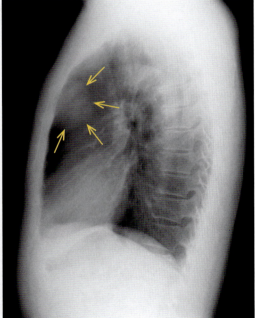

a：胸部 X 線写真（正面像）　　　　　　　　　b：胸部 X 線写真（左側面像）

図 12-2 胸腺腫

60 歳代男性.
a：比較的大きな胸腺腫であるが，腫瘤の指摘は困難である（➡）.
b：胸骨後腔に 6.5×4.5 cm 大の腫瘤影が容易に確認できる（➡）. 胸腺腫.

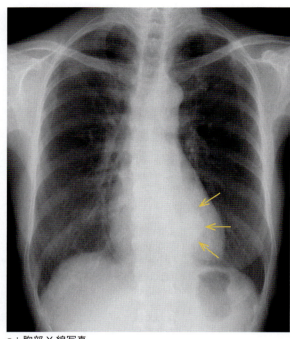
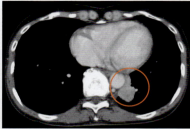
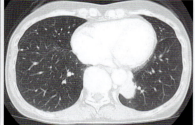

a：胸部 X 線写真
b：胸部 CT
c：胸部 CT

図 12-3 肺癌

60 歳代女性.
a：心陰影に重なって下行大動脈から左側へ膨隆するように 5×2 cm 大の腫瘤影を認める（➡）．大動脈シルエットが消失している．肺病変か縦隔病変かの鑑別はできない．
b，c：胸部下行大動脈に接して 3.0×2.1×3.6 cm 大の比較的均一に造影される充実性腫瘤を認める（○）．接する肺実質との境界が不整で，肺病変が疑われる．吸気・呼気撮影で呼吸性移動を認め，肺病変であることが確認できた．stage ⅠB の肺癌（腺癌）．

消失に注意する必要があります．たとえば，下行大動脈シルエットが消失すれば，下行大動脈に接する病変の存在を疑うことになります（図 12-3）．

また，縦隔腫瘤を考える場合には側面像は欠かせません．存在領域の確認に有用であるばかりか，とりわけ正面像では難しい気管後腔，胸骨後腔や心臓後腔〔図 4-18（54 頁）参照〕の比較的小さな病変に気付くことも可能です（図 12-2b）．

縦隔と肺野にまたがって見られる腫瘤性病変については，斜位がほんの少しかかっただけでもサイズが変わって見えます（図 12-4）．したがって，増大傾向の有無の判断にあたっては比較する 2 枚の写真で撮影体位が同じであることが前提です．

なお，乳児では通常，胸腺が発達しているため上縦隔には拡大が見られます．時にヨットの帆のごとく大きく張り出していることがあります（sail sign）．成人では左右（特に左）の心横隔膜角は心膜脂肪織（pericardial fat pad）によって不鮮明となることが少なくありません（図 12-5）．また，正常な下大静脈が右心横隔膜角部分に見られることもあります．

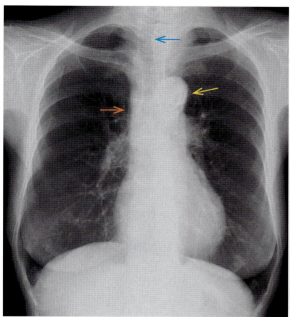

a：胸部X線写真

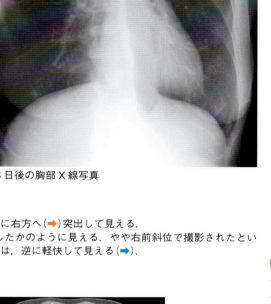

b：18日後の胸部X線写真

図 12-4 撮影体位による病変の見えかたの違い

70歳代女性．胸腺腫．
a：腫瘍は大動脈弓部からわずかに左方へ（➡），上大静脈からわずかに右方へ（➡）突出して見える．
b：腫瘍は大動脈弓から大きく突出しており，あたかも急速に増大したかのように見える．やや右前斜位で撮影されたというのが真相である．なお，甲状腺腫による気管の右側への偏位は，逆に軽快して見える（➡）．

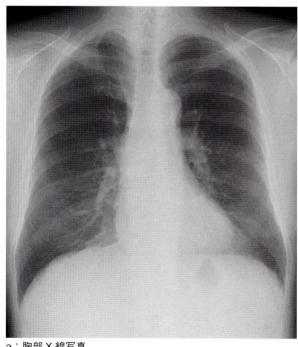

a：胸部X線写真

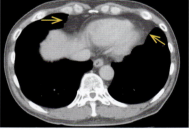

b：胸部CT

図 12-5 心膜脂肪織

60歳代男性．
a：左右ともに心横隔膜角が不鮮明である．
b：それが心臓周囲の脂肪組織（➡）によるものであることがわかる．

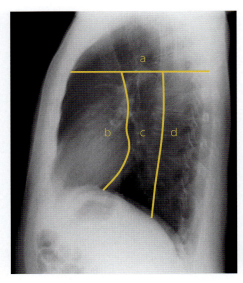

図 12-6 側面像をもとにした縦隔の区分
a：上縦隔，b：前縦隔，c：中縦隔，d：後縦隔

> **縦隔の区分法**
> 『縦隔腫瘍取扱い規約』では，縦隔を縦隔上部，前縦隔，中縦隔，後縦隔の4つに区分している．病変の発生起源臓器を基準としたリーズナブルな区分法であるが，CT水平断像をもとにしているため，そのまま胸部X線写真に対応させることは困難である．

● 縦隔の区分法

　いくつか提唱されていますが，Felson による区分が簡便です．胸部 X 線写真側面像をもとに，前縦隔・中縦隔・後縦隔の3つに区分されています．前縦隔と中縦隔の境界は気管前縁〜心臓の後縁，中縦隔と後縦隔の境界は椎体の前縁から1 cm 後方を通る線です．前縦隔には脂肪，リンパ節，胸腺，心臓，上行大動脈が存在します．中縦隔には気管〜左右主気管支，リンパ節，食道，下行大動脈が存在します．後縦隔には椎体周囲の軟部組織が存在します．

　さらに，胸骨柄の下縁と第4胸椎体の下縁を結んだ線より上方を上縦隔として4つの領域に区分する方法もあり，本書ではこれを用います（図 12-6）．

主な縦隔腫瘍性病変

　縦隔の腫瘍性病変は存在部位や年齢・性別によってある程度診断を絞り込むことが可能です（図 12-7）．なお，心疾患と気管や食道の腫瘍については通常は縦隔疾患から除外されます．

　胸部 X 線写真で縦隔腫瘍を疑った場合には CT を撮影します．被膜の有無，内部の隔壁化，脂肪，石灰化，嚢胞，壊死，出血などの所見が鑑別に重要となります．造影剤を使用すると造影効果の有無を含めた内部性状の評価がしやすくなります．さらに質的診断については MRI を加えて判定することになり，悪性を疑えば FDG-PET/CT も参考となります．

● 胸腺上皮性腫瘍（胸腺腫，胸腺癌，神経内分泌腫瘍）

　前縦隔に見られる最も頻度の高い腫瘍で，中年以降に好発し，若年者では

上縦隔	甲状腺腫，神経原性腫瘍
前縦隔	胸腺腫・胸腺癌 奇形腫・悪性胚細胞性腫瘍 胸腺嚢胞・心膜嚢胞・リンパ管腫
中縦隔	悪性リンパ腫・リンパ節転移 サルコイドーシス 気管支嚢胞・食道重複嚢胞
後縦隔	神経原性腫瘍

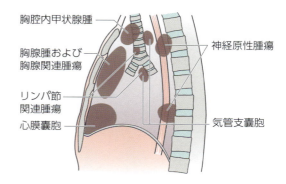

図12-7 主な縦隔腫瘤性病変と好発部位

稀です．性差はありません．

胸腺腫(図12-8)が最も多く，WHO組織分類では構成するリンパ球と上皮細胞の比率とその異型性からA，AB，B1，B2，B3型に分類され，悪性度や予後をよく反映しています．胸腺腫の進行度分類には正岡分類とTNM分類があり，併記することが推奨されています．胸腺腫では重症筋無力症，赤芽球癆，低ガンマグロブリン血症などの自己免疫疾患を合併しやすいことがよく知られています．CTでは異型の弱い胸腺腫は内部均一で境界鮮明な充実性腫瘤を示しますが，悪性度が上がると，辺縁不整となり，内部不均一で変性・出血・壊死などを伴い，粗大な石灰化を有する場合もあります．胸膜播種のチェックも必要です．

さらに悪性度が高い腫瘍が胸腺癌で，扁平上皮癌が最多です．神経内分泌細胞がほとんどを占めるカルチノイドや小細胞癌も発生します．

胸腺由来病変は前縦隔のなかでも胸骨後腔に存在することが多く，側面像で発見しやすい病変です．かなり大きくなれば正面像でも縦隔陰影の拡大として認識されます．

胚細胞性腫瘍

40歳以下の若年者に前縦隔腫瘍を見つけた場合には胚細胞性腫瘍の可能性を考慮する必要があります．良性腫瘍としては成熟奇形腫(図12-9)，未熟奇形腫があり，悪性腫瘍としては精上皮腫のほかに胎児性癌，卵黄嚢腫瘍，絨毛癌などが発生します．また，胚細胞性腫瘍ではAFPやβ-HCGが高値を示すことが多く，診断の一助となります．

奇形腫では液状成分や石灰化(歯牙や骨)，脂肪成分を認めることがあり，CTでこれらを見つけることが重要です．また，奇形腫は膵組織を含む場合に心嚢・胸腔・肺などに穿破することがあり，胸痛，発熱，胸水，心嚢水などを認める縦隔腫瘍の場合は鑑別診断の上位に挙がってきます．囊胞変性をきたしている場合も少なくありません．

前縦隔に発生するものがほとんどですので，発見のポイントは胸腺上皮性腫瘍と同じです．

> **胸腺**
> 胸骨裏面に存在しT細胞の成熟をつかさどる免疫担当臓器で，生下時には15～20g，思春期には30～40gに達するが，その後は加齢とともに萎縮して脂肪組織に置き換わりCTでもほとんど認識されない．

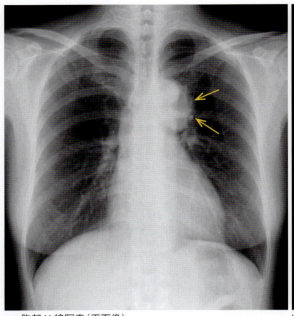

a：胸部X線写真（正面像）
b：胸部X線写真（左側面像）

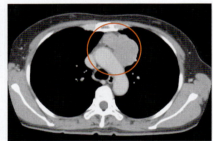

c：胸部CT
d：切除標本

図 12-8 胸腺腫

50歳代女性．
a：大動脈肺動脈窓付近に 5.5 cm ほどの腫瘤影を認める（➡）．大動脈弓部ならびに下行大動脈とのシルエットは保たれており，縦隔側の腫瘤辺縁は不明である．
b：胸骨後腔に腫瘤影を認める（➡）．
c：前縦隔左寄りに 6×3.5×7.5 cm 大の境界鮮明な分葉状腫瘤（○）を認める．比較的均一に造影される．
d：拡大胸腺摘出術（縦隔胸膜，左肺上葉の一部を合併切除）施行．胸腺左葉上極寄りに長径 7 cm ほどの境界鮮明な黄白色の分葉状・充実性腫瘍を認め，肺と胸膜に浸潤している．浸潤性胸腺腫，B2 型，正岡分類Ⅲ期，TNM 分類 pT3N0M0 stage Ⅲ．

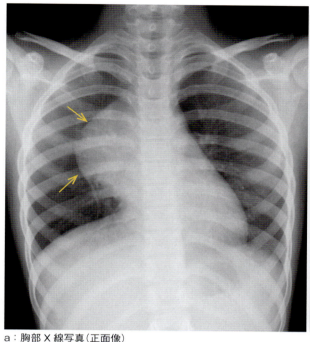
a：胸部X線写真（正面像）

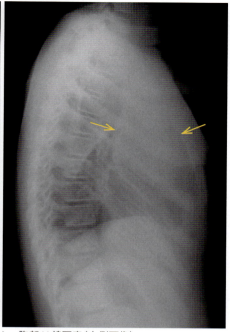
b：胸部X線写真（右側面像）

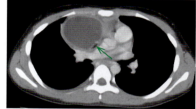
c：胸部CT

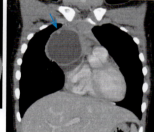
d：胸部CT MPR冠状断像

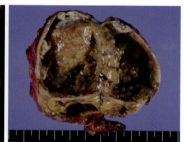
e：肉眼像（割面）

図12-9 縦隔奇形腫

8歳女児．
- a：縦隔右側に8×6 cmほどの腫瘤影を認める（→）．
- b：胸骨後腔に巨大な腫瘤影を認める（→）．
- c：前縦隔右寄りに6.5×5.5×8 cm大の境界鮮明な腫瘤を認める．造影効果は乏しく，やや蛋白濃度の高い液体が貯留した囊胞性腫瘤と考えられる．一部に脂肪濃度（→）を含む．
- d：腫瘤内に結節状の充実性部分（→）を有する．
- e：11×9 cm大の囊胞で，腫瘤表面は平滑．囊胞内は粥状物を混じた泥状内容物で，囊胞壁内に毛髪を認める．壁の一部に0.5 cmほどの膵組織を認め，術前には穿破に伴う胸痛と胸部X線写真における腫瘤影の急速な増大と胸水貯留が確認された．成熟囊胞性奇形腫（悪性所見なし）．

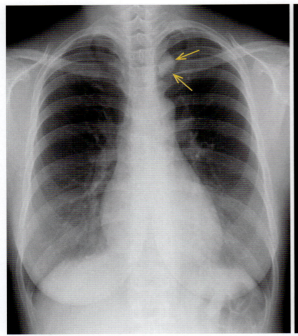

a：胸部 X 線写真（正面像）

b：胸部 X 線写真（左側面像）

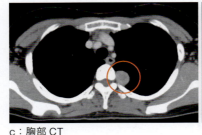

c：胸部 CT　　　d：胸腔鏡　　　e：肉眼像（割面）

図 12-10 神経鞘腫

40 歳代女性．
a：左上肺野縦隔側に 2.5×2 cm 大の境界鮮明な結節影を認める（➡）．
b：椎体に重なり，指摘は困難（➡）．
c：第 3 胸椎左側に接して後縦隔に境界鮮明な結節を認める（〇）．やや不均一に造影される．
d：交感神経幹（➡）に連続する 2.3×1.8×1.6 cm 大の境界鮮明な球状の腫瘍（➡）．
e：腫瘍摘出術施行．黄白色を呈し出血を伴っている．神経鞘腫（悪性所見なし）．

神経原性腫瘍

　後縦隔の椎体周囲に発生することが多いですが，横隔神経，迷走神経，交感神経などに発生した場合には他の部位に見られることもあります．末梢神経由来の良性腫瘍（神経鞘腫，神経線維腫）（図 12-10）と神経節由来の神経節細胞腫が多く，時に悪性化がみられます．

　高さは関係なく椎体の横に存在する腫瘤を認めた場合には鑑別に挙がります．上縦隔のものでは発見しやすいですが，心陰影に重なってくるとかなり

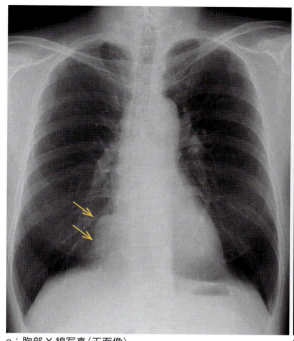
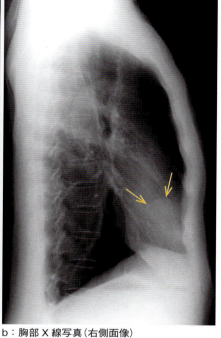

a：胸部X線写真（正面像）
b：胸部X線写真（右側面像）
c：胸部CT
d：胸腔鏡
e：肉眼像（割面）

図 12-11 心膜嚢胞

50歳代男性.
a：右下肺野縦隔側に 4.5×4 cm 大の腫瘤影を認める（➡）．右心縁シルエットは消失している．
b：心陰影に重なって腫瘤影を認める（➡）．
c：右心縁に接して 4.4×2.3×4.8 cm 大の境界鮮明な腫瘤を認める（◯）．内部は均一な水濃度を呈する．
d：前縦隔に嚢胞性腫瘤を認める（➡）．内部に無色透明な液体を容れていた．
e：薄壁の心膜嚢胞（悪性所見なし）．

難しくなってきます．CT では，比較的均一な充実性腫瘤のこともありますが，変性をきたして完全に嚢胞性に見える場合もあります．

嚢胞性腫瘤

前縦隔には心膜嚢胞（図 12-11），胸腺嚢胞，中縦隔には気管支嚢胞（図 12-12），食道重複嚢胞などが発生します．嚢胞性腫瘤は軟らかいため体位や呼吸相によって腫瘤の形状が変化する場合があります．

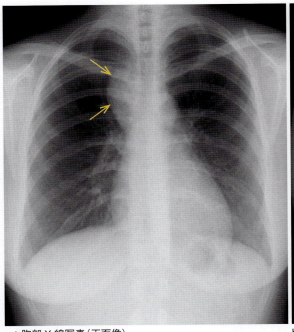
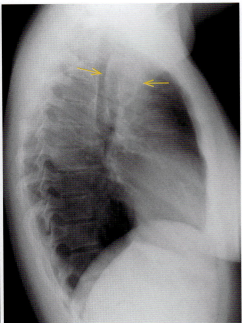

a：胸部X線写真（正面像）

b：胸部X線写真（右側面像）

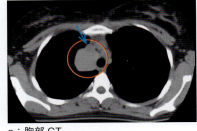
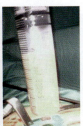

c：胸部CT　　　　　　　d：胸腔鏡　　　　　　　e：腫瘤穿刺

図12-12 気管支嚢胞

20歳代女性．
- a：縦隔右側に7×4cmほどの腫瘤影を認める（➡）．
- b：中縦隔に腫瘤影を認める（➡）．
- c：気管と上大静脈（➡）に接して4.2×3.9cm大の境界鮮明な腫瘤を認める（◯）．内部は比較的高吸収で造影効果は認めない（造影CTは非呈示）．
- d：境界鮮明な腫瘤を認める（➡）．
- e：黄褐色粘稠な内容物が吸引された．

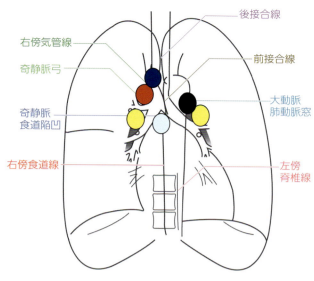

図12-13 縦隔・肺門リンパ節腫大の見つけかた
① 右傍気管線の厚みが5mmを超える
　→●#2Rリンパ節
② 奇静脈弓の厚みが10mmを超える
　→●#4Rリンパ節
③ 大動脈肺動脈窓が消失する，外側に凸になる
　→●#5リンパ節
④ 気管分岐部が開大する，傍食道線の上部が消失する
　→○#7リンパ節
⑤ 肺動脈陰影が太くなる，濃くなる，突出する
　→○#10，11，12リンパ節

縦隔・肺門リンパ節腫大

　リンパ節は全身至るところにあります．縦隔の中では気管支・血管・食道の周囲に多く存在するので，主として中縦隔の各所に腫瘤を形成しますが，上縦隔や前縦隔にも存在するので，リンパ節由来病変は縦隔腫瘤の中の大事な鑑別疾患の1つとなります．また，血管・気管支以外の肺門の構成要素としてリンパ節は重要です．

　右傍気管線の肥厚，奇静脈弓の肥厚，大動脈肺動脈窓の消失～突出，気管分岐部の開大，肺門陰影の拡大などに注意して読影します（図12-13）．肺門の血管影に重なるリンパ節の有無は透過性低下や突出に気をつけます．

　リンパ節は番号をつけて呼ぶのが便利で，ここでは『臨床・病理　肺癌取扱い規約　第8版』にある「リンパ節の部位と命名」の図（図12-14）を掲載しました．気管周囲が#2，4，大動脈弓周囲が#5，6，気管分岐下が#7，肺門は#10からと覚えておくとよいでしょう．

　縦隔・肺門リンパ節腫大は，他臓器癌からのリンパ節転移によるものが圧倒的に多く，高齢者では肺癌による場合が最も多くを占めます（図12-15，16）．他には，悪性リンパ腫，リンパ増殖性疾患であるCastleman病，若年者ではサルコイドーシスに伴ういわゆる両側肺門リンパ節腫大（bilateral hilar lymphadenopathy；BHL）などもあります〔サルコイドーシスについては図14-12（231頁）参照〕．

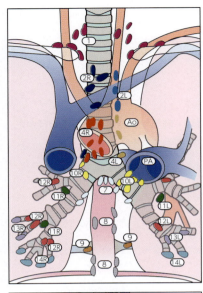
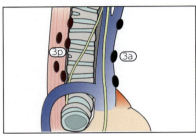
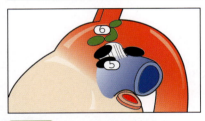

| 鎖骨上窩リンパ節 | #1R、1L | 鎖骨上窩リンパ節 | ● |

	#		
上縦隔リンパ節	#2R	右上部気管傍リンパ節	●
	#2L	左上部気管傍リンパ節	●
	#3a	血管前リンパ節	●
	#3p	気管後リンパ節	●
	#4R	右下部気管傍リンパ節	●
	#4L	左下部気管傍リンパ節	●

| 大動脈リンパ節 | #5 | 大動脈下リンパ節 | ● |
| | #6 | 大動脈傍リンパ節 | ● |

下縦隔リンパ節	#7	気管分岐下リンパ節	○
	#8	食道傍リンパ節	●
	#9	肺靱帯リンパ節	●

肺門リンパ節	#10	主気管支周囲リンパ節	●
	#11	葉気管支間リンパ節	●
肺内リンパ節	#12	葉気管支周囲リンパ節	●
	#13	区域気管支周囲リンパ節	●
	#14	亜区域気管支周囲リンパ節	●

図12-14 リンパ節の部位と命名
〔Reprinted with approval by the International Association for the Study of Lung Cancer and permission by Memorial Sloan-Kettering Cancer Center(copyright 2009 Memorial Sloan-Kettering Cancer Center).〕

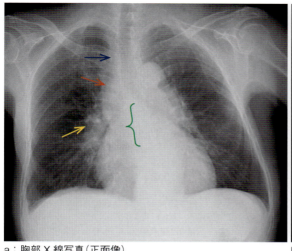
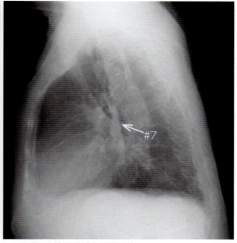

a：胸部X線写真（正面像）　　　　　　　　　　　b：胸部X線写真（左側面像）

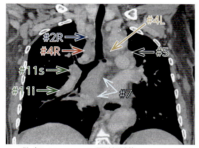

c：胸部CT　MPR冠状断像

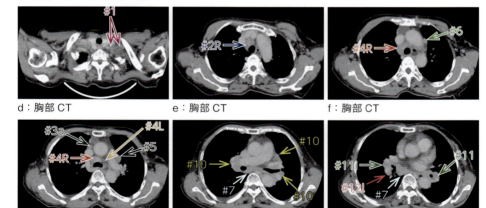

d：胸部CT　　　　e：胸部CT　　　　f：胸部CT
g：胸部CT　　　　h：胸部CT　　　　i：胸部CT

図 12-15　縦隔・肺門リンパ節腫大（原因不明）

70歳代女性．
a：右傍気管線（➡）が肥厚（#2R）し，奇静脈弓（➡）も肥厚（#4R）している．気管分岐角がやや開大し傍食道線の一部が不明瞭化（〜）している（#7）．中間肺動脈幹が拡大している（➡）．
b：気管分岐下リンパ節（#7）の腫大がわかりやすい．
c：#2R，#4R，#4L，#5，#7，#11（#11s 上中葉間，#11i 中下葉間）リンパ節などが腫大している．なお，これは通常の冠状断像ではなく，気管～右側気管支を一断面に描出するように前傾させて再構成したMPR像である．
d〜i：#1，#2R，#3a，#4R，#4L，#5，#6，#7，#10，#11，#12リンパ節などが腫大している．

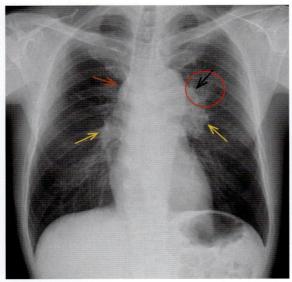

a：胸部X線写真

図12-16 肺癌による縦隔・肺門リンパ節転移

60歳代男性．
a：左肺門部外側に2 cmほどの結節影を認める（○）．奇静脈弓の肥厚（➡）（#4R），大動脈肺動脈窓の突出（➡）（#5），右中間肺動脈幹の拡大（➡）・左葉間部肺動脈の拡大（➡）（#10-11）が見られる．
b〜d：左下葉S⁶末梢に原発腫瘍を認める．#3a，#4R，#4L，#5，#10，#11（#11s上中葉間）リンパ節などが転移により腫大している．stage ⅢBの小細胞癌．

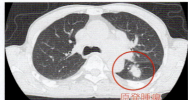

b：胸部CT

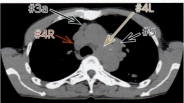

c：胸部CT

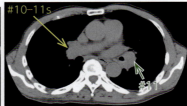

d：胸部CT

その他

大動脈疾患

　大動脈のうち胸部X線写真正面像で通常観察されるのは大動脈弓部と下行大動脈外側縁のみです．高齢者で動脈硬化が進行し蛇行するようになると，右腕頭動脈が上縦隔に張り出して腫瘤状陰影を呈したり，上行大動脈が右肺に弓状に突出したり，下行大動脈が大きく左側へ突出して内側縁が見えてくることもあります．蛇行の有無を踏まえて，大動脈との連続性に注意すれば陰影が大動脈自体であるという判断は容易です（図12-17）．大動脈瘤破裂と大動脈解離は重篤な症状を伴い迅速な診断，治療を必要とする疾患で，造影CTで評価します．

炎症性変化

　縦隔炎は腫瘍に比べれば頻度はかなり低いですが時に遭遇します．外傷（食道裂傷），術後，頸部炎症の波及などが原因です．腫瘍性病変の場合には

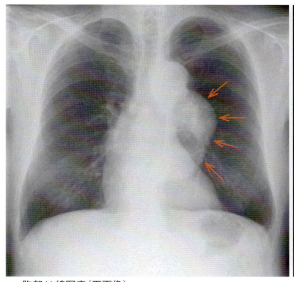
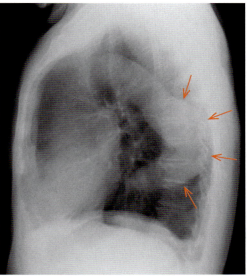

a：胸部X線写真（正面像）　　　　　　　　b：胸部X線写真（左側面像）

図 12-17 大動脈瘤
60歳代男性．
a：左肺門部に突出する境界鮮明な腫瘤影を認める．大動脈に連続し，肺動脈や左心縁のシルエットは保たれている．
b：大動脈は拡張して瘤状を呈し蛇行している．後日，ステントグラフト内挿術が施行された．

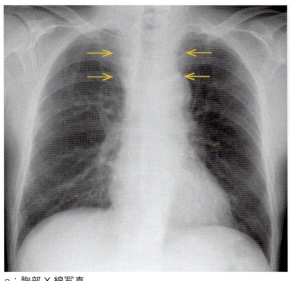
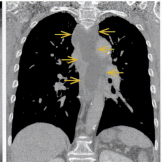

b：胸部CT　MPR冠状断像

図 12-18 降下性壊死性縦隔炎
60歳代男性．上気道炎から頸部膿瘍，さらに縦隔炎を併発．
a：上縦隔が左右に拡大している．
b：上縦隔〜中縦隔に頭尾方向に長く連なる液体貯留（膿瘍）を認める．

a：胸部X線写真

縦隔は部分的に拡大しますが，炎症や出血の場合には縦隔の幅が広範に左右に拡大するとともに透過性の低下がみられます（図 12-18）．疑った場合にはCTで確認しましょう．

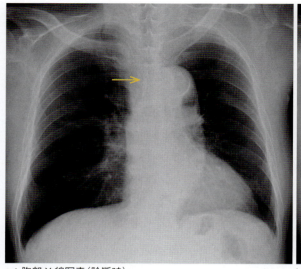
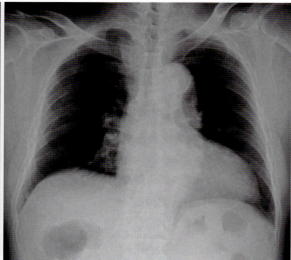

a：胸部 X 線写真（診断時）　　　　　　　b：胸部 X 線写真（2 年 4 ヶ月前）

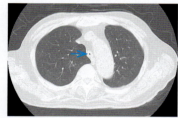

c：胸部 CT

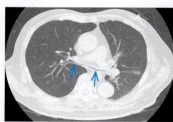

d：胸部 CT

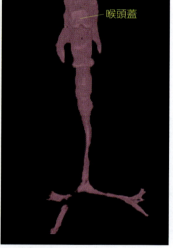

e：胸部 3D-CT

図 12-19 再発性多発軟骨炎
70 歳代男性．
a：気管下部は細くなり，主気管支は追跡できない．右傍気管線（➡）は肥厚し，肺は過膨張となっている．
b：2 年 4 か月前には気管〜主気管支に狭窄は認めない．
c, d：気管〜左右主気管支に著明な壁肥厚と内腔の狭小化を認める（➡）．
e：気道のみを抽出した 3D-CT では気管下部〜左右主気管支は著明に細くなっている．

際立つ黒・際立つ白も見る

　ここまでは Lecture 1 でのいわゆる《白》の濃度に注目してきましたが，縦隔・心陰影に重なって《際立つ黒》，《際立つ白》が存在することも忘れてはいけません．

　正常な胸部 X 線写真の縦隔陰影で見られる《際立つ黒》とは気管・気管支透亮像です．実際には周囲臓器と重なる関係で《際立つ黒》ではなく内部無構

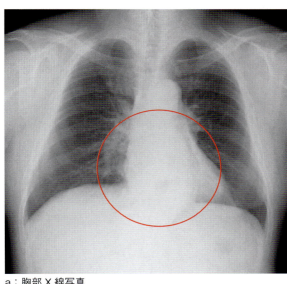
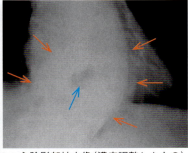
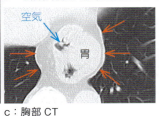

a：胸部X線写真　　　　　　　　　　c：胸部CT

図12-20　食道裂孔ヘルニア

50歳代男性.
a：心陰影に重なって巨大な腫瘤影（○）を認める.
b：モニターの条件を変更してみると，内部の液面形成（➡）が確認できる．通常の位置に胃泡は見られない.
c：縦隔内に脱出した胃噴門部（➡）であることがわかる.

造な《黒》となります．気管〜左右の主気管支が狭窄なく透見できることを確認します．これが限局性に狭窄している場合には，気管内腫瘍（カルチノイド，腺様囊胞癌，転移など）や周囲のリンパ節腫大などによる圧迫・浸潤などの可能性があります．稀にびまん性の狭小化をきたす場合もあり，再発性多発軟骨炎（図12-19），気管支結核，アミロイドーシスなどの可能性があります．

　気管・気管支以外の《際立つ黒》としては食道や胃内の空気が見えることがあります．高齢者に発症することが多い食道裂孔ヘルニアでは，心陰影に重なる類円形の腫瘤影が見られ，しばしば液面形成を伴っています．このとき通常の位置に胃泡は観察されなくなります（図12-20）．時に正常でも拡張した食道内の空気が見られることがあります．

　異常な《際立つ黒》もあります．縦隔気腫は，胸部X線写真では，気管気管支辺縁や心臓辺縁に沿った透亮像として観察されます〔図10-17（161頁）参照〕．

　一方《際立つ白》とは骨，つまりここでは縦隔陰影に重なる椎体陰影．加齢に伴う圧迫骨折や椎体の変形〔図13-2（200頁）参照〕はしばしば見られます．時に癌の転移による骨融解像が胸部X線写真で見える場合もあります．正

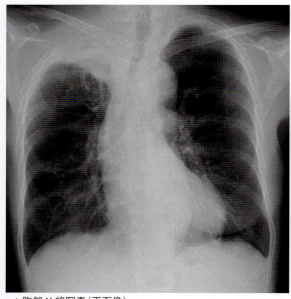

a：胸部X線写真（正面像）　　　　b：右肺尖部拡大像（濃度調整したもの）

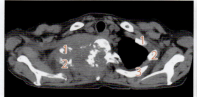
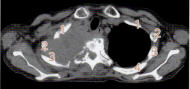
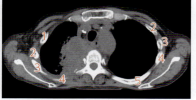

c：胸部CT　第2胸椎レベル　　　d：胸部CT　第3胸椎レベル　　　e：胸部CT　第4胸椎レベル

図12-21 腫瘍による胸椎・肋骨の骨融解像

60歳代女性．肺癌（扁平上皮癌），cT4N0M1c stage ⅣB．腫瘍が肺尖部胸壁に浸潤し，肋骨や胸椎に溶骨性変化をきたした．
a：右肺尖部に大きな腫瘤影を認める．肺尖部胸郭に左右差がある．
b：第2胸椎は椎体も棘突起も確認できない．第1-3肋骨に骨融解像を認め，特に第2肋骨は後方部分がほぼ消失している．（赤：肋骨番号，青：椎体番号）
c〜e：右第1〜3肋骨や第2・3胸椎が破壊されている．右第1・2肋骨，第2胸椎はほとんど形をとどめていない．胸郭は変形し，肋骨の高さには左右差が生じている（赤：肋骨番号）．

常でも中部胸椎の棘突起は確認しにくい場合がありますが，第1〜4胸椎や第11〜12胸椎の棘突起は明瞭に見えるはずですので，それらが見えない場合は気をつけましょう（図12-21）．

Column

縦隔腫瘍生検

　縦隔病変は良悪性を含め，画像検査のみで診断をつけることが難しい．疾患によって治療法が異なるため，前縦隔に腫瘤が存在し，とりわけ若年者で胚細胞性腫瘍が考えられる場合には，組織診断が不可欠．胸骨裏面に存在し肺を貫通することなく腫瘍に到達できる場合も多いので，まずは針生検が選択される．もし十分な組織検体が得られなかった場合には縦隔鏡や胸腔鏡生検，あるいは肋間小開胸や肋軟骨切除による開胸生検を考慮する．悪性リンパ腫の正確な診断には形態学的特徴（病理組織学的分類）に加え，細胞形質的特徴（B細胞性，T細胞性，NK細胞性）や染色体・遺伝子情報が重要であるため，しばしば大きな生検検体の採取が要求される．その他の縦隔腫瘍については切除可能であれば，最初から根治的な摘出手術を選択するのが一般的である．

Lecture 13 こんなものも見える

- 肺結節と紛らわしい正常構造や精査不要な陰影
- 精査・治療を要する異常陰影
- さまざまな石灰化陰影
- さらにこんなものまで見える

　1枚の胸部X線写真には肺や心臓・大血管だけでなく，胸郭，皮膚や乳房などの体表の軟部組織，さらに衣服まですべてが反映されているはずです．時として肺癌と紛らわしい結節影を呈したり，逆に気づかれることもなくすぎていく陰影も少なくないでしょう．最近では簡単にCTを撮影して確認できるとはいえ，胸部X線写真で気になった陰影をすべてCTに委ねてよいということにはなりません．放射線被曝の低減や医療資源の有効活用という点にも配慮すべきでしょう．CT検査が必要な陰影を確実に拾い上げ，必要のない多くの陰影を除外できるようになりましょう．

肺結節と紛らわしい正常構造や精査不要な陰影

主なものを表13-1に示します．

表13-1 肺結節と紛らわしい正常構造や精査不要な陰影

- 第1肋軟骨の化骨（過形成）(22頁，125頁参照)
- 肋骨骨島（図13-1）
- 骨棘（図13-2）
- 肋骨骨折後の仮骨（図13-3）
- 乳頭（図13-4，5）
- 頭髪（図13-6〜8）
- 拡張した肺動脈
- 食道裂孔ヘルニア（195頁参照）
- 横隔膜 scalloping（図13-9）
- 漏斗胸（図13-10）
- 円形無気肺（146頁参照）

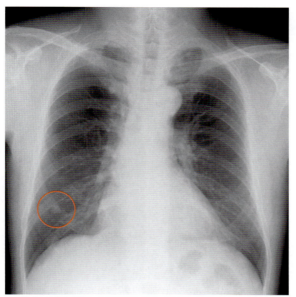

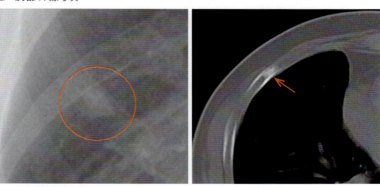

図 13-1 肋骨骨島
50 歳代男性
a, b：右第 5 前肋骨に重なって楕円形の結節影（○）を認める．
c：第 5 肋骨内部に骨濃度（→）を認める．

●肋骨骨島（図 13-1）

　肋骨骨島（bone island）は骨髄腔に残った正常な緻密骨であり，肋骨の長軸方向に沿った楕円形の境界鮮明で均質な結節として肋骨に重なって出現します．肋骨との位置関係は常に一定ですが，稀に増大を認めることがあります．肩甲骨に見られることもあるため，比較読影の際には肩甲骨の肺野への重なり具合にも注意する必要があります．

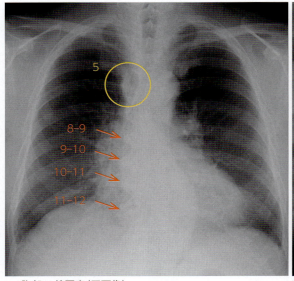

a：胸部X線写真（正面像）　　　　　　　　　b：胸部X線写真（左側画像）拡大像

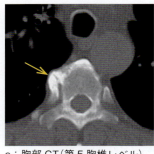

c：胸部CT（第5胸椎レベル）　d：胸部CT（第9胸椎レベル）

図 13-2　骨棘
60歳代男性．
a：椎体右側の部分が数か所にわたって濃く見える（○，➡）．
b：側面像では椎体に重なって結節影を認める（○，○）．
c：第5肋骨基部（➡）に骨棘形成を認める．
d：第9胸椎右側（➡）に骨棘形成を認める．

● 骨棘（図 13-2）

　加齢とともに胸椎や肋骨の骨棘は増加し，時に肺結節と紛らわしい陰影を呈します．正面像よりも側面像で問題となることが多く，肋骨基部の骨棘は側面像では椎体に重なります．胸椎の骨棘は多くは椎体腹側に生じるため，側面像では**椎間板腹側の結節様陰影**として見えます．辺縁は比較的明瞭で，正面像と側面像を対比して同じレベルに認められれば骨棘と判断できます．

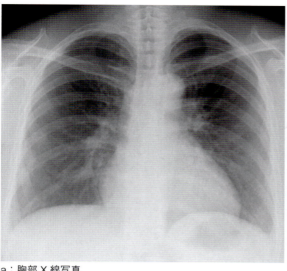 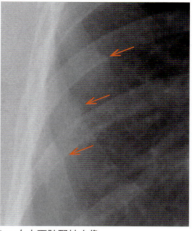

a：胸部X線写真　　　　　　　　　　　　　　　　　　　b：右中下肺野拡大像

図 13-3 陳旧性肋骨骨折
40歳代女性．
右第4，5，6肋骨前側方のほぼ同じ部位が結節様に見える（➡）．肋骨が部分的に太く変形しており，肋骨骨折後の仮骨である．

●肋骨骨折（図 13-3）

　新鮮な肋骨骨折は骨折線が見え，骨のズレが確認できれば診断は容易です．骨のズレは数日後に明瞭となる場合も少なくありません．しばしば血胸や気胸，皮下気腫を合併するので注意が必要です．

　仮骨が結節様を呈する陳旧性肋骨骨折では，肺結節との鑑別が問題となります．鈍的外傷では縦に数本同じような部位に並んで見られることが多く，その場合には診断に苦慮することはありません．しかし，1本のみの骨折で骨のズレもほとんどない場合には鑑別困難で，特に比較読影をして新たに出現していればCT検査を施行せざるを得ません．

●乳頭（図 13-4，5）

　乳頭は下肺野に境界鮮明で周囲に黒いhaloを伴う類円形の結節として描出されます．全周にわたって境界鮮明に見えることもありますが，内側上方は圧迫されて不鮮明となる場合が少なくありません〔40頁，図 4-4（41頁）参照〕．これは体表に存在する突起物に共通する特徴であり，乳房自体や皮膚結節の場合も同様です．女性の乳頭の位置については千差万別であり，乳房の大きさや形状からその位置を推定します．対側の同じような部位を探して見つかれば乳頭と考えます．対側に確認できない場合には乳頭にクリップなどのマーカーをつけて再撮影（乳頭マーキング）することで，無用なCT検査を避けることができます．男性でも乳頭が見えることがあり，第5〜6前肋骨付近に出現します．

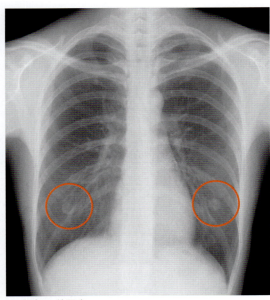

a：胸部X線写真

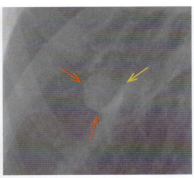

b：右下肺野拡大像

図13-4 乳頭
30歳代女性．
a：両下肺野のほぼ同じ部位に境界鮮明な類円形結節影（○）を認める．
b：内側上方は一部不鮮明である（➡）．

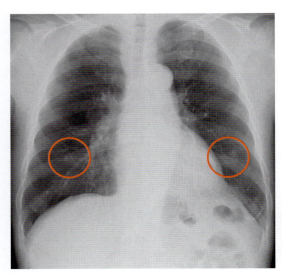

図13-5 乳頭
50歳代男性．
胸部X線写真．両下肺野の第6前肋骨に重なるように結節影（○）を認める．

●頭髪（図13-6〜8）

　頭髪は放射線技師が撮影前に気づいて対処すべきものなのですが，時折これが映り込んだ胸部X線写真を目にすることがあります．髪型は人それぞれなので，頭髪陰影もさまざまに形を変えて出現します．縦に走る線状の透かしが一番多いですが，腫瘤状を呈したり，三つ編みが見えたり，留めてあるゴム紐が写っていることもあります．鑑別のポイントは**胸郭を飛び出して頸部まで連続していること**です．

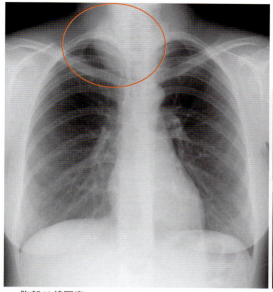

a：胸部 X 線写真

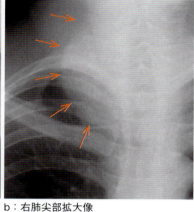

b：右肺尖部拡大像

図 13-6 頭髪

20 歳代女性．
a：上縦隔右側に腫瘤影を認める（◯）．
b：陰影は頸部まで連続している（➡）．

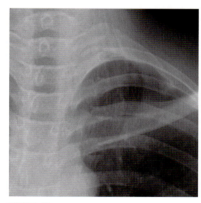

図 13-7 頭髪

20 歳代女性．
胸部 X 線写真（左肺尖部拡大像）．上縦隔左側に頸部まで連続する腫瘤影を認める（➡）．頭側部分に髪留めのゴム紐と思われる索状影（➡）を認める．

図 13-8 頭髪

40 歳代女性．
胸部 X 線写真（左肺尖部拡大像）．左肺尖部から頸部に櫛ですいたような多数の線状影を認める．

● 横隔膜 scalloping（図 13-9）

　横隔膜の形態異常の 1 つに，横隔膜ラインが 2〜4 個の小弓状に分かれて見える scalloping があります．第 7〜10 肋軟骨に付着する肋骨部筋束の収縮が投影されたもので，吸気時に顕性化する傾向がありますが，病的意義はありません．

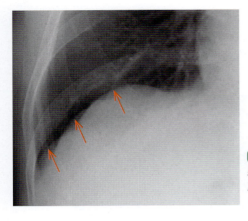

図 13-9 横隔膜 scalloping
50 歳代男性.
胸部 X 線写真（右下肺野拡大像）. 横隔膜ラインが波を打ち, 3 個の小丘に分かれて見える（➡）.

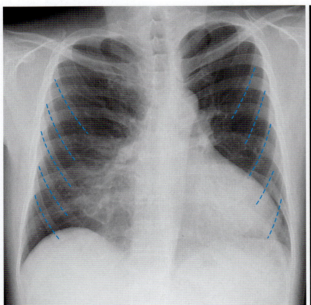

a：胸部 X 線写真（正面像）　　　　　b：胸部 X 線写真（左側面像）

図 13-10 漏斗胸
50 歳代男性.
a：右心縁シルエットは消失し, 著明な心拡大があるように見える. 前肋骨は垂直に近い走行をしている（---）.
b：側面像では胸骨下部が陥凹している（➡）.

漏斗胸（図 13-10）

　漏斗胸（funnel chest）は先天的に前胸部が陥凹している状態です. 胸部 X 線写真正面像では右心縁シルエットの消失や心拡大が見られるため, 右中葉無気肺や肺炎, 心不全と紛らわしいことがあります. 鑑別のポイントは前肋骨の角度です. 前肋骨が通常より垂直に近い走行をして丸く弯曲しないことから推定することは可能です. 側面像があれば一目瞭然です.

表13-2 精査・治療を要する異常陰影

- 骨転移(図13-11)
- 皮膚転移(図13-12)
- 横隔膜ヘルニア(図13-13)
- 消化管穿孔(図13-14)
- 大動脈瘤(193頁参照)
- 気道異物(図13-15),食道異物(図13-16,17)

精査・治療を要する異常陰影

主なものを表13-2に示します.

骨転移(図13-11)

胸部X線写真で気づくことのできる骨転移の大部分は肋骨転移です.肺癌の場合には溶骨性のことが比較的多く〔図8-2,3(123,124頁)参照〕,前立腺癌や乳癌は造骨性のことが多いです.溶骨性の場合にはFDG-PET/CTが有用であり,造骨性の場合には骨シンチグラフィが有用です.

皮膚転移(図13-12)

悪性腫瘍は胸郭の外,つまり皮下の軟部組織に転移することがあります.皮膚はつい見落としがちな部位であるとともに,時として撮像範囲から外れることもあるので注意が必要です.

横隔膜ヘルニア(図13-13)

シートベルトの普及により交通事故発生時に胸部と腹部が同時に圧迫されるようになり,外傷性横隔膜ヘルニアを経験する頻度が増加しています.

消化管穿孔(図13-14)

胸部X線写真でも腹腔内遊離ガス像(free air)を見逃してはいけません.むしろ腹部X線写真よりも見えやすいのです.free airの量が多ければ仰臥位でも指摘可能な場合もあります.また立位や座位が困難な場合には,左側臥位の腹部X線写真を撮影すればfree airを確認しやすくなります.

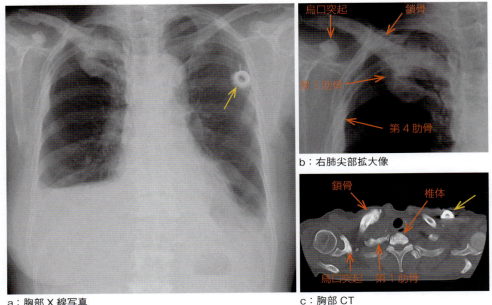

a：胸部 X 線写真　　b：右肺尖部拡大像　　c：胸部 CT

図 13-11 骨転移

60 歳代女性．乳癌術後の多発骨転移．
鎖骨・烏口突起・肋骨・椎体などに多数の骨硬化像（骨透過性の低下）を認める．左前胸部の皮下に CV ポートが留置されている（➡）．

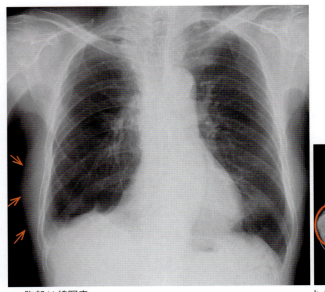

a：胸部 X 線写真　　b：胸部 CT

図 13-12 皮膚転移

80 歳代男性．肺癌（扁平上皮癌）で右上葉切除術施行の 17 か月後に右側胸壁に出現した皮膚転移．
a：右側胸部が膨隆している（➡）．
b：皮下・筋層内に 4.0×2.5 cm 大の腫瘤を認める．

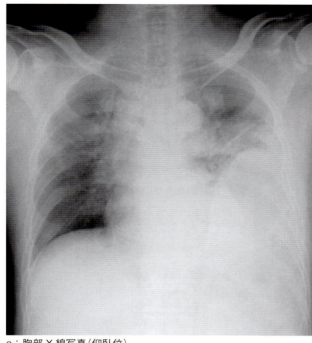

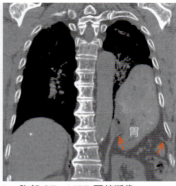

b：胸部 CT　MPR 冠状断像

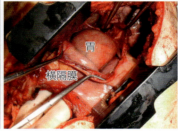

a：胸部 X 線写真（仰臥位）　　　　　　　　　　　　　　c：術中写真（胸腔側から）

図 13-13　外傷性横隔膜ヘルニア

70 歳代男性．食直後の交通事故で，上腹部をシートベルトで強く圧迫された．
a：左中肺野は広範に透過性が低下し，下肺野には空気を伴う腫瘤様陰影を認める．横隔膜ラインは不明瞭．
b：左横隔膜（➡）が断裂し，左胸腔内に胃・大腸・大網が脱出している．左肺は圧排され虚脱している．
c：緊急手術で脱出していた腹部臓器を還納すると，左横隔膜には径 10 cm ほどの欠損孔が確認できた．損傷は心膜にまで及んでいた．開胸開腹アプローチにて横隔膜は直接縫合し，心膜はゴアテックス®心膜用シートで補填した．

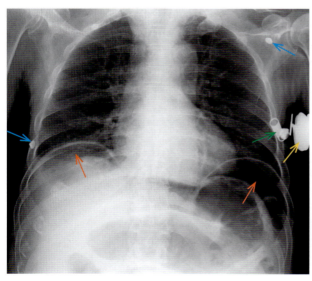

図 13-14　十二指腸潰瘍穿孔

60 歳代男性．胸部 X 線写真（半座位）．横隔膜下に free air（➡）を認める．なお，衣服のファスナー（➡），ポケット内容物（➡），心電図電極（➡）なども確認できる．

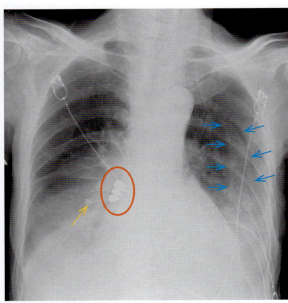
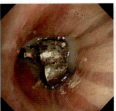
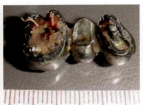

b：気管支鏡　　　　　c：摘出した義歯

図13-15 気道異物（義歯）

80歳代男性．胃穿孔術後．
a：右肺門下部に3連の金属陰影（○）を認める．右下肺野に石灰化肉芽腫（➡）を認める．左肺野には頭尾方向に走行するなだらかな弧状の線状影（➡）を認め，皮膚のしわである．
b：右中間気管支幹に嵌頓した義歯を認める．
c：異物鉗子を用いて義歯を摘出した．

a：胸部X線写真

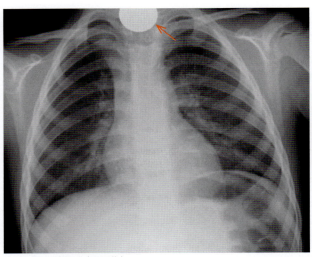
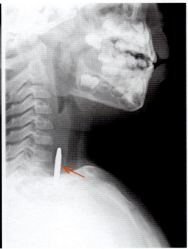

a：胸部X線写真（正面像）　　　b：頸部X線写真（側面像）

図13-16 食道異物（おもちゃのコイン）

4歳男児．おもちゃのコインを舐めて遊んでいてのどに詰まらせた．
a：上部気管に重なるように円形の金属影（➡）を認める．
b：異物は気道から外れており，食道異物であることがわかる．気管挿管の全身麻酔下に，内視鏡を使って摘出した．

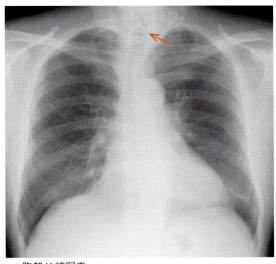
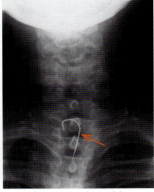
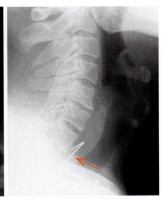

a：胸部X線写真　　　　　　　　　　　b：頸部X線写真（正面像）　　c：頸部X線写真（側面像）

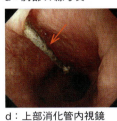

d：上部消化管内視鏡

図 13-17　食道異物（釣り針）
70歳代男性．人間ドック．症状は軽い咽頭違和感のみ．
a：上部気管に重なって釣り針を示唆する金属影（➡）を認める．
b，c：頸部X線写真では釣り針はより明瞭となり，気道から外れていることがわかる．
d：食道入口部に刺さった釣り針を確認し，内視鏡下に摘出した．

●気道異物（図13-15），食道異物（図13-16，17）

　気道異物は気道の走行・形状の特徴から，高齢者では右側に多く，義歯が最も高頻度です．幼小児ではピーナッツなどの誤嚥が多く，明らかな左右差は認められません．単純X線写真では異物が写らないことが多いので，撮影に工夫を要します（10頁，158頁参照）．

表 13-3 さまざまな石灰化陰影
・石灰化肉芽腫（図 13-18）
・石灰化リンパ節
・胸膜石灰化（図 13-19）
・気管支軟骨・肋軟骨・血管の石灰化（図 13-20）

さまざまな石灰化陰影

主なものを表 13-3 に示します．

石灰化肉芽腫（図 13-18）

胸部 X 線写真で 1 cm 以下，特に 5〜6 mm の大きさで明瞭に認識できる結節のほとんどは石灰化結節です．精査の必要はありません．

陳旧性肺結核では石灰化肉芽腫や石灰化リンパ節をしばしば認めます．これ自体が肺癌との鑑別を要することは少ないのですが，一連の陳旧性変化と思い込んで新たに出現した病変を見逃しやすいので，石灰化のない結節を認める場合には注意が必要です（126，127 頁参照）．

CT 上，50% を超える石灰化，びまん性・リング状・ポップコーン状の石灰化などは良性パターンと考えます．一方で，微小な石灰化は腫瘍自体が産生（壊死や粘液に関連）したり，偏在性の石灰化は陳旧性炎症に隣接して腫瘍が発生したりする可能性があり，悪性を否定できません．

胸膜石灰化（図 13-19）

胸膜の石灰化は胸膜炎や膿胸の後遺症として見られます．残存する結核性慢性膿胸の壁が石灰化することもあります．

特徴的な胸膜肥厚としてプラークがあります．アスベスト曝露後 10 年以上経過して現れ，徐々に石灰化してきます．胸膜下脂肪層と肺実質に挟まれた台形状の高吸収体で，多くは下肺野や傍椎体部，横隔膜などに見られます．接線方向から見た場合には石灰化があれば容易に診断できますが，正面方向から見た場合には石灰化があっても淡い斑状影なので指摘はやや困難です．胸腔鏡で観察すると，胸壁や横隔膜に散在する硬い白色・斑状の肥厚胸膜です．表面は平滑なことが多いですが，顆粒状を呈する場合もあります．なお，胸膜プラークのある例では胸膜癒着を認めることは稀です．

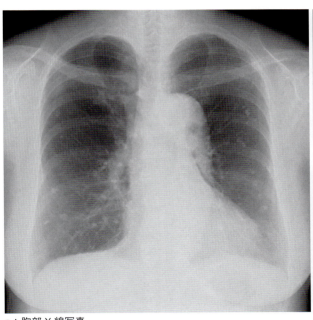

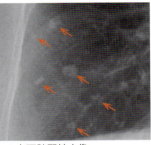

a：右下肺野拡大像

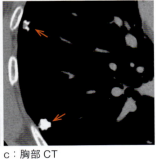

c：胸部 CT

a：胸部 X 線写真

図 13-18 石灰化肉芽腫（多発）

70 歳代女性．
a，b：両下肺野を中心に 1 cm 以下の明瞭な結節影を多数認める．
c：粗大な石灰化を伴う結節を認める．

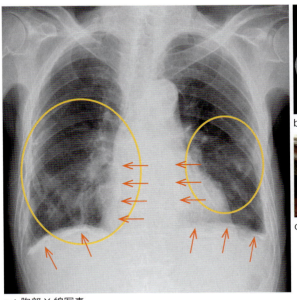

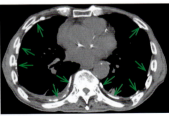

b：胸部 CT

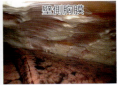

c：胸腔鏡（別症例）

a：胸部 X 線写真

図 13-19 胸膜プラーク

80 歳代男性．アスベスト曝露歴あり（蒸気機関車の修繕に従事）．
a：下肺野に辺縁不整な斑状影が多発（○）し，傍椎体部や横隔膜部には索状～板状陰影が多発（➡）している．
b：下肺野や傍椎体部，横隔膜などの胸膜は肥厚し一部に石灰化を伴っている（➡）．
c：プラークを胸腔鏡で観察すると，壁側胸壁や横隔膜に硬い白色の肥厚胸膜が島状に分布している．

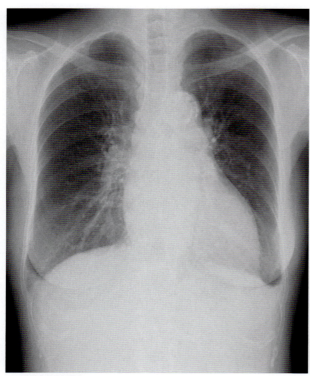
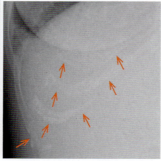

a：胸部 X 線写真

b：気管分岐部拡大像

c：右横隔膜ライン尾側の拡大像

図 13-20 いろいろな構造物の石灰化
70 歳代女性．
b：気管・気管支軟骨の化骨による破線状の石灰化（➡），大動脈弓部の石灰化（➡）を認める．
c：肋軟骨部は多数骨化している（➡）が，女性なので先端は凸状である．

気管支軟骨・肋軟骨・血管の石灰化（図 13-20）

　気管・気管支軟骨の化骨は高齢女性においてしばしば認めます．馬蹄形を呈する軟骨が一定間隔で並んでいるため，実線ではなく**等間隔の破線**として見られます．左主気管支壁は通常は認識できませんが，軟骨の石灰化が起こると明瞭に描出されてきます．

　弓部〜下行大動脈の石灰化は胸部 X 線写真でも認識は容易ですが，冠動脈の石灰化が認識できることは稀です．

　肋軟骨の化骨は必ずしも高齢者に限った変化ではなく，40〜50 歳代の女性でも見られることがあります．女性では中央から石灰化して高率に先端が凸状を呈し，男性では辺縁から石灰化して凹状を呈します．

表13-4 さらにこんなものまで見える

- 先天奇形（anomaly）
  - 完全内臓逆位（図13-21），右大動脈弓（図13-22），奇静脈葉（76頁参照）
  - 頸肋（図13-23），第1肋骨低形成（図13-24），肋骨癒合
- 治療に伴う変化
  - 乳房切除（図13-25），豊胸術（図13-26）
  - ペースメーカー，心臓弁置換（図13-27）
  - CVカテーテル（図13-28）
  - 手術後の無気肺，皮下気腫，胸腔内異物，開窓術
- 皮膚のしわ（図13-29）
- 衣服やアクセサリー（図13-30〜32）
- バリウム誤嚥（図13-33）
- 医療器具（図13-34）

さらにこんなものまで見える

さらには表13-4に示すようなものまで見えてしまいます．

内臓逆位（図13-21，22）

完全内臓逆位では，大動脈弓，心臓，胃泡すべてが通常とは逆の右に存在しています．この場合，肺葉も右が2葉，左が3葉です．右大動脈弓では，大動脈弓のみ通常とは逆の右に存在しています．完全内臓逆位も右大動脈弓も合併する奇形が少なく，ほとんど支障ありません．ただし，手術を行う際には通常と見えかたが異なるため，注意が必要です．一方，心臓だけがそのままで他の臓器が逆位になっている場合には複雑な心奇形を合併することが知られています．

肋骨の先天奇形（図13-23，24）

左右差に注意して読影していると，しばしば肋骨の奇形に気づきます．過剰肋骨の1種である頸肋では第7頸椎からも肋骨が出ているため，そちら側の肋骨は13本となり，肺尖部の透過性は低下します．逆に肋骨が少ない場合もあり，第1肋骨低形成〜欠損ではそちら側の肺尖部の透過性亢進が見られます．また，2本の肋骨が癒合し変形していることも少なくありません．

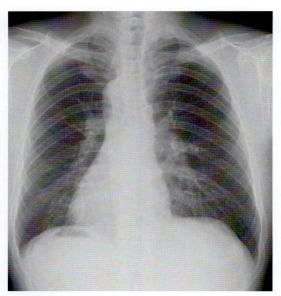

図 13-21 完全内臓逆位
30 歳代女性.
胸部 X 線写真.大動脈弓も心臓も胃泡も通常とは逆の右に存在している.横隔膜ラインの高さも右が低い.

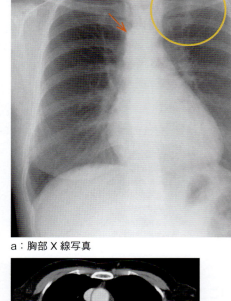
a：胸部 X 線写真

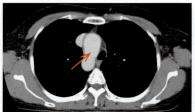
b：胸部 CT

図 13-22 右大動脈弓
50 歳代女性.
大動脈弓（➡）が右側に存在する.左上肺野に腫瘤影（◯）を認め，肺癌（腺癌）に対して左上葉切除術を施行した.右肺が 3 葉，左肺が 2 葉であった.

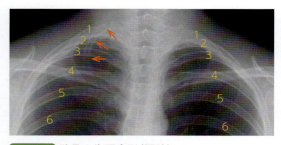

図 13-23 肋骨の先天奇形（頸肋）
20 歳代女性.
胸部 X 線写真（拡大像）.肺尖部の透過性に左右差が見られる.右第 7 頸椎からも肋骨（➡）が出ており，右側には肋骨が 13 本ある.

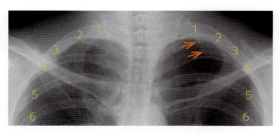

図 13-24 肋骨の先天奇形（左第 1 肋骨低形成）
40 歳代男性.
胸部 X 線写真（拡大像）.肺尖部の透過性に左右差が見られる.左第 1 肋骨（➡）が短く，胸骨には繋がっていない.

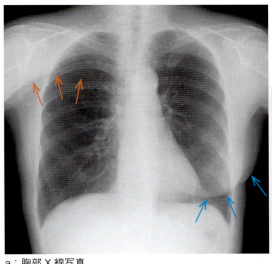
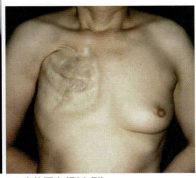

a：胸部X線写真　　　　　　　　　　　　　　　b：生体写真（別症例）

図 13-25 乳癌手術後の変化

60歳代女性．右乳癌に対して大・小胸筋を含む右乳房全摘術施行．
a：右中下肺野の透過性が亢進している．乳房影（➡）は右では消失し，右上腕から連続する皮膚のライン（➡）が認められる．
b：右乳房と大・小胸筋が切除されたため，肋骨が浮き出て見える．

● 乳房手術後の変化（図 13-25，26）

　多くの女性において胸部X線写真では乳房のラインが見えます〔40頁，図4-4（41頁）参照〕．おおむね左右対称ですが，乳癌の手術後には非対称となります．

　かつて主流であった胸筋合併の乳房全摘術では同側肺野の透過性が亢進します．乳房影は消失し，上腕・腋窩から連続する皮膚のラインが認められます．また，胸筋温存乳房切断術では乳房影は消失しますが，肺野の透過性亢進は軽度で，上記のラインは認めません．これらの術式の場合には術後であることが一目瞭然ですが，最近は部分切除例が増加し，わかりにくくなっています．それでも乳房の変形や左右差から推測可能な場合もあります．

　豊胸手術後にはしばしば下肺野に不自然な透過性の低下がみられ，挿入されたシリコンインプラントの辺縁が描出されます．しかし，豊胸術も進歩し，胸部X線写真でわからない場合もあります．

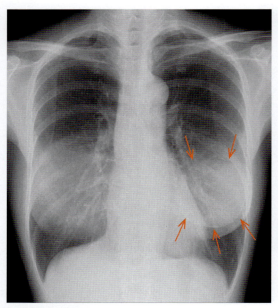

図 13-26 豊胸術後
60 歳代女性．豊胸術後．
胸部 X 線写真．両下肺野に不自然な透過性の低下が見られる．左では留置されたシリコンインプラントの辺縁（➡）が確認できる．

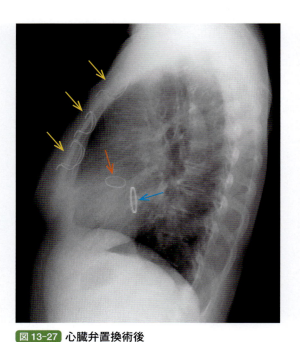

図 13-27 心臓弁置換術後
50 歳代女性．
胸部 X 線写真（左側面像）．大動脈弁（生体弁）（➡），僧帽弁（器械弁）（➡）を認める．胸骨縦切開の創閉鎖に用いた 3 本の胸骨固定用ワイヤー（➡）も確認できる．

● 心疾患治療後の変化（図 13-27）

　心臓ペースメーカー留置例ではジェネレーターと電極リードが留置されており，その配置からペースメーカーのタイプを推定することがある程度可能です．心臓弁膜症で弁置換がされた場合には生体弁と器械弁が区別できます．弁形成術の場合には全くわかりません．また，大動脈瘤に対して血管内ステント治療がなされた場合には留置されたステントが確認できます．

● CV カテーテル，CV ポート（図 13-28）

　栄養管理や化学療法などを目的に CV カテーテルが留置される機会が増え，ときどき気胸などのトラブルが発生します．留置直後の胸部 X 線写真は仰臥位で撮影されるため，気胸が軽度な場合には診断は容易ではありません（157 頁参照）．このため，翌日以降に座位あるいは立位で撮影されて初めて気胸が診断される例もあります．また，血管穿刺を対側からも試みている可能性があるので，対側気胸の有無についても読影する必要があります．同時に，カテーテルの走行や先端位置についても確認します．カテーテル先端が誤って胸腔内に留置された場合には輸液に伴い大量の胸水が出現します．なお，初学者にとっては皮下に埋め込まれた CV ポート全体がシリコン製の場合には肺結節と紛らわしいかもしれません．

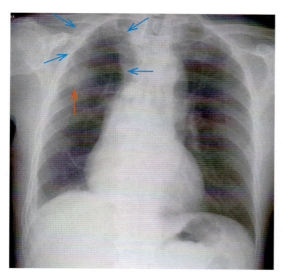

図 13-28　CV カテーテル留置
70歳代男性．大腸癌術後．
胸部X線写真（正面像）．右中肺野に前胸部皮下に埋め込まれたポート（シリコン製）（➡）があり，カテーテル（➡）は右鎖骨下静脈〜上大静脈に留置されている．

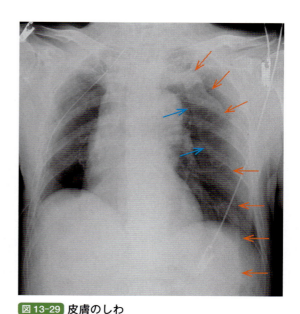

図 13-29　皮膚のしわ
70歳代男性．肺癌に対し，右中下葉切除術を施行．
胸部X線写真（仰臥位）．術直後のポータブル撮影で，左肺野になだらかな曲線（➡）（1本の連続する線ではなく途中でずれている）を認め，頭尾方向に走行し腹部にまで連続している．何気なく肩甲骨の辺縁（➡）と組み合わせて合成陰影を作っていないだろうか．

● 皮膚のしわ（図 13-29）

　手術直後や集中治療室における仰臥位のポータブル撮影では水平方向にずらしてフィルム（カセッテ）位置を微調整することが多いため，背部の皮膚が片側によってしわができることがあります．やせた高齢者で衣服を着ていない場合に好発します．ほとんどは<mark>片側性で，頭尾方向に走る数本のなだらかな曲線</mark>が時に胸腔外まで連続します．

　一方，衣服のしわは胸腔外あるいは体外まで連続する先鋭な数本の直線として見られ，やはり頭尾方向に多く，しわの寄り具合によって線の間隔は変化します．

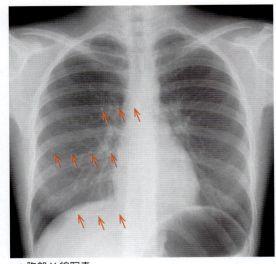
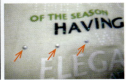

a：胸部X線写真　　　　　　　　　　　　　　b：Tシャツのビーズ

図 13-30 体外の異物

30歳代女性．
a：右肺野には明瞭な微小結節を多数認める．大きさが均一で配列が規則的であることより，体外の異物を考える．
b：Tシャツにつけられたビーズであった．

● 体外の異物（図 13-30〜32）

　胸部X線写真にはネックレスやペンダントはもちろん，使い捨てカイロ，磁気絆創膏，Tシャツにつけられたビーズやプリント柄，衣服のボタンやファスナーなど，体外に存在するものも一緒に写ります．サイズや形，配列に規則性を認めた場合には人工物を疑います．湿布は通常写りません．

● バリウム誤嚥（図 13-33）

　高齢者では嚥下機能が低下しており，上部消化管造影検査の際にバリウムを誤嚥することがあります．気管支が造影され，いったん末梢まで流入した造影剤はその後排出されずに残存することが少なくありません．胸部X線写真では，石灰化様の粒状影が気道に沿って分布していることが確認できれば診断は容易です．

● 医療器具（図 13-34）

　胸部X線写真には治療や検査に使われるいろいろな医療器具も一緒に写ります．心電図電極，胃管などが代表的なものですが，気管チューブや気管切開カニューラ，経鼻酸素カニューラ，人工呼吸器の回路，点滴ライン，

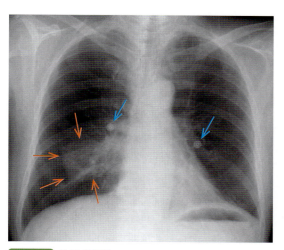

図 13-31 体外の異物
60 歳代男性.
胸部 X 線写真. 右下肺野に境界鮮明な四角形の陰影を認め, 使い捨てカイロ(➡)である. 両肺の円形小結節は磁気絆創膏(➡)である.

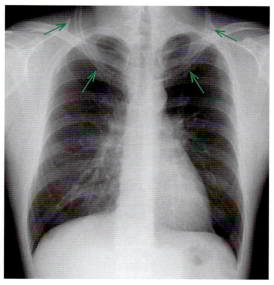

図 13-32 体外の異物
40 歳代男性.
胸部 X 線写真. 首を取り巻くように 2 本の線状影を認め, 磁気ネックレス(➡)である.

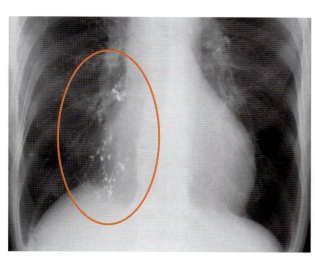

図 13-33 バリウム誤嚥
70 歳代男性. これまでに何度か上部消化管造影検査でバリウムを誤嚥している.
胸部 X 線写真. 右下肺野に非常に濃い不整形粒状影が多発・集簇している. 陰影は立位で流入しやすい右中下葉領域(〇)の気道に沿って分布している.

CV カテーテル・CV ポートや Swan-Ganz カテーテル, 各種ドレーン, 血管・気道・消化管などのステント, イレウス管, 血圧計マンシェット, 体温計, 抑制帯など実にさまざまです. 一度見ておけばどうということはないでしょう.

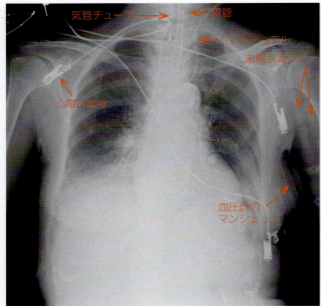
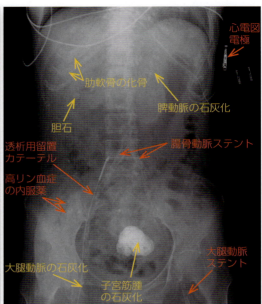

a：胸部 X 線写真（仰臥位）　　　　　　　　　　　b：腹部 X 線写真（仰臥位）

図 13-34　医療器具
70 歳代女性．
a：心電図電極，胃管，気管チューブ，末梢点滴ライン，CV カテーテル，血圧計マンシェットが確認できる．
b：心電図電極，透析用カテーテル，血管内ステント，薬剤などが確認できる．同時に，肋軟骨の化骨，胆石，動脈の石灰化，石灰化子宮筋腫なども認める．

> **Column**
>
> ### 手術直後の胸部 X 線写真のチェックポイント
>
> 　手術直後に胸部 X 線写真を撮る目的は，麻酔がかかっている間，あるいは手術室を出る前に，解決すべき問題がないかを確認することである．まず第 1 に**手術器具やガーゼの置き忘れ**がないかの確認である．手術で使用するガーゼには X 線不透過の糸が縫い込んであり胸部 X 線写真に写るはずであるが，心陰影や横隔膜ラインの尾側に重なると発見困難な場合もある（図 1）．第 2 に**胸腔ドレーンの位置**の確認である．先端の位置（通常は肺尖部），途中の経路や屈曲の有無，側孔の位置を確認する．第 3 に**無気肺の有無**である．術側肺を長時間虚脱させて手術を行うため，再膨張が不良な場合には抜管前に吸痰や加圧を行って十分伸展させる必要がある．側臥位で下になる対側肺においては，痰の流れ込みが起こり末梢肺（特に肋骨横隔膜角や側胸部）に部分無気肺を生じやすい（図 2）．さらに，**気管チューブの先端の位置**，もし **CV ライン**や**胃管**などが留置されていれば，その位置についても確認する．**胃泡が拡張**している場合には，麻酔覚醒時に嘔吐・誤嚥する危険性があるので，抜管前に胃管を挿入して空気を抜く必要がある．
>
> 　さて，気胸と出血について言及していないのはなぜか．一般的な気胸は肺からの空気漏れが原因であるが，肺葉切除後には大きな死腔が生じることがあり，たとえ肺から空気漏れがなくても気胸に見えてしまう．仰臥位の写真なので液体は背側に貯留するため出血の認識は困難で，大きな凝血塊以外は見えない．つまり肺からの空気漏れも出血も X 線写真ではなくドレーンバッグを見て評価しているわけである．

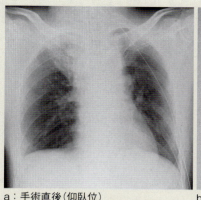 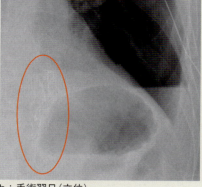

a：手術直後（仰臥位）　　　　　　b：手術翌日（立位）

| 図1 | 肺癌手術後の胸腔内異物（ガーゼ）

50歳代男性．肺癌に対して左上葉切除術を施行．
a：術直後のポータブル写真では横隔膜ライン尾側の異物を指摘できなかった（後日の見直しでも同様の結果）．
b：翌日の立位正面写真（左下肺野拡大像：濃度調整したもの）ではガーゼに織り込まれたX線不透過の糸がかろうじて確認できる．モニターの条件を変更してみると，この糸が明瞭に見えた（○）．

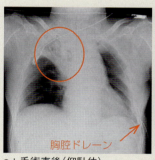 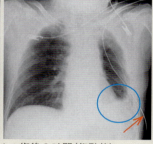 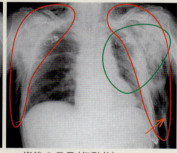

胸腔ドレーン

a：手術直後（仰臥位）　　b：術後3時間（仰臥位）　　c：術後3日目（仰臥位）

| 図2 | 呼吸器手術後の無気肺・皮下気腫

70歳代男性．肺癌に対して左上葉切除術を施行．
a：手術直後（気管チューブ抜去前）には右上葉無気肺（○）が見られ，気管支鏡下に吸痰した．
b：術後3時間では右上葉の含気は改善したが，左肺底部の部分無気肺（○）を認める．
c：残存肺からのエアリークが遷延し，3日後には左頸部〜側胸部，側腹部〜左上腕，さらに右側胸部にまで広がる皮下気腫を認める（○）．筋層間に侵入した空気により，大胸筋束も描出されている（○）．

Lecture 14 普段の胸部X線写真活用法

- 呼吸器感染症のスクリーニング
- びまん性肺疾患の経過観察
- 心不全の経過観察
- 診断に役立つ検査データ

　本書では楽しく胸部X線写真を読めるようになるための知識を紹介してきましたが，実際の日常診療では胸部X線写真だけで終わることは多くありません．たいていCTで胸部X線写真では見えない部分も含めた詳細な評価をして診断に至ることになります．そうは言っても，胸部X線写真が用いられる場面はまだまだあります．

呼吸器感染症のスクリーニング

　安価で簡便な胸部X線写真はスクリーニング検査としてよく用いられます．発熱，呼吸器症状のある患者では肺炎などの有無の確認のために，聴診，採血とともにまず最初に行われる検査です．肺炎の診断は主として臨床所見と胸部X線写真で可能であり，CTは必須ではありません．また，日の単位あるいは週の単位での治療効果の判定や病変進展速度の評価は胸部X線写真で行います．

肺炎

　原因となる病原菌が末梢の肺胞領域で増殖して炎症が起こり，肺胞腔内が滲出液で満たされる肺炎を肺胞性肺炎と言います．肺胞腔内が水浸しになるのでX線が通り抜けにくくなり透過性が低下して肺野が白くなります（図14-1b）．透過性低下の程度は肺胞腔内の滲出液の量により，滲出液が充満していればべったりとした浸潤影になり，滲出液の量が少なめであればすりガラス陰影になります．炎症は末梢気道やKohn孔を通じて肺胞から肺胞へ波及するので非区域性に分布し，しばしば気管支内腔に残存した空気が気管支透亮像として見られます．肺炎球菌（図14-2），肺炎桿菌，レジオネラ（図14-3）が代表です．

　気管支や細気管支の粘膜上皮から始まり周囲の肺胞腔に炎症が広がるのが気管支肺炎です．区域性に分布する小葉中心性粒状影や気道に沿った限局性の浸潤影を呈します．気管支壁の炎症が強いので気管支透亮像は明瞭ではありません．病変はしばしば複数の肺葉に及びます．インフルエンザ桿菌，マイコプラズマ（図14-4），黄色ブドウ球菌などがこのタイプです．

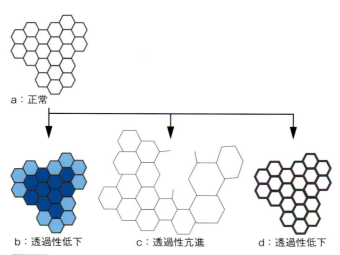

図 14-1 肺野の透過性に影響する病態の模式図
a:正常.
b:肺胞性肺炎.肺胞腔が水浸しになるため透過性が低下する.充満すると濃い浸潤影,部分的なら淡いすりガラス陰影になる.
c:肺気腫.過膨張により肺胞隔壁が菲薄化し破壊されるため,透過性が亢進する.
d:間質性肺炎.肺胞隔壁が肥厚するため,透過性が低下する.

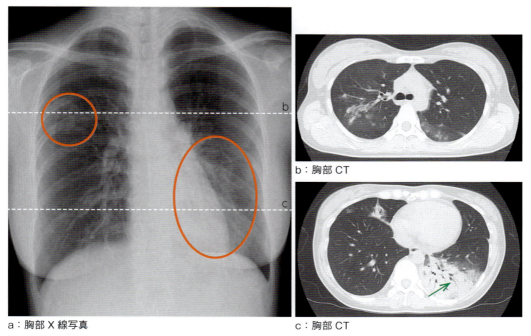

図 14-2 肺炎球菌性肺炎
20 歳代女性.咳嗽,発熱.
a:右中肺野,左中〜下肺野に浸潤影(〇)を認める.図中白破線は CT スライス位置を示す.
b, c:右上葉・左下葉 S⁶ に斑状影が散在し,左下葉底区に気管支透亮像(➡)を伴う濃厚な浸潤影を認める.白血球数 8,300/μL(好中球 83.0%),CRP 22.8 mg/dL,プロカルシトニン 0.5 ng/mL 以上 2 ng/mL 未満,尿中肺炎球菌莢膜抗原(+)で,肺炎球菌性肺炎と診断.

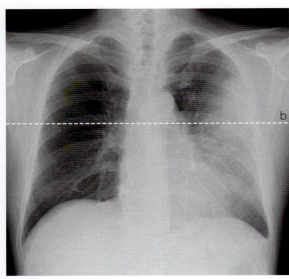
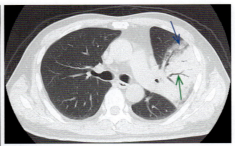

a：胸部X線写真
b：胸部CT

図14-3 レジオネラ肺炎
50歳代男性．発熱．10日前にゴルフ場で入浴．
a：左肺に広範な浸潤影を認める．
b：左上葉に気管支透亮像（➡）を伴う濃厚な浸潤影を認め，周辺部はすりガラス陰影（➡）を呈する．
白血球数 25,400/μL（好中球 95.6%），CRP 32.9 mg/dL，尿中レジオネラ p1 抗原（+）で，レジオネラ肺炎と診断．

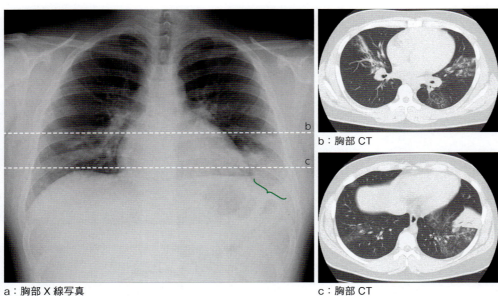

a：胸部X線写真
b：胸部CT
c：胸部CT

図14-4 マイコプラズマ肺炎
10歳代男性．咳嗽，発熱，咽頭痛．
a：両下肺野に浸潤影を認め，左横隔膜シルエット（⤴）が消失している．
b，c：両肺に浸潤影や斑状影が多発し，陰影が軽微な部分では小葉中心性粒状影を認める．
白血球数 5400/μL（好中球 64.0%），CRP 4.97 mg/dL，マイコプラズマ LAMP 法（+）で，マイコプラズマ肺炎と診断．

　　　肺胞腔内の滲出液が少なかったり二次性の肺胞壁肥厚をきたしたりした場合には，網状影やすりガラス陰影を呈し**間質性肺炎様**となります．ウイルス肺炎やニューモシスチス肺炎があります．

> **Column**

肺胞性陰影と間質性陰影

　肺胞(実質)に炎症が起こるのを**肺炎**，肺胞隔壁(間質)に炎症が起こるのを**間質性肺炎**という．そして，肺胞腔が侵された場合に特徴的な陰影を**肺胞性陰影**，間質が侵された場合に特徴的な陰影を**間質性陰影**という(**表1**)．明確に区別できるものではないが，参考程度に覚えておこう．肺胞性陰影は，限局性あるいは多発性で，胸部X線写真では斑状影・塊状影・浸潤影を呈する．間質性陰影は，びまん性・散布性で，胸部X線写真では線状影・網状影・すりガラス陰影を呈する．肺胞性肺炎と間質性肺炎との対比も**表2**に示しておく．

表1　肺胞性陰影と間質性陰影

	肺胞性陰影	間質性陰影
分布	限局性，多発性	びまん性，散布性
既存構造との関係	細葉や二次小葉に一致	気管支・血管・リンパ管・小葉間隔壁に一致
胸部X線写真での陰影形態	斑状影，塊状影，浸潤影	線状影，網状影，すりガラス陰影

表2　肺胞性肺炎と間質性肺炎

	肺胞性肺炎	間質性肺炎
病態	肺胞領域における滲出性病変を主体とした生体反応	肺胞隔壁を病変の主座とする炎症
症状	発熱，湿性咳嗽	労作時呼吸困難，乾性咳嗽
病理	炎症細胞浸潤，肺胞腔内滲出物	線維性増殖，肺胞の構造改変
胸部X線写真	片側性(時に両側性) 浸潤影 容積減少なし(時に増大)	両側性，びまん性 線状影，網状影，浸潤影 容積減少あり
肺機能		拘束性障害，拡散障害
治療	抗菌薬	免疫抑制薬，抗線維化薬

　画像からある程度原因を推定可能な場合もありますが，同じ病原体でもさまざまなパターンをとることがあり，細菌学的検査や免疫学的検査に基づく起炎微生物の同定，患者の背景因子(糖尿病などの基礎疾患，免疫能低下の有無)，院内感染か市中感染か，年齢，病歴，症状，居住環境(ペットなど)などを考慮して鑑別を進めることになります．

　肺胞内を満たし浸潤影を作るものとしては滲出液(肺炎)以外にも，漏出液(肺水腫)，血液(肺出血)，腫瘍細胞(腫瘍)，蛋白(肺胞蛋白症)などがあります．

● 肺結核と非結核性抗酸菌症

　肺結核はいまだ過去の疾患ではありません．一方，非結核性抗酸菌症，特に Mycobacterium avium complex（MAC）による肺感染症が近年増加傾向にあります．

　肺結核（二次結核）は上肺野（つまり右 S^1，S^2，左 S^{1+2} や S^6）に好発し，肉芽腫を反映した小葉中心性粒状影とこれに連続する分岐状影（tree-in-bud appearance），乾酪壊死を反映した不整で厚い壁を有する空洞性病変を形成します．典型的な胸部 X 線写真では==肺尖～上肺野に粒状・結節影や空洞性陰影==を認めます（図 14-5）．一方，一次結核では部位特異性のない浸潤影，肺門・縦隔リンパ節腫大が見られます．粟粒結核は結核菌の血行性散布により生じ，胸部 X 線写真では全肺野にびまん性に分布する微細な結節を呈します（図 14-6）．肺結核は空洞を見た場合には必ず鑑別に挙げる必要がある一方，浸潤影など非特異的な陰影を呈する場合も多々あり，治りにくい場合や高齢者では常に頭の片隅に置いておかなければならない疾患です．

　肺 MAC 症では==結節・気管支拡張型が 90% 以上==を占めます．好発部位は==右中葉，左舌区==で，==末梢肺野の小葉中心性粒状影や分岐状影とそこに至る気管支壁の肥厚を伴う拡張==が見られます（図 14-7）．中高年女性に多く，無症状で健診などで発見されることが少なくありません．線維空洞型（結核類似型）は肺尖部に空洞性病変を形成します．結核よりも，空洞は小さく壁は比較的薄く，近傍の胸膜肥厚を伴いやすく，周囲の散布巣は乏しい傾向があります（図 14-8）．陳旧性結核，塵肺，肺気腫などの基礎疾患のある中高年男性に多いタイプです．孤立肺結節型は肺癌との鑑別が困難な場合には外科的切除の適応となります．他に，全身播種型（血行性播種による），hot tub lung（ジェットバスで大量の菌を吸入することによる）という病型があります．

肺結核

わが国は今も結核の「中まん延国」で，年間 20,000 人が結核を発病し，2,000 人以上が亡くなっている．特に高齢者，外国出生者，低所得者，免疫不全患者での死亡が多い．感染は全身至るところで起こるが肺結核が 9 割を占める．

結核菌（Mycobacterium tuberculosis）は乾燥に強く，ヒトからヒトへと飛沫感染する．感染しても 9 割は生涯発病しない．初感染に引き続き発病する場合を一次結核症，免疫低下などにより再燃する場合を二次結核症と呼び，日常遭遇するのは後者である．

非結核性抗酸菌症（non-tuberculous mycobacteriosis；NTM）

結核菌群とらい菌群以外の抗酸菌感染症のこと．常在菌であり，ヒトからヒトへは感染しない．臨床症状は軽いが確実に有効な治療法がなく難治性である．

MAC とは Mycobacterium avium と Mycobacterium intracellulare を一括した総称で，NTM の原因の 8 割を占める．

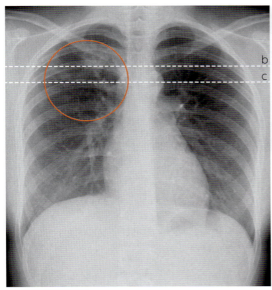
a：胸部X線写真

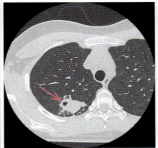
b：胸部CT

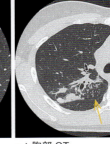
c：胸部CT

図14-5 肺結核

10歳代外国出生の女性．微熱，咳嗽，喀血．
a：右肺に複数の結節影（○）を認める．
b，c：右上葉 S²a に空洞（→）を伴う 3.8×2.2 cm 大の不整形腫瘤，境界鮮明な小葉中心性小結節や粒状影，分岐状影（→）を認める．
喀痰抗酸菌培養で陽性，PCR法で *M. tuberculosis*（＋），T-SPOT（＋）．経気管支肺生検では壊死，多核巨細胞，類上皮細胞肉芽腫を認め，肺結核と診断．

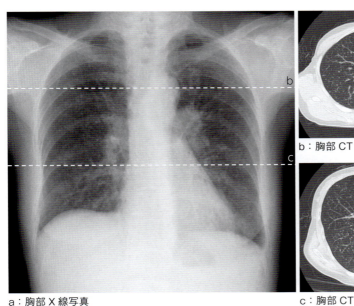
a：胸部X線写真

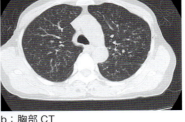
b：胸部CT

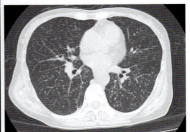
c：胸部CT

図14-6 粟粒結核

60歳代女性．Crohn病活動期にてTNFα阻害薬を投与中に発熱，食欲低下，全身衰弱が出現．
a：両肺びまん性に小粒状影が多発し，両肺門リンパ節腫大を認める．
b，c：両肺にランダム分布を示す境界鮮明な無数の微細結節を認める．
気管支洗浄液のPCR法で *M. tuberculosis*（＋），QFT（＋）で肺結核と診断した．

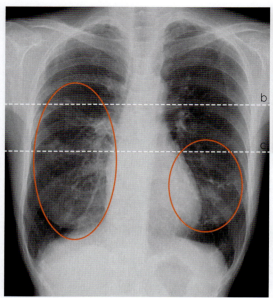
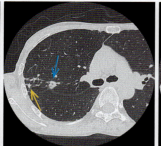
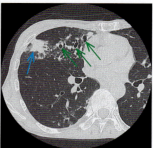

b：胸部 CT　　　　　　　c：胸部 CT

a：胸部 X 線写真

図 14-7 非結核性抗酸菌症（結節・気管支拡張型）
60 歳代女性．肺癌検診，無症状．
a：両肺に多発する斑状影（○）を認める．
b，c：両肺に小結節影（➡）・浸潤影（➡）が多発し，気管支拡張像（➡）を伴う．
抗 MAC 抗体（＋）であり，非結核性抗酸菌症（MAC 症）と診断．

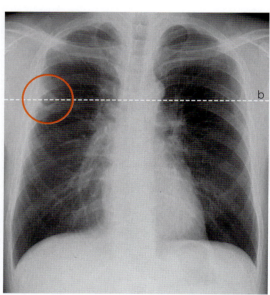
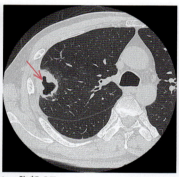

b：胸部 CT　　　c：肉眼像
　　　　　　　　　（水平断面）

a：胸部 X 線写真

図 14-8 非結核性抗酸菌症（線維空洞型）
60 歳代男性．自覚症状なし．
a：右中肺野外側に空洞を伴う 3.5 cm ほどの腫瘤影（○）を認める．
b：右上葉 S²b 末梢に空洞（➡）を有する境界鮮明な 3.6×3.5 cm 大の腫瘤があり，胸膜肥厚を伴う．喀痰抗酸菌培養で陽性，PCR 法で M. avium（＋）であり，非結核性抗酸菌症と診断．薬物療法で改善しないため，右上葉切除術を施行．
c：空洞と乾酪壊死物質を認める．

表 14-1 びまん性肺疾患

- 特発性間質性肺炎
- 膠原病関連肺疾患
- 過敏性肺炎（図 14-9）
- 好酸球性肺炎（図 14-10）
- 薬剤性肺炎（図 14-11）
- じん肺
- 結核，非結核性抗酸菌症
- びまん性汎細気管支炎
- サルコイドーシス（図 14-12）
- アミロイドーシス
- リンパ脈管筋腫症
- 癌性リンパ管症，リンパ増殖性疾患　など

びまん性肺疾患の経過観察

　びまん性肺疾患はその病因や症状など非常に多岐にわたります（表 14-1）．現病歴，生活歴，各種検査（血液，肺機能，喀痰）など総合的に診断していくなかでの画像検査としてはCTが基本です．しかし，全体的な病変の分布を一目で把握するには胸部X線写真のほうが優れています．診断過程においては「経過」も重要であり，急性か慢性か，陰影の移動性はあるか，肺容積の変化はどうか，などはむしろ胸部X線写真のほうがわかりやすいものです．そして，これらの疾患も診断がついてしまえば，治療開始後（無治療の場合もある）は外来で経過観察となりますが，通常は胸部X線写真で経過観察します．

　特に肺容積の変化は慣れないとCTでは把握しにくいものですので，胸部X線写真で見る癖をつけておくとよいでしょう．肺容積の増大，減少をきたす代表的な疾患は，それぞれ肺気腫，間質性肺炎です．

びまん性陰影
片側肺野の少なくとも1/3を占める異常陰影が両肺に分布する状態を指す．

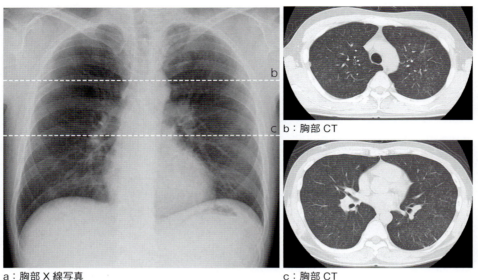

a：胸部X線写真　　　　　　　　　　　　b：胸部CT
　　　　　　　　　　　　　　　　　　　　c：胸部CT

図14-9 過敏性肺炎
40歳代男性．咳嗽・発熱あり．
a：両肺野にびまん性に小粒状影が広がる．
b，c：両肺やや上葉優位にびまん性に小葉中心性のすりガラス陰影が広がる．
<u>白血球数14,000/μL（好酸球29.0%）</u>．気管支洗浄液では好酸球・リンパ球・組織球が混在しており，過敏性肺炎と診断．原因物質（抗原）は不明．

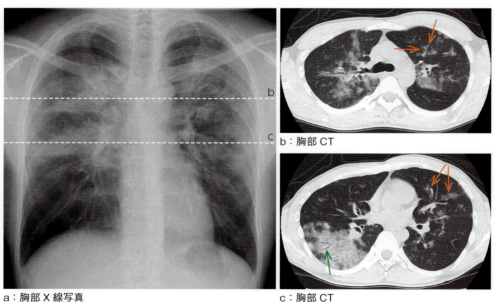

a：胸部X線写真　　　　　　　　　　　　b：胸部CT
　　　　　　　　　　　　　　　　　　　　c：胸部CT

図14-10 急性好酸球性肺炎
40歳代男性．乾性咳嗽，発熱．好酸球性肺炎の既往あり．
a：両上〜中肺野に浸潤影，すりガラス陰影が多発している．
b，c：両肺の気管支血管束周囲優位にすりガラス陰影〜斑状影が多発している．気管支透亮像（➡），気管支壁肥厚（➡）あり．
白血球数8,900/μL（好中球70.0%，<u>好酸球7.6%</u>），CRP 17.50 mg/dLで，好酸球性肺炎と診断．

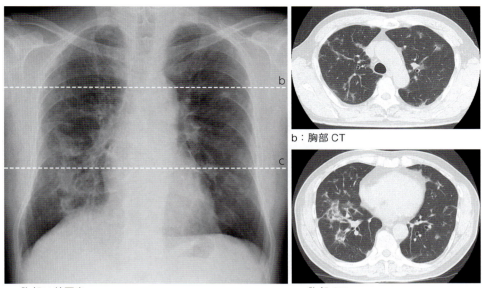

a：胸部 X 線写真
b：胸部 CT
c：胸部 CT

図 14-11 薬剤性肺炎

60 歳代男性．高尿酸血症にて 1 か月前から薬剤（フェブキソスタット）を服用．前胸部痛，湿性咳嗽．
a：両肺に結節〜斑状影が散在している．
b，c：両肺びまん性に収縮性変化を伴う不整な斑状影が散在している．
白血球数 7,200/μL，CRP 0.35 mg/dL，KL-6 628 U/mL，SP-D 205.7 ng/mL，薬剤リンパ球刺激試験でフェブキソスタット（＋），経気管支肺生検では器質化肺炎の所見を呈し，薬剤性肺炎と診断．

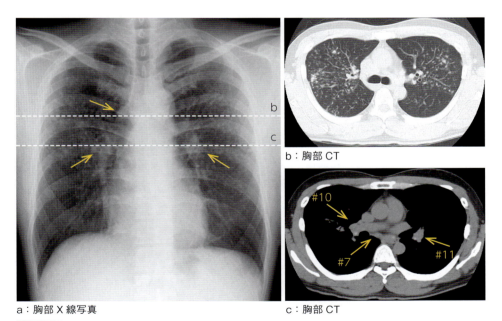

a：胸部 X 線写真
b：胸部 CT
c：胸部 CT

図 14-12 サルコイドーシス

30 歳代男性．ACE は正常，リゾチーム，sIL-2R は正常上限．
a：両側肺門陰影と奇静脈弓部が外向きに突出している（→）．これがいわゆる BHL である．
b，c：血管周囲や胸膜面に粒状影が多発している．これはリンパ路に沿った肉芽腫である．両側肺門リンパ節（#10〜11），気管分岐下リンパ節（#7）が腫大している．

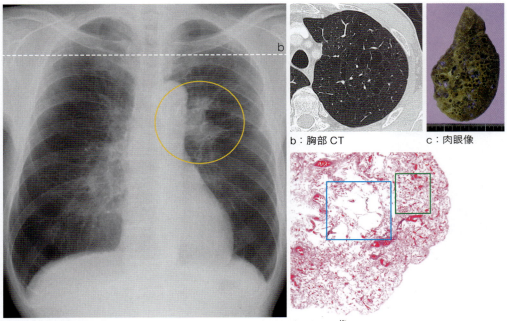

a：胸部 X 線写真　　b：胸部 CT　　c：肉眼像　　d：ルーペ像

図 14-13 肺気腫

60 歳代男性．喫煙指数 1,530，左上葉肺癌（腺扁平上皮癌）．血痰．
a：左肺門部に 3.5 cm 大の腫瘤影（○）を認める．気腫性変化が著明で，両側肺野の透過性は亢進し，右横隔膜ライン上に第 12 後肋骨まで確認できる．
b：両肺上葉にはびまん性の小葉中心性肺気腫を認める．
c：左上葉肺尖部付近の水平断割面．肺癌に対して左肺全摘術を施行．小葉中心性肺気腫で多数の肺囊胞を認める．
d：肺胞構造が破壊され，囊胞状を呈する部分（□）．肺胞構造は保たれているが，圧排により虚脱気味の部分（□）．

● 肺気腫

　立位正面像では右横隔膜ラインは第 10 後肋間の高さ，左横隔膜ラインはその 1〜2 cm 尾側の高さが一般的です．この横隔膜ラインが下がっていれば肺の容積は増大しているということになります．

　肺気腫（pulmonary emphysema）とは，終末細気管支より末梢の肺胞腔が肺胞壁の破壊を伴いながら異常に拡大し，明らかな線維化は認められない状態を指します．気道内圧の亢進によって肺の間質が破壊されて菲薄化し間質陰影が減少します（図 14-1c）．支えを失い狭細化した丸裸の肺動脈だけが残り，相対的に空気の量が増えます．つまり X 線透過の障壁となる間質・血管が減るので X 線が通り抜けやすくなり，肺野の透過性が亢進し，より黒くなります（図 14-13）．

　肺の過膨張が長く続くと横隔膜は圧迫の影響を受けて下方へ移動して平坦化し，極端な場合には反転して下に凸となります．通常では見えにくい真の

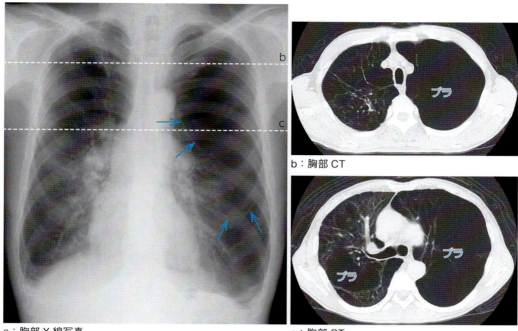

a：胸部X線写真　　　　　　　　　　　　　　c：胸部CT

図 14-14 肺気腫と巨大ブラ

50歳代男性．喫煙指数 1,750．咳嗽，労作時呼吸困難．肺活量 1.30 L，1秒量 0.63 L．
a：上肺野優位に肺の透過性が亢進し，横隔膜は平低化している．特に左側については肺血管影がほとんど認められず，vanishing lung（消えゆく肺）の状態．巨大ブラの辺縁が見える（→）．
b，c：左上葉は巨大なブラで占められている．

肺下縁が作る横隔膜ラインが見えてきます（図 14-14）．心臓も圧迫されるため，心胸郭比は低下し，**滴状心**を呈します．側面像では胸骨が前方へ突出して，いわゆる**樽状胸郭**を呈します．

> **Column**
>
> **気腫合併肺線維症**
>
> 気腫合併肺線維症（combined pulmonary fibrosis and emphysema；**CPFE**）は，**上肺野優位の肺気腫と下肺野の間質性病変が併存**する病態で，重喫煙男性にみられます．肺気腫例の6～8%に合併するとされ，増加傾向にあります．
>
> 胸部X線写真や簡易呼吸機能検査では両者が併存することで肺容量の変化が相殺され，ほぼ正常に見えますが，ガス交換障害が顕著です．肺高血圧の合併が多く予後不良因子となります．また，経過中に40%以上の確率で肺癌を合併するため，厳重な経過観察が必要となります．

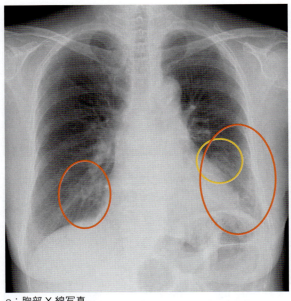

a：胸部X線写真　　　　　　　　　　　　　b：胸部CT（MPR冠状断像）

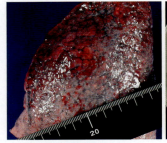
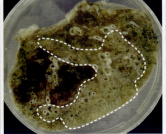
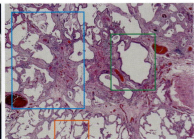

c：固定前の切除肺　　　d：固定後の水平断割面　　e：組織像

図 14-15 間質性肺炎

70歳代女性．喫煙指数400，左下葉肺癌（腺癌），KL-6 1,885 U/mL．軽度の労作時呼吸困難．
a：両下肺野にすりガラス陰影（〇）を認める．左下肺野に3 cm大の結節影（〇）を認める．
b：両下葉背側優位の網状影（〇），牽引性気管支拡張（➡）を認める．
c：肺癌に対して左下葉切除術を施行．背側を中心に硬化し，表面の凹凸が目立つ．
d：肺は全体に硬化し，容積が減少している．破線で囲んだ白っぽい領域が間質性肺炎の顕著な部分である．
e：間質の線維化が著明である．肺胞隔壁の肥厚・線維化が著明な部分（□），気管支の拡張（□），肺胞隔壁の肥厚が比較的軽微な部分（□）．

● 間質性肺炎

　間質性肺炎（interstitial pneumonia）といってもいくつかのパターンがあり，それぞれ画像的・病理学的に特徴をもっていますが，本書では胸部X線写真で間質性肺炎を疑えるようになる程度にとどめておきます．

　間質性肺炎は"狭義の間質"である肺胞隔壁に炎症を起こす疾患の総称です．次第に肺胞隔壁が肥厚して硬くなり肺の伸縮能が失われていきます（図14-1d）．同時に構造改変が進行し，気管支・肺動静脈などの構造は偏位し，肺容積が減少していきます．

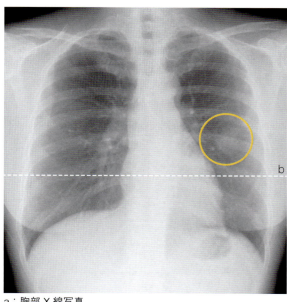
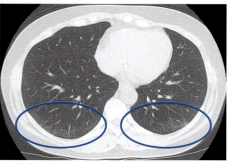

a：胸部 X 線写真　　　　　　　　　　　　　　　b：胸部 CT

図 14-16 間質性肺炎（初期）

50 歳代女性．左下葉肺癌（腺癌）．無症状．
a：左中肺野に 3 cm ほどの淡い結節影を認める（〇）が，間質影の増強については指摘が困難である．
b：両肺底部背側を中心にすりガラス陰影が広がる（〇）．手術の 2 年後にリウマチと診断され，間質性肺炎も徐々に明らかとなった．

　病理学的には，急性期には滲出性炎症が見られ，次第に肉芽組織による器質化，線維芽細胞の増生による膠原線維を主体とする線維組織の形成，最終的な瘢痕組織へと進行していきます（図 14-15）．年の単位で変化する慢性間質性肺炎が多いですが，時に日の単位で進行する急性間質性肺炎もあります．また，外科手術などの侵襲や何らかのストレスを契機に，急性増悪をきたすことがあります．

　初期はびまん性の肺胞隔壁の肥厚が主体で肺胞腔内の空気が残るため，CT にて背景の血管影が透見される<mark>淡いすりガラス陰影</mark>が<mark>下肺野優位</mark>に見られます（図 14-16）．しかし，間質性肺炎の初期像を胸部 X 線写真で捉えることは容易ではありません．線維化が進行してくると，<mark>線状影・網状影・輪状影</mark>などが見られるようになり，胸部 X 線写真でも捉えられるようになってきます（図 14-17）．なお，詳細な検討には HRCT が必須です．

　この網状影（線維化）が強くなっていくとともに<mark>下肺野の容積減少</mark>が起こり横隔膜の挙上が見られるようになります（図 14-18）．

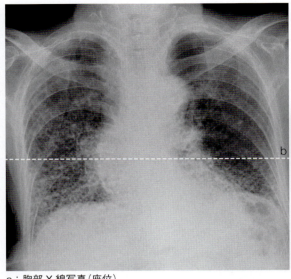
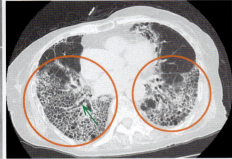

a：胸部X線写真（座位）　　　　　　　　　　　　　　　b：胸部CT

図 14-17 間質性肺炎（特発性肺線維症）
80歳代女性．喫煙指数800．咳嗽，呼吸困難．
a：両下肺優位に網状影を認める．
b：両肺底部には径10 mm 程度の小嚢胞が集簇する蜂巣肺（honeycombing）（〇）や牽引性気管支拡張（➡）を認める．KL-6 722 U/mL．

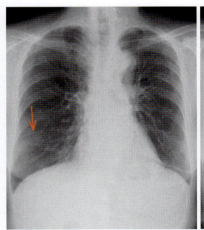
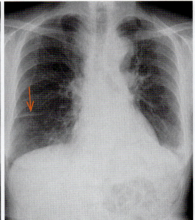
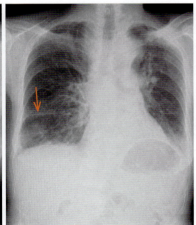

a：胸部X線写真（2011年9月）．　　b：胸部X線写真（2013年3月）．　　c：胸部X線写真（2015年7月）．
　KL-6 204U/mL　　　　　　　　　　KL-6 855U/mL　　　　　　　　　　KL-6 1,117U/mL

図 14-18 間質性肺炎
60歳代女性．2001年から強皮症で治療中．Raynaud症状あり，呼吸器症状なし．
経過で下肺野主体の網状影が増強し，肺，特に下肺野の容積減少が著明である．minor fissure（➡）の位置に注目すると，とりわけその下方での容積減少が著明であることがわかる．容積減少についてはCTよりも胸部X線写真で比較したほうがわかりやすい．KL-6は経過で上昇している．

心不全の経過観察

心胸郭比(cardio-thoracic ratio；CTR)とは，胸郭に対して心臓が占める割合を指します．正常ではCTRは50％未満とされ，50％以上であった場合「心拡大」と判定されますが，その人の平常時の写真と比較することも大切です．

心不全，つまり左心室機能が低下し心拍出量が低下すると左室・左房が拡大するので心胸郭比が大きくなります．そして，左室圧上昇→左房圧上昇→肺静脈圧上昇(肺うっ血)をきたし，肺血流の再分布と呼ばれる現象が起こり，上肺での肺血管径が太くなります．

肺うっ血が強くなると肺血管内から間質へと水分が漏出し間質性肺水腫をきたします．間質が肥厚して有名なKerley A線(肺門近くの比較的長い線状影)やKerley B線(下肺野外側の水平に走る短い線状影)が見られます(図14-19)．胸膜下の間質に貯まると葉間胸膜が肥厚して見えやすくなります(胸膜下水腫)．気管支血管周囲に貯まると，気管支壁肥厚(peribronchial cuffing)や肺門血管影の不鮮明化(hilar haze)が見られます．

間質が受け入れられないほどの水分が漏れると，次は肺胞腔内へと水分が漏出し肺胞性肺水腫をきたします．肺胞内に水分が出現するので透過性の低下，浸潤影が見られます．水分漏出がひどくなると，これまた有名なbutterfly shadow(肺門から広がる浸潤影)を呈するようになります(図14-20)．胸水も出現します．

心不全・肺水腫では日単位，時間単位で変化が見られますので，急性期では胸部X線写真にて治療効果を毎日観察することになります．

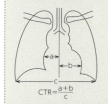

心胸郭比の計測方法

正面像(P→A，立位，深吸気)を用いて，胸郭の幅に対する心臓の幅の比を算出する．A→P撮影，仰臥位，吸気不十分な場合には心陰影は拡大して見えるため，その分も考慮して読影しなければならない．

肺血流の再分布

通常，立位での上肺と下肺の肺血管径の比は約1：2だが，肺静脈圧が上昇すると1：1へ，さらには逆転する．ただし，仰臥位では通常で1：1なので，そのあたりも加味する必要があり，経過観察においても立位・座位・仰臥位いずれで撮影されているかを確認する必要がある．

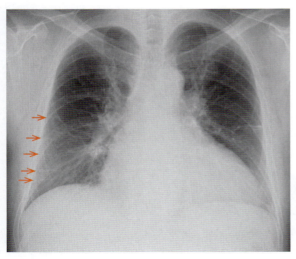

図 14-19 間質性肺水腫
40 歳代男性．下腿浮腫，呼吸困難．
胸部 X 線写真．上肺の血管陰影が太い．心胸郭比は 62％．下肺野外側寄りに Kerley B 線（➡）を認める．BNP 729.0 pg/dL で，慢性心不全増悪（心房粗動）と診断．

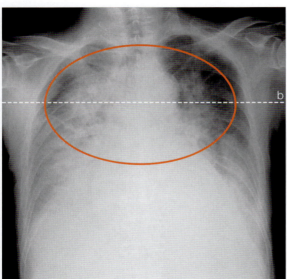

a：胸部 X 線写真（仰臥位）　　b：胸部 CT

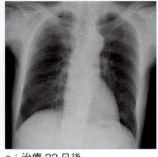

c：治療 22 日後

図 14-20 肺胞性肺水腫
70 歳代男性．突然の呼吸困難．
a：肺門部から広がる浸潤影（いわゆる butterfly shadow）（〇）を認める．心拡大あり．
b：広範な浸潤影と胸水貯留（➡）を認める．BNP 1,256.2 pg/dL で，発作性心房細動に伴う急性うっ血性心不全と診断．
c：治療後の胸部 X 線写真（立位）では異常を認めない．BNP 45.9 pg/dL と改善した．

表 14-2 診断に役立つ検査データ

感染症関連	
白血球数	細菌感染症（好中球が増加）
CRP（C反応性蛋白）	炎症（細菌感染症では10以上になることが多い）
プロカルシトニン	細菌感染，特に菌血症
インターフェロンガンマ放出試験（QFT, T-SPOT）	結核菌感染の有無
β-D-グルカン	深在性真菌症（カンジダ，アスペルギルス）
尿中肺炎球菌莢膜抗原	肺炎球菌感染症
尿中レジオネラp1抗原	レジオネラ感染症
インフルエンザ迅速診断キット	インフルエンザウイルス感染症
LAMP法 マイコプラズマ抗原迅速キット マイコプラズマ抗体	マイコプラズマ感染症
びまん性肺疾患関連	
KL-6（シアル化糖鎖抗原KL-6） SP-D（肺サーファクタントプロテインD） SP-A（肺サーファクタントプロテインA）	間質性肺炎
ACE（アンギオテンシン変換酵素）	サルコイドーシス
ANCA（抗好中球細胞質抗体）	ANCA関連血管炎
IgG4（免疫グロブリンG4）	IgG4関連疾患
IL-6（インターロイキン6）	リウマチ
sIL-2R（可溶性インターロイキン2レセプター）	悪性リンパ腫，リンパ増殖性疾患，サルコイドーシス，SLE，リウマチ，白血病など
心不全関連	
BNP（脳性ナトリウム利尿ペプチド）	心不全
肺癌の腫瘍マーカー	
CEA（癌胎児性抗原） CA19-9（シアリルLe^a抗原） SLX（シアリルLe^{x-i}抗原）	肺腺癌
CYFRA（サイトケラチン19フラグメント） SCC（扁平上皮癌関連抗原）	肺扁平上皮癌
ProGRP（ガストリン放出ペプチド前駆体） NSE（神経特異的エノラーゼ）	肺小細胞癌

診断に役立つ検査データ

最後に診断に役立つ検査データを示します（表14-2）．

Lecture 15 達人への第一歩—1枚の写真をじっくり読影しよう

- 胸部X線写真の読影手順
- さいごに

　　読影に習熟している人にとって，ほんの一瞥しただけで的確に異常を指摘することは難しくないかもしれません．一方，読影に不慣れな初学者が胸部X線写真をただ漫然と眺めるのでは，時間だけがいたずらに過ぎ，よほど大きな腫瘤影くらいしか指摘できません．「どこから手を付けてよいかわからない」，これが胸部X線写真読影に苦手意識をもつ人の多くが口にする言葉です．見逃しなく読影するためにはいつも一定の読影手順に沿って進めることが大切です．

　　初学者にとって大切なことは，短時間で読影することではありません．達人も最初から短時間で効率よく読影できたわけではなく，時間をかけて手順を決めて観察する訓練を経てきているのです．ここで紹介する方法は著者独自のものというよりは，多くの人がこれまでに積み上げてきた方法をアレンジしたものであり，初学者がじっくりと1つひとつポイントをチェックしながら読影する訓練の一法として，先人達に感謝しつつ紹介します．

胸部X線写真の読影手順

　　最初に読影に適したよい写真かどうかをチェックします．Lecture 1で解説した撮影法（9～13頁）のどの撮影なのか確認し，Lecture 4で解説した正面性，管球の高さ，呼吸相，画質（37～39頁）について評価します（図15-1）．もう一度戻って確認してみてください．また，多くの場合，写真には被検者名，年齢，性別，撮影日時などの情報も表示されていますので年齢くらいは確認しましょう．臨床の現場においては既往歴や咳・発熱・血痰などの症状も重要な情報で，喫煙歴も大いに参考になります．

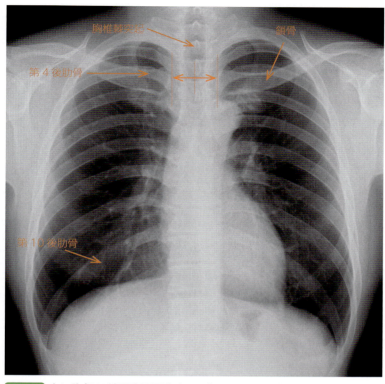

図 15-1 よい胸部 X 線写真正面像（P→A）のチェックポイント（37 頁参照）
① 正面性：左右の鎖骨内側端と胸椎棘突起との間隔が等しい
② 管球の高さ：鎖骨内側端が第 4 後肋骨に重なる
③ 呼吸相：右横隔膜ライン上に第 10 後肋間が確認できる
④ 撮影範囲：肺尖や肋骨横隔膜角が欠けていない
⑤ 画質：
　　気管・主気管支が透見できる
　　椎体棘突起が明瞭に見える
　　心陰影や横隔膜に重なった肺血管影が観察できる
　　すべての肺野血管が末梢まで追跡できる

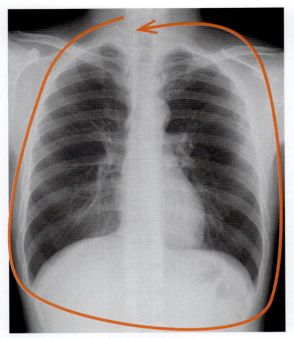

図15-2 第1巡目（胸郭・胸膜・横隔膜）

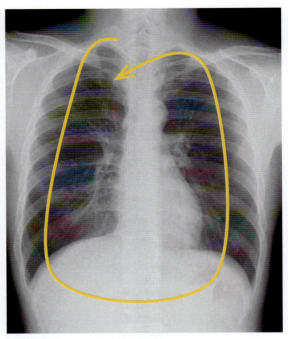

図15-3 第2巡目（鎖骨・肋骨）

● **第1巡目（胸郭・胸膜・横隔膜）（図15-2）**

まず，ぐるっと1周，肺の外を見ます．軟部組織の形状や透過性の違い（左右差）に注目して下さい．癌の浸潤や転移などにより胸郭外に見られる変化としては，骨転移（骨融解・骨硬化），頸部や腋窩のリンパ節腫大，皮膚・皮下腫瘤などがあります．胸膜，つまり肺野の輪郭にも目を配り，胸膜外サインを呈する胸壁腫瘤，胸膜肥厚などをチェックします．横隔膜については高さ，形状，左右差を確認し，シルエット消失の有無や横隔膜ライン尾側の肺血管影を確認します．横隔膜は右が1～2cm高いことが多く，逆転していたら異常です．肋骨横隔膜角の鈍化あるいは胃泡の下方移動が見られれば胸水を疑います．

● **第2巡目（鎖骨・肋骨）（図15-3）**

次に肺野に重なる骨を見ます．鎖骨の骨折・変形，鎖骨随伴陰影の左右差（鎖骨上窩リンパ節腫大など），肋骨の過剰・欠損・骨折・変形・膨隆・融解などをチェックします．特に第1肋骨については肋軟骨の化骨（過形成）が目立つため，骨だけの陰影なのか，異常陰影が重なっているのかを判断する必要があります．ここまできて異常がなければおおよそ「骨軟部陰影には明らかな異常は認めない」と言ってよいでしょう．

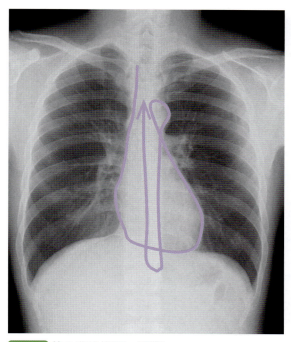

図15-4 第3巡目(縦隔・脊椎)

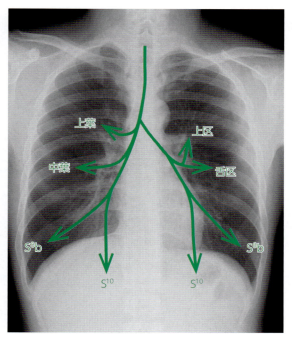

図15-5 第4巡目(気管・気管支・肺門・肺血管)

● **第3巡目(縦隔・脊椎)(図15-4)**

次は縦隔，つまり中央の白い部分です．縦隔右縁を下行して右心縁をたどり，左心縁を上行しながら縦隔の拡大・偏位，縦隔気腫，心シルエット，心拡大を確認します．同時に，縦隔リンパ節の腫大，大動脈肺動脈窓の異常を確認します．下行大動脈に沿って再び下行し，シルエットや心陰影に重なる肺血管影を確認しつつ，脊椎の変形や融解を確認しながら頸部に戻ります．心陰影に重なる部分は代表的な見逃しやすい領域であり，下行大動脈外側縁は正面像では全長にわたって確認できなければ要注意です．部分的に右傍食道線が見えない場合も同様です．

● **第4巡目(気管・気管支・肺門・肺血管)(図15-5)**

続いて気管から左右の比較的太い気管支を追跡します．気管の偏位，圧排，狭窄，気管分岐角などを見たあと，右上葉，右中葉，右下葉〔肋骨横隔膜角(＝通常はS^8b)とS^{10}へ〕，左上区，左舌区，左下葉〔肋骨横隔膜角(＝通常はS^8b)とS^{10}へ〕へのつながりをたどり，大まかに肺の広がりに異常がないかを確認します．気管支は末梢までは見えないので，途中からは伴走する肺動脈を追跡していることになります．気管から右上葉支を追跡する際に右傍気管線や奇静脈弓の肥厚に注意してください．上葉気管支は通常は右が1肋間高く，左右同じあるいは逆転していたら異常です．一方，肺門(肺動脈の肩の部分)は通常は左が1肋間高く，左右同じあるいは逆転していたら異

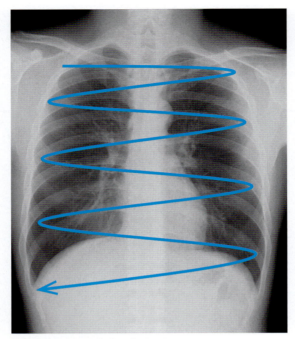

図 15-6 第 5 巡目（左右肺の比較）

常です．右中間肺動脈幹の太さは近傍の後肋骨とほぼ同じです．上葉 S^3b や下葉 S^6 の病変は正面像では肺門部に重なって見えにくいため，肺動脈影は形や大きさだけでなく透過性の左右差〔図 1-11（13 頁）参照〕についても注意してください．

● 第 5 巡目（左右肺の比較）（図 15-6）

　いよいよ肺野の本格的観察です．頻繁に左右を比較しながら，スキャンするようなイメージで肺尖部から横隔膜ライン尾側まで順に下方へたどっていきます．その際に肺尖の高さ，肋骨，肋間の対称性，肺野の透過性を確認します．そして異常な結節・腫瘤影や浸潤影などを探すことになります．

　肺尖部は多くの骨陰影が重なる見逃しやすい領域であり，しかも肺癌や結核が好発する部位でもあるため，特に注意してください．その他，皮下気腫，頭髪，カイロ，下着，アクセサリーなどが見られることがあります．

さいごに

　初学者は黒く見える「いわゆる肺野」に目が行きがちですが，黒くないところにも「隠れた肺野」がたくさんあります．肺の外に病変が生じることも珍しくありません．つまり，あえて見逃しそうな苦手なところから始めて，最後に肺野を見るようにしてください．

　「異常」とは，「正常と異なっていること」ですが，そのなかには，病的陰影が加わる「プラス要素」だけでなく，正常構造が見えなくなる「マイナス要素」，さらには正常構造の変形や偏位のみの場合もあります．たとえば骨融解像や無気肺などはマイナス要素にあたり，見逃しがちなので注意してください．

　また，病変は1つとは限りません．異常が1つ見つかってもそれで満足するのではなく，引き続き手順に沿って他に異常がないか探すようにしましょう．

　何度も言うようですが，胸部画像診断においては過去画像との比較が非常に大きな力を発揮します．とりわけ胸部X線写真はCTに比べ空間分解能も低コントラスト分解能も低いため比較読影のウエイトは高くなります．過去画像がない場合についても，正常と思われる別症例の胸部X線写真と比較し正常解剖を再確認することで，異常を指摘することが可能となる場合も少なくありません．

　胸部X線写真の主たる目的は，異常のスクリーニングであり，精査の必要性の有無を判断することです．難しく考える必要はありません．正確な診断ができなくても異常に気づき比較読影，さらにCTを中心とした精密検査に移行できれば十分です．

　本での知識をいくら詰め込んでも，それだけでは胸部X線写真が読めるようにはなりません．画像診断には知識に加え，どうしても経験（訓練）というものが欠かせません．皆さんは，写真を見る機会が必ずしも多くないと思われますので，1例，1例を大切に読影してください．また，感覚が鈍ってしまわないように，頻繁に写真に触れ，正常像を身体に染み込ませて，いざというときの読影に備えてください．

　何事も苦手意識をもっていては楽しくありません．胸部X線写真という宝の山のなかから他人に見えないものを発見する楽しみ，そんな成功体験をしてみませんか．

あとがき

　今回の執筆のきっかけは，私の講演を聞きに来ていたある学生さんが医学書院の関係者に紹介してくださったことでした．書籍・雑誌とは無縁な筆者がこのような本を手がけることになろうとは夢にも思っていませんでした．

　ただ，本書を執筆するにあたってのミッションは「医学生や研修医に最初に手にとってもらえるもの」で，私が目指していた「肺癌を的確に診断してくれる若手の育成」というビジョンとの間には葛藤がありました．そこで，初学者向けの画像の手ほどきに「外科医ならではの視点」を加えることとし，このような構成となりました．外科医らしさはコラムや解剖の説明などでかなり出せたと思いますし，肺癌を中心として，画像診断に始まり，手術，肉眼病理，組織像までを随所にちりばめた斬新なものになったのではないかと考えています．一方で，外科とはなじみの薄い疾患については簡単な記述にとどめました．その上で，単なる疾患の羅列ではなく，どうしてそのように見えるのかという画像の成り立ちに重点を置いて解説したつもりです．本書で学んだ「読影の基本」をベースとして，読者の皆さんが日常臨床のなかで各々の読影法として発展させていただければ幸いです．

　筆者自身はこれまで池田茂人，江口研二，伊藤春海，森　清志の各氏をはじめ多くの先生方から非常にたくさんのことを学びました．また今回の執筆にあたって，負門克典氏，病理に関しては横瀬智之氏にアドバイスをいただきました．諸先生に感謝申し上げます．

　また，本書の完成までには身近な人々の大きな支えもありました．日々の診療および本書での資料作りにあたって心よく協力してくれた当院放射線技術部の技師，検査部病理の技師・細胞検査士の諸君に感謝します．そして，内助の功ともいうべき娘の存在がありました．放射線科医であり近くに住んでいた娘は，本書の構想から原稿の推敲・細部の校正までずっとつきあってくれました．また，その間，妻は子守を引き受けてくれ，2人の孫は母親のいない寂しい時間に耐えてくれました．彼女らの協力なくして本書の完成はあり得ません

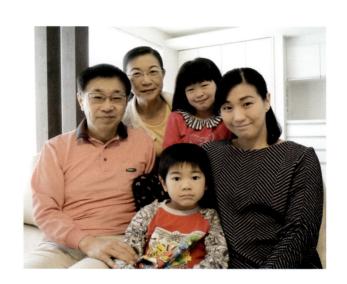

でした．この1冊は家族で作った記念碑のようなものです．本当に，ありがとう．

　最後に，企画から校正までのすべての過程で粘り強くご尽力いただいた医学書院医学書籍編集部の天野貴洋氏に心からお礼を申し上げます．

　2017年9月

小林弘明

索引

欧文索引

数字
3次元CT(3D-CT) 20

A
AAH(atypical adenomatous hyperplasia) 88, 90
accessory fissure 75
acinar adenocarcinoma 92
adenocarcinoma 90
adhesive atelectasis 133
air bronchogram 95
AIS(adenocarcinoma *in situ*) 90
A→P像 **9**, 55
AP window(aortic-pulmonary window) 49
atelectasis 132
azygos lobe 76

B
BHL(bilateral hilar lymphadenopathy) 189, 231
Birt-Hogg-Dubé症候群(BHDS) 148
bleb 152
bone island 199
bulla 152
butterfly shadow 237

C
cervicothoracic sign 60
cicatrization atelectasis 133
collapse 132
comet tail sign 146
consolidation 132
convergence 95
COPD(chronic obstructive pulmonary disease) 148
CPFE(combined pulmonary fibrosis and emphysema) 233
CT(computed tomography) 16
CT値 16
cT(pT)因子の評価方法 118
CTR(cardio-thoracic ratio) 237
CVカテーテル 216
CVポート 216

D・E
deep sulcus sign 156
endobronchial metastasis 111
extrapleural sign **40**, 124, 173, 178

F
free air 205
funnel chest 204

G
GGN(ground glass nodule) 78
GGO(ground glass opacity) 78
Golden's S sign 137

H
hilar haze 237
HRCT(high resolution CT) 19
HU(Hounsfield unit) 16

249

I

incomplete border sign　40
interstitial pneumonia　234
invasive mucinous adenocarcinoma　108
inverted S sign　137

J・K

juxtaphrenic peak　77, **137**, 144
Kerley A 線　237
Kerley B 線　237

L

LAM（lymphangioleiomyomatosis）　154
large cell carcinoma　90
lepidic adenocarcinoma　91, 92
lobe　30
L→R　10
Luftsichel sign　144

M

MAC（*Mycobacterium avium* complex）　226
major fissure　**26**, 62, 65
mass　84
MDCT（multi-detector row CT）　18
medial stripe sign　156
MIA（minimally invasive adenocarcinoma）　90
micropapillary adenocarcinoma　92
Miller の二次小葉　79, 80
minor fissure　**26**, 62
MPR（multiplaner reconstruction）　20
mucinous AIS　108
mucinous MIA　108
mucoid impaction　104
multi-slice CT　18

N・O

neuroendocrine tumours　90
nodule　84
NTM（non-tuberculous mycobacteriosis）　226
one lobe artery sign　133

P

P→A 像　5, **9**, 55
papillary adenocarcinoma　92
part-solid GGN　**84**, 95
part-solid nodule　84
partial volume effect　21
passive atelectasis　133
periaortic lucency　144
peribronchial cuffing　237
pericardial fat pad　180
plate-like atelectasis　133
pleural effusion　166
pleural indentation　73
pulmonary emphysema　232
pure GGN　**84**, 95

R

radiologic-pathologic correlation　89
Reid の二次小葉　80
retrocardiac space　54
retrosternal space　54
retrotracheal space　54
R→L　10
rounded atelectasis　133

S

sail sign　180
segment　30
silhouette sign　58
small cell carcinoma　93
solid adenocarcinoma　93
solid nodule　84
spiculation　95
squamous cell carcinoma　90, 93
student tumor　125
sub-segment　30
superolateral major fissure　**68**, 69
superomedial major fissure　**65**, 69

●T

tension pneumothorax　158
thin section CT　19
traction bronchiectasis　95
tree-in-bud appearance　226

●U・V

UICC-TNM の組織学的グレード分類　94
vanishing tumor　**172**, 233

●W・X

white out　174
white lung　174
WL（window level）　16
WW（window width）　16
X 線の入射方向　40, 62, 73, 125

和文索引

●あ

アナログシステム　14
亜区域　30
圧迫性無気肺　133

●い

医原性気胸　149
医療器具　218
異型腺腫様過形成　88, 90

●え・お

液面形成　152, 163, **170**, 195
円形無気肺　133, **146**
横隔膜 scalloping　203
横隔膜ヘルニア　205
横隔膜面の溝　77
横隔膜ライン　50, 54, 156, 173, 174, 232

●か

下副葉間裂　76
下葉　26
荷重部高吸収域　115
過敏性肺炎　230
過分葉線　75
外傷性気胸　149
外傷性血気胸　160
拡大率　8
完全内臓逆位　213
完全分葉　**26**, 27
間質　**83**, 232
間質性陰影　225
間質性肺炎　**225**, 234
間質性肺水腫　237
感染性ブラ　162
管球の高さ　38

●き

気管　28, 42, 52
気管後腔　54
気管支　28, 42, 52
────・血管の末梢性集束像　95
気管支透亮像　**95**, 108, 222
気管支軟骨の石灰化　212
気管支嚢胞　187
気管支肺炎　222
気管支分岐　31, 81
気管分岐部　42
気胸　148
気胸腔　148
気腫合併肺線維症　233
気道異物　158, 209
奇形腫　183
奇静脈弓　33, **49**, 76
奇静脈食道陥凹　49
奇静脈葉　76
逆 S サイン　137
逆くの字陰影　45
巨大ブラ　**162**, 233
虚脱　132
虚脱肺　148
狭義の間質　**83**, 234

胸郭　24
胸腔ドレナージ　164
胸骨後腔　54
胸骨撮影　161
胸水　154, **166**
胸水細胞診　177
胸腺　183
胸腺癌　182
胸腺腫　182
胸腺上皮性腫瘍　182
胸部 X 線写真　2
　── の撮影原理　2
　── の撮影条件　5
　── の撮影法　9
胸壁浸潤　114
胸膜　25
胸膜下脂肪層　106, 114
胸膜外サイン　40
胸膜陥入　**73**, 95, **96**, 100, 105
胸膜腔　25
胸膜浸潤　98, 107
胸膜石灰化　210
胸膜播種　115
胸膜プラーク　210
仰臥位撮影　156, 170
緊張性気胸　158

● く
区域　30
空間分解能　**14**, 17
空洞　104, 107, 226

● け
経過観察　119
頸胸郭サイン　60
頸肋　213
血管　44, 53
　── の石灰化　212
血気胸　**150**, 157, 170

結節　84
　── のサイズと悪性度　90
牽引性気管支拡張　**95**, 236

● こ
コンピュータ断層撮影法　16
呼気撮影　**10**, 154
呼吸相　38
広義間質　83
好酸球性肺炎　230
後縦隔　182
後接合線　46
高圧撮影　7
高コントラスト分解能　14
高分化腺癌　85, **94**
　── の胸部 CT の特徴　94
　── の胸部 X 線写真の特徴　100
　── の経過の特徴　99
高分解能 CT　19
降下性壊死性縦隔炎　193
合成陰影　42
骨棘　200
骨条件　17
骨転移　205
骨軟部　45, 53

● さ
サルコイドーシス　231
再発性多発軟骨炎　195
再膨張性肺水腫　80, **164**

● し
シルエットサイン　58
自然気胸　149
実質　83
斜位撮影　12
斜裂　**26**, 62
腫瘍径　85, 117
腫瘤　84
受動性無気肺　**133**, 164

充実型腺癌　91, 93
縦隔炎　192
縦隔気腫　161
縦隔条件　17
縦隔線　46
縦隔の区分法　182
縦隔リンパ節腫大　189
小細胞癌　90, 93, **111**
小葉間隔壁　**80**, 81, 83, 96, 103, 113
小葉間裂　**26**, 62
小葉中心　80
正面性　37
正面像　**9**, 37, 42
消化管穿孔　205
上縦隔　182
上皮内腺癌　90
上副葉間裂　75
上葉　26
食道異物　209
食道裂孔ヘルニア　195
心胸郭比　237
心疾患治療後の変化　216
心臓後腔　54
心不全　237
心膜脂肪織　180
心膜嚢胞　187
神経原性腫瘍　186
神経鞘腫　186
神経内分泌腫瘍　90, 182
滲出性胸水　166
浸潤影　**5**, 132, 222
浸潤性粘液性腺癌　108
新生血管　150

● す
スピキュラ　95
すりガラス陰影　5, **78**, 83, 222
　――，炎症の　87
　――，癌の　85
すりガラス結節　**78**, 94

水気胸　170
水平裂　**26**, 62

● せ
石灰化陰影　210
石灰化肉芽腫　210
接線　**40**, 46
腺癌　90
　――における浸潤部の定義　94
腺房型腺癌　91, 92
前縦隔　182
前接合線　46

● そ
造影CT　19
臓側胸膜　25
側臥位撮影　**12**, 157
側面像　**10**, 52

● た
ダイナミックレンジ　14
多断面再構成法　20
体外の異物　218
体積倍加時間　119
大細胞癌　90
大動脈肺動脈窓　49
大動脈瘤　193
大葉間裂　62
代償性過膨張　133
第1肋軟骨の化骨（過形成）　125
第1肋骨低形成　213
樽状胸郭　233

● ち
置換型腺癌　91, 92
中縦隔　182
中葉　26

● て
デクビタス撮影　**12**, 167

デジタルシステム　14
低圧撮影　7
低コントラスト分解能　**14**, 17
低線量マルチスライスCT　119
低分化腺癌　104
訂正腫瘍径　98
滴状心　233
転移性肺腫瘍　111

● と

ドライバー遺伝子変異　90
透過性　2, 4, 223
頭髪　202
読影手順　240

● な・に

内臓逆位　213
二次小葉　79
乳頭　40, 201
乳頭型腺癌　91, 92
乳房手術後の変化　215

● ね・の

粘液産生型腺癌　108
粘液産生性上皮内腺癌　108
粘液産生性微少浸潤性腺癌　108
粘液栓　**104**, 143, 145
粘着性無気肺　133
野口分類　**88**, 92

● は

ハンスフィールド値　16
バリウム誤嚥　218
肺炎　222
肺炎球菌性肺炎　223
肺下胸水　174
肺外気管支　29
肺癌TNM病期分類　117
肺癌組織分類　91
肺気腫　232

肺区域　26
肺結核　226
肺静脈　30
肺靱帯　34
肺尖撮影　**10**, 128
肺動脈　30
肺内気管支　29
肺内リンパ節　113
肺の内側面　33
肺胞　81
肺胞性陰影　225
肺胞性肺炎　**222**, 225
肺胞性肺水腫　237
肺門　33, 44, 52, 243
肺門リンパ節腫大　189
肺野　52, 120
　――の区分　52
肺野条件　17
肺葉　**26**, 30, 52
　――の広がり　51
胚細胞性腫瘍　183
薄層CT　19
瘢痕性無気肺　133
板状無気肺　133

● ひ

ピクセル　16
びまん性肺疾患　229
比較読影　100, 105, **119**, 126
皮膚転移　205
皮膚のしわ　208, 217
非結核性抗酸菌症　226
非閉塞性無気肺　132
被包化胸水　171
微小乳頭型腺癌　91, 92
微少浸潤性腺癌　90
左下葉無気肺　144
左小葉間裂　76
左上葉無気肺　144
左全無気肺　146

● ふ

ブラ　152
ブレブ　152
不完全辺縁サイン　40
不全分葉　**26**, 27
部分容積効果　23
副葉間裂　75
腹腔内遊離ガス像　205

● へ

ヘリカルCT　18
閉塞性肺炎　104, 105
閉塞性無気肺　132
壁側胸膜　25
辺縁が見える仕組み　41
扁平上皮癌　90, 93, 104

● ほ

ボクセル　16
ポータブル撮影　13
傍気管線　47
傍食道線　49
傍脊椎線　49

● ま

マイコプラズマ肺炎　224
マルチスライスCT　18
末梢二次陰影　105
慢性閉塞性肺疾患　148

● み

右下葉無気肺　140
右上葉無気肺　**137**, 221
右全無気肺　**142**, 175
右大動脈弓　213
右中下葉無気肺　140
右中葉無気肺　139

● む・め・も

無気肺　**132**, 147, 221
命名の原則　31
免疫染色　93
免疫組織化学　93
毛細血管現象　167

● や・ゆ

薬剤性肺炎　231
癒着索　150
癒着性無気肺　133

● よ

葉間胸水　172
葉間浸潤　115
葉間線　50, 134

● り・る・れ

リンパ脈管筋腫症　154
ルーチン検査用CT　19
レジオネラ肺炎　224

● ろ

漏出性胸水　166
漏斗胸　204
肋軟骨の石灰化　212
肋骨
　──の数え方　39
　──の先天奇形　213
肋骨横隔膜角の鈍化　167
肋骨骨折　201
肋骨骨島　199
肋骨撮影　160